FISIOLOGIA ARTICULAR

6ª Edição

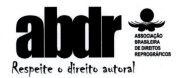
Respeite o direito autoral

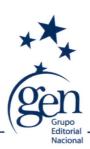

O GEN | Grupo Editorial Nacional – maior plataforma editorial brasileira no segmento científico, técnico e profissional – publica conteúdos nas áreas de ciências da saúde, exatas, humanas, jurídicas e sociais aplicadas, além de prover serviços direcionados à educação continuada e à preparação para concursos.

As editoras que integram o GEN, das mais respeitadas no mercado editorial, construíram catálogos inigualáveis, com obras decisivas para a formação acadêmica e o aperfeiçoamento de várias gerações de profissionais e estudantes, tendo se tornado sinônimo de qualidade e seriedade.

A missão do GEN e dos núcleos de conteúdo que o compõem é prover a melhor informação científica e distribuí-la de maneira flexível e conveniente, a preços justos, gerando benefícios e servindo a autores, docentes, livreiros, funcionários, colaboradores e acionistas.

Nosso comportamento ético incondicional e nossa responsabilidade social e ambiental são reforçados pela natureza educacional de nossa atividade e dão sustentabilidade ao crescimento contínuo e à rentabilidade do grupo.

A. I. KAPANDJI

Ancien interne des Hôpitaux de Paris
Ancien chef de clinique chirurgicale à la faculté de médecine de Paris
Assistant des Hôpitaux de Paris
Membre d'Honneur de la Société française d'orthopédie et de traumatologie
Président 87-88 et Membre d'Honneur de la Société française de chirurgie de la main (GEM)
Membre de la Société américaine et de la Société italienne de chirurgie de la main

FISIOLOGIA ARTICULAR
ESQUEMAS COMENTADOS DE MECÂNICA HUMANA

Prefácio do Professor Gérard Saillant

3

6ª Edição

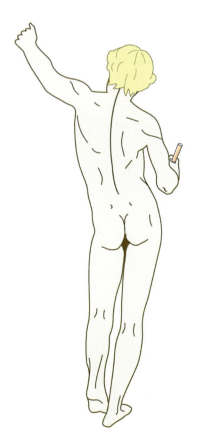

1. Coluna vertebral
2. Cíngulo dos membros inferiores
3. Coluna lombar
4. Coluna torácica
5. Coluna cervical
6. Cabeça

Com 539 desenhos originais do autor

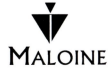
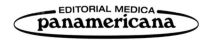

O autor e a editora empenharam-se para citar adequadamente e dar o devido crédito a todos os detentores dos direitos autorais de qualquer material utilizado neste livro, dispondo-se a possíveis acertos caso, inadvertidamente, a identificação de algum deles tenha sido omitida.

CIP-BRASIL. CATALOGAÇÃO NA FONTE
SINDICATO NACIONAL DOS EDITORES DE LIVROS, RJ

K26f
v.3

Kapandji, A. I. (Adalbert Ibrahim)
Fisiologia articular : esquemas comentados de mecânica humana, v.3 : 1. coluna vertebral, 2. cíngulo dos membros inferiores, 3. coluna lombar, 4. coluna torácica, 5. coluna cervical, 6. cabeça / A. I. Kapandji ; prefácio do professor Gérard Saillant ; [traduzido sob a supervisão de Marco Aurélio Fonseca Passos, Eliane Ferreira, João Claudio Anveres Nogueira dos Reis]. - [Reimpr.]. - Rio de Janeiro : Guanabara Koogan ; Madrid (Espanha) : Editorial Médica Panamericana, 2019.
3v. : il. ;

Tradução de: Physiologie articulaire : schémas commentés de mécanique humaine, 6e. ed, tome III
Com 539 desenhos originais do autor
Inclui bibliografia
ISBN 978-85-303-0055-5 (v.3)

1. Articulações - Atlas. 2. Mecânica humana - Atlas. I. Título.

08-3634.	CDD: 612.75	
	CDU: 612.75	
25.08.08	26.08.08	008379

DESENHOS
Concepção e criação: A. I. Kapandji. (kap-vega@wanadoo.fr)
Páginas 289, 291 e 293: C. Martinet

Traduzido de
PHYSIOLOGIE ARTICULAIRE. Schémas Commentés de Mécanique Humaine. 6ᵉ édition, Tome 3
© 2007, Éditions Maloine. 27, rue de l'École-de-Médecine, 75006, Paris, France

Editoração Eletrônica: Nova Estrutura

Direitos exclusivos para a língua portuguesa
Copyright © 2008 by
EDITORIAL MÉDICA PANAMERICANA S.A.
Av. Alberto Alcocer, 24
28036, Madrid, España
Tel.: (34) 91 131 78 00
Fax: (34) 91 131 78 05
www.medicapanamericana.com

Em co-edição com:
EDITORA GUANABARA KOOGAN LTDA.
Uma editora integrante do GEN | Grupo Editorial Nacional
Travessa do Ouvidor, 11
Rio de Janeiro – RJ – CEP 20040-040
Tels.: (21) 3543-0770 | (11) 5080-0770 | Fax: (21) 3543-0896
www.grupogen.com.br | faleconosco@grupogen.com.br

Reservados todos os direitos. É proibida a duplicação ou reprodução deste volume, no todo ou em parte, sob quaisquer formas ou por quaisquer meios (eletrônico, mecânico, gravação, fotocópia, distribuição na internet ou outros), sem permissão expressa da Editora.

Traduzido sob a Supervisão de

Marco Aurélio Fonseca Passos
Médico. Mestre em Anatomia pela UFRJ.
Doutor em Ciências pela UERJ.
Professor Titular de Anatomia da Faculdade de Medicina de Petrópolis e FASE.
Professor Adjunto do Departamento de Anatomia da UERJ

Eliane Ferreira
Professora do Departamento de Ciências da Saúde, Universidade Veiga de Almeida.
Professora do Departamento de Ciências da Saúde do Centro Universitário Augusto Motta.
Mestre em Morfologia da Universidade do Estado do Rio de Janeiro.
Fisioterapeuta Graduada pelo Centro Universitário Augusto Motta

João Claudio Anveres Nogueira dos Reis
Fisioterapeuta Graduado pelo Instituto de Medicina de Reabilitação – IBMR.
Professor de Biomecânica do Centro Universitário da Cidade.
Especializado em RPG – St Mont University – SP.
Especializado em Didática na Docência Superior – Centro Universitário da Cidade

Para minha esposa
Para minha mãe, pintora
Para meu pai, cirurgião
Para meu avô materno

Prefácio à 6ª edição

Quando é bem explicada, como neste livro, a coluna vertebral deixa de ser uma estrutura anatômica misteriosa de fisiologia incompreensível. Apesar das variações características dos diferentes segmentos – cervical, torácico, lombar e sacral –, os princípios estruturais e funcionais permanecem os mesmos em relação a todo o conjunto. Quanto à fisiologia, ela é, na realidade, simples e lógica... Apesar disso, quanta bobagem já foi dita, escrita ou feita em relação à coluna vertebral!

Tudo se torna claro ao compreendermos que suas duas principais funções são a estabilidade e a mobilidade, ao mesmo tempo que protege o neuroeixo, sabendo que deve ser encontrado um ponto de equilíbrio entre essas duas funções: o exagero de uma pode interferir negativamente sobre a outra. Na extremidade superior da coluna vertebral, encontra-se a cabeça, que desempenha um papel social e funcional, na medida em que abriga os cinco sentidos (dos quais quatro ligados diretamente ao encéfalo).

É grande o mérito de Adalbert I. Kapandji por ter mostrado toda essa estrutura de forma simples e natural, graças a um texto claro, bem compreensível, ajudado por esquemas e desenhos coloridos de uma simplicidade extraordinária. Com este livro, tudo parece tão evidente quanto o ovo de Cristóvão Colombo... e o mito de uma coluna vertebral complicada se desfaz por si só.

Ainda mais enriquecida nesta 6ª edição, esta obra de referência e de reflexão será prazerosamente lida, para não dizer devorada, de tão apaixonante que é o seu tema, e também pela sua composição notável, didática e cativante. Ela será então útil, para não dizer indispensável, tanto ao estudante de medicina quanto aos profissionais de saúde envolvidos com o sistema locomotor: ortopedista, reumatologista, fisiatra, neurocirurgião, fisioterapeuta, e até mesmo músicos e atletas de alto nível interessados em compreender seus próprios mecanismos de funcionamento.

Obrigado a Adalbert I. Kapandji por ter, dessa forma, restabelecido certas verdades primárias.

Professor G. SAILLANT
Membre de l'Académie de Chirurgie
Ancien Doyen de la Faculté de
Médecine Pitié Salpêtrière (Paris VI)
Ancien Chef de Service d'Orthopédie de
l'Hôpital Pitié Salpêtrière

Prefácio à 5ª edição

A fisiologia da coluna vertebral não é facilmente compreendida pelos cirurgiões, nem mesmo por aqueles especializados nas patologias do sistema locomotor.

Era necessário que alguém se dedicasse a esse trabalho, com senso de mecânica, gosto pela precisão, boa noção de espaço tridimensional, e tudo isso associado a uma apresentação a um só tempo pedagógica e simples.

Essas são as qualidades de Kapandji, que as exercitou com verdadeiro talento de artista, aliando exatidão à estética, e também a uma engenhosidade espantosa na composição desta obra. Nós todos aprendemos anatomia com figuras e esquemas, porém eles eram planos e fixos: com o recorte, Kapandji criou o esquema móvel em três dimensões.

A empreitada didática é mais trabalhosa em se tratando da coluna vertebral: os movimentos complexos são mais difíceis para serem compreendidos e explicados. Essa *performance*, já notável nos dois primeiros volumes, é ainda mais marcante neste, que ora tenho a honra de apresentar.

O sucesso é, a meu ver, completo. Invejo os jovens cirurgiões por terem tal obra ao seu dispor. Não tenho dúvidas de que, facilitando a compreensão da mecânica da coluna vertebral, explicando os mecanismos que alteram a sua forma, este livro contribui enormemente ao progresso que se faz e ainda se fará no tratamento das lesões da coluna vertebral.

Pr. R. MERLE d'AUBIGNÉ

Advertência à 6ª edição

Esta nova edição do Volume 3 de *Fisiologia articular* segue a mesma linha do Volume 1: não somente todos os esquemas foram refeitos em cores, como também foram acrescentadas novas páginas, levando assim a uma reforma total do texto. Os termos anatômicos seguem a *Terminologia Anatômica Internacional*. Os capítulos já existentes foram enriquecidos: por exemplo, o capítulo sobre a coluna cervical foi aumentado em uma página sobre a artéria vertebral, cujas íntimas relações com as vértebras a expõem a riscos no curso de manipulações descuidadas da coluna. O interesse pelo estudo do pedículo do arco vertebral permitiu um grande progresso na cirurgia da coluna, graças à introdução do pino pedicular. No capítulo sobre a coluna lombar, são examinadas diferentes posturas do dia-a-dia ou profissionais. Foram incluídos capítulos, como o que trata da pelve, com uma descrição funcional do períneo nas atividades fisiológicas de micção, defecação, ereção e parto. Um capítulo novo sobre a cabeça permitiu descrever a fisiologia da articulação temporomandibular, indispensável à alimentação e ausente nas outras edições. Poderemos também constatar que os movimentos dos bulbos dos olhos possuem a fisiologia de uma articulação esferóidea (enartrose) perfeita: essa articulação esferóidea ideal, comparável a outras do mesmo tipo, como as do quadril e do ombro, está sujeita aos mesmos imperativos mecânicos. A fisiologia dos músculos oblíquos do bulbo do olho é explicada a propósito do "olhar constrangido"... Tudo isso ilustrado com novos desenhos originais...
Em resumo, esta sexta edição do Volume 3, como aquela do Volume 1 (e aguardando a do Volume 2), é de fato um novo livro, tanto por sua apresentação quanto pelo seu conteúdo, e merece, por conseguinte, uma renovada atenção dos leitores interessados na biomecânica do corpo humano.

Conteúdo

Capítulo 1   O conjunto da coluna vertebral, 2

Coluna vertebral, eixo sustentado por cabos, 4
Coluna vertebral, eixo do corpo e proteção do eixo neural, 6
Curvaturas da coluna vistas em conjunto, 8
Aparecimento das curvaturas da coluna vertebral, 10
Morfologia geral de uma vértebra, 12
As curvaturas da coluna vertebral, 14
Estrutura do corpo vertebral, 16
Divisões funcionais de uma vértebra, 18
Elementos de união intervertebral, 20
Estrutura do disco intervertebral, 22
O núcleo pulposo comparado a uma bilha, 24
O estado de pré-contração do disco e a auto-estabilidade da articulação disco-vertebral, 26
Migração da água no núcleo pulposo, 28
Forças de compressão sobre o disco, 30
Variações segmentares do disco, 32
Movimentos básicos do disco intervertebral, 34
Rotação automática da coluna durante a flexão lateral, 36
Amplitudes globais da flexão–extensão da coluna, 38
Amplitudes totais da flexão lateral da coluna, 40
Amplitudes globais da rotação da coluna, 42
Análise clínica das amplitudes globais da coluna vertebral, 44

Capítulo 2   Cíngulo dos membros inferiores, 46

O cíngulo dos membros inferiores no homem e na mulher, 48
Modelo mecânico do cíngulo dos membros inferiores, 50
Arquitetura do cíngulo dos membros inferiores, 52
Superfícies articulares da articulação sacroilíaca, 54
Face auricular do sacro e tipos de coluna vertebral, 56
Ligamentos da articulação sacroilíaca, 58
Nutação e contranutação, 60
    Definição e mecanismo segundo a teoria clássica, 60
As diferentes teorias da nutação, 62
Sínfise púbica e articulação sacrococcígea, 64
Influência da posição sobre as articulações do cíngulo dos membros inferiores, 66
Parede pélvica, 68
Diafragma da pelve, 70
Períneo feminino, 72
Os volumes abdominais e pélvicos, 74
O parto, 76
Micção e defecação: exemplo do períneo feminino, 78
    Controle urinário, 78
    Controle fecal (ou das fezes), 78
Períneo masculino, 80
Referências anatômicas externas da pelve: losango de Michaelis e plano de Lewinneck, 82

Capítulo 3   A coluna lombar, 84

A coluna lombar em conjunto, 86
Morfologia das vértebras lombares, 88
Sistema ligamentar da coluna lombar, 90
Flexão–extensão e flexão lateral na coluna lombar, 92
Rotação na coluna lombar, 94
Articulação lombossacral e espondilolistese, 96
Os ligamentos iliolombares e os movimentos na articulação lombossacral, 98
Músculos do tronco em corte horizontal, 100
    Músculos do grupo posterior, 100
    Músculos vertebrais laterais, 100
    Músculos da parede abdominal, 100
Músculos posteriores do tronco, 102
    Plano profundo, 102
    Plano médio, 102
    Plano superficial, 102
Papel da terceira vértebra lombar e da décima segunda vértebra torácica, 104
Músculos laterais do tronco, 106
Músculos da parede abdominal: músculos reto e transverso do abdome, 108
    Músculo reto do abdome, 108
    Músculo transverso do abdome, 108
Músculos da parede abdominal: músculos oblíquos interno e externo do abdome, 110
    Músculo oblíquo interno do abdome, 110
    Músculo oblíquo externo do abdome, 110
Músculos da parede abdominal: o contorno da cintura, 112
Músculos da parede abdominal: rotação do tronco, 114
Músculos da parede abdominal: flexão do tronco, 116

Músculos da parede abdominal: retificação da lordose lombar, 118
O tronco como uma estrutura expansível. Manobra de Valsalva, 120
Estática da coluna lombar na posição ortostática, 122
Posições sentada e ortostática assimétricas: a coluna dos músicos, 124
A coluna nas posições sentadas e nos decúbitos, 126
    Posições sentadas, 126
    Decúbito, 126
Amplitude da flexão–extensão na coluna lombar, 128
Amplitude de inclinação (flexão lateral) da coluna lombar, 130
Amplitude de rotação da coluna toracolombar, 132
O forame intervertebral e o anel radicular, 134
Diferentes tipos de hérnia de disco, 136
Mecanismo de compressão radicular pela hérnia de disco, 138
Sinal de Lasègue, 140

Capítulo 4   Coluna torácica e tórax, 142

Vértebra torácica típica e décima segunda vértebra torácica, 144
    Vértebra torácica típica, 144
    Décima segunda vértebra torácica, 144
Flexão–extensão e flexão lateral da coluna torácica, 146
Rotação axial da coluna torácica, 148
Articulações costovertebrais, 150
Movimentos das costelas nas articulações costovertebrais, 152
Movimentos das cartilagens costais e do esterno, 154
Modificações do tórax no plano sagital durante a inspiração, 156
Ações dos músculos intercostais e do transverso do tórax, 158
    Músculos intercostais, 158
    Músculo transverso do tórax, 158
Funções do diafragma, 160
Músculos da respiração, 162
    Primeiro grupo, 162
    Segundo grupo, 162
    Terceiro grupo, 162
    Quarto grupo, 162
Relação antagônico-sinérgica entre o diafragma e os músculos do abdome, 164
    Na inspiração, 164
    Na expiração, 164
Circulação do ar pelas vias respiratórias, 166
Volumes respiratórios, 168
    Comparação entre os diferentes volumes respiratórios, 168
    Durante o esforço, 168
Fisiopatologia da respiração, 170
Tipos respiratórios: atletas, músicos e outros, 172
Espaço morto, 174
Complacência torácica, 176
Mecanismo de elasticidade das cartilagens costais, 178
Fisiologia da tosse. Manobra de Heimlich, 180
    Fisiologia da tosse, 180
    Manobra de Heimlich, 180
Músculos da laringe e proteção das vias aéreas durante a deglutição, 182
Glote e pregas vocais. Fonação, 184

Capítulo 5   A coluna cervical, 186

Coluna cervical em conjunto, 188
Constituição esquemática das três primeiras vértebras cervicais, 190
    Atlas, 190
    Áxis, 190
    Terceira vértebra cervical, 190
Articulações atlantoaxiais, 192
Flexão–extensão nas articulações atlantoaxiais laterais e mediana, 194
Rotação nas articulações atlantoaxiais laterais e mediana, 196
As superfícies articulares da articulação atlantoccipital, 198
Rotação nas articulações atlantoccipitais, 200
Flexão lateral e flexão–extensão na articulação atlantoccipital, 202
Ligamentos suboccipitais da coluna vertebral, 204
Ligamentos suboccipitais, 206
Ligamentos suboccipitais (continuação), 208
Componentes de uma vértebra cervical, 210
Ligamentos da coluna cervical inferior, 212
Flexão–extensão na coluna cervical inferior, 214
Movimentos nas articulações uncovertebrais,* 216
Orientação das faces articulares. O eixo misto de inclinação–rotação, 218
Movimentos combinados de inclinação–rotação na coluna cervical inferior, 220
Geometria do movimento de inclinação–rotação, 222
Modelo mecânico da coluna cervical, 224
Movimentos de inclinação–rotação no modelo de coluna cervical, 226
Comparação entre o modelo e a coluna cervical durante os movimentos de inclinação–rotação, 228
Compensações na altura da coluna suboccipital, 230
Amplitudes articulares na coluna cervical, 232
Equilíbrio da cabeça sobre a coluna cervical, 234
Morfologia e ação do músculo esternocleidomastóideo, 236

---

*N.T.: A *Terminologia Anatômica Internacional* não reconhece essa articulação.

Músculos pré-vertebrais: músculo longo do pescoço, 238
Músculos pré-vertebrais: músculos longo da cabeça, reto anterior da cabeça e reto lateral da cabeça, 240
    Músculo longo da cabeça, 240
    Músculo reto anterior, 240
    Músculo reto lateral, 240
Músculos pré-vertebrais: músculos escalenos, 242
    Músculo escaleno anterior, 242
    Músculo escaleno médio, 242
    Músculo escaleno posterior, 242
Músculos pré-vertebrais em conjunto, 244
Flexão da cabeça e do pescoço, 246
Músculos da nuca, 248
    O plano profundo, 248
    O plano dos complexos, 248
    O plano do esplênio e do levantador da escápula, 248
    O plano superficial, 248
    No conjunto, 248
Músculos suboccipitais, 250
Ação dos músculos suboccipitais: inclinação e extensão, 252
Ação rotatória dos músculos suboccipitais, 254
Músculos da nuca: primeiro e quarto planos, 256
    Plano profundo dos músculos da nuca, 256
    Plano superficial dos músculos da nuca, 256
Músculos da nuca: segundo plano, 258
Músculos da nuca: terceiro plano, 260
Extensão da coluna cervical pelos músculos da nuca, 262
Ação antagônico-sinérgica entre os músculos pré-vertebrais e o músculo esternocleidomastóideo, 264
Amplitudes globais da coluna cervical, 266
Relações entre o eixo nervoso e a coluna cervical, 268
Relações entre os nervos espinais e a coluna cervical, 270
Artéria vertebral e vasos do pescoço, 272
Importância do pedículo do arco vertebral: sua função na fisiologia e na patologia da coluna, 274

Capítulo 6   A cabeça, 276

Crânio, 278
Suturas do crânio, 280
Crânio e maciço facial, 282
Campo visual e localização de sons, 284
    Campo visual, 284
    Localização de sons, 284
Músculos da face, 286
    Em torno dos olhos, 286
    Em torno das narinas, 286
    Em torno da boca, 286
Movimentos dos lábios, 288
Movimentos dos lábios (continuação), 290
Expressões faciais, 292
Articulações temporomandibulares, 294
Anatomia das articulações temporomandibulares, 296
Movimentos das articulações temporomandibulares, 298
Músculos responsáveis pela elevação da mandíbula, 300
Músculos responsáveis pelo abaixamento da mandíbula, 302
Funções dos músculos nos movimentos da mandíbula, 304
Bulbo do olho: uma articulação esferóidea (enartrose) perfeita, 306
Músculos extrínsecos do bulbo do olho nos movimentos retangulares, 308
Músculos extrínsecos do bulbo do olho na convergência, 310
O problema mecânico no olhar oblíquo, 312
O olhar oblíquo: funções dos músculos oblíquos e do nervo troclear, 314

Índice alfabético, 317
Bibliografia, 319
Modelo mecânico da coluna cervical, 321

Capítulo 1

O CONJUNTO DA COLUNA VERTEBRAL

O HOMEM É UM VERTEBRADO

A espécie humana é vertebrada. Ela representa o resultado de uma longa evolução, iniciada com o peixe saindo do mar para colonizar a terra.

Seu aparelho locomotor, centrado na coluna vertebral, resulta da transformação de um protótipo já evidente no crossopterígeo, animal com quatro patas e uma cauda, intermediário entre o peixe e o réptil. Todos os componentes desse modelo inicial são encontrados na espécie humana, mais ou menos modificados, com duas características importantes:
- desaparecimento da cauda;
- passagem para a posição ereta.

Isto provocou profundas modificações no eixo do corpo humano, porém, ele continua sendo formado por um conjunto de ossos de pequenas dimensões, empilhados e com mobilidade entre si: as vértebras.

Esse conjunto ósteo-articular serve ao mesmo tempo de eixo ao esqueleto do corpo e para proteção da medula espinal. Esta última, um verdadeiro cabo de transmissão de informações para o encéfalo, protegido pelo crânio no topo da coluna, transmite as suas ordens a todos os músculos do corpo.

Nós compartilhamos esse tipo de coluna com os nossos primos, os grandes macacos, que também são capazes de assumir a posição bípede, embora de forma não permanente. Por isso nossa coluna apresenta diferenças em relação àquela dos nossos primos.

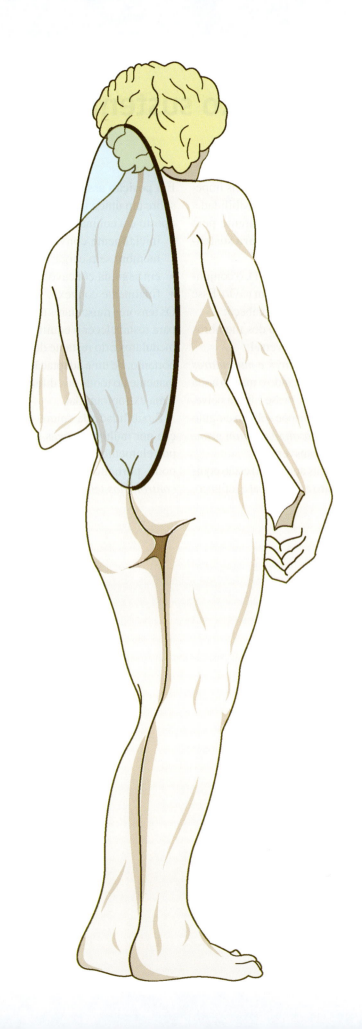

Coluna vertebral, eixo sustentado por cabos

A coluna vertebral, eixo do corpo, deve conciliar dois imperativos mecânicos contraditórios: a solidez e a flexibilidade. Ela consegue isso, apesar da instabilidade aparente pelo empilhamento das vértebras, graças a sua **estrutura sustentada por cabos**.

De fato, em **posição simétrica ou neutra (Fig. 1)**, o conjunto da coluna pode ser comparado ao mastro de um navio. Esse mastro, colocado sobre a pelve, se eleva até a cabeça:
- no nível dos ombros ele suporta o cíngulo dos membros superiores, como uma grande viga transversal;
- em todos os níveis, *tensores ligamentares e musculares* estão dispostos como **cabos**, ou seja, fixando o mastro à sua base de implantação, o casco do navio, nesse caso, a pelve.

Um segundo sistema de sustentação se dispõe sobre o cíngulo dos membros superiores e forma *um losango com um grande eixo vertical* e um pequeno eixo transversal.

Na posição simétrica, as tensões (forças aplicadas) estão equilibradas de uma parte a outra e o mastro está vertical e retilíneo.

Em **posição assimétrica (Fig. 2)**, quando o corpo se apóia sobre um único membro inferior, a pelve inclina para o lado oposto e a coluna é forçada a seguir um trajeto sinuoso:
- inicialmente convexo na porção lombar para o lado do membro sem carga;
- em seguida côncavo na sua parte torácica;
- finalmente convexo.

Os tensores musculares ajustam *automaticamente* sua tensão para restabelecer o equilíbrio, isso sob controle dos reflexos medulares e do restante do sistema nervoso central. Trata-se, portanto, de uma adaptação ativa, graças ao ajustamento permanente do tônus dos diferentes músculos posturais pelo sistema extrapiramidal.

A flexibilidade da coluna vertebral é devida à sua constituição por múltiplas peças superpostas, unidas umas às outras por elementos ligamentares e musculares. Essa estrutura pode, portanto, *se deformar, permanecendo sólida sob o controle dos tensores musculares*.

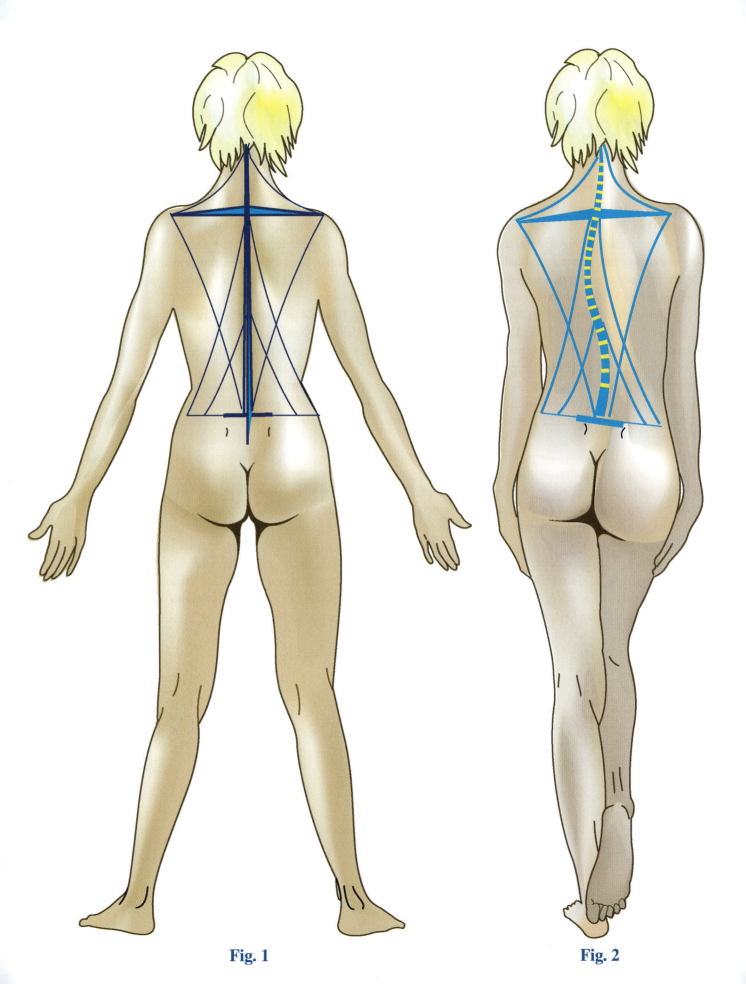

Fig. 1

Fig. 2

Coluna vertebral, eixo do corpo e proteção do eixo neural

A coluna vertebral representa realmente o **pilar central do tronco (Fig. 3)**.

De fato, se no seu *segmento torácico (corte b)*, a coluna se aproxima do plano posterior, estando situada no quarto posterior da espessura do tórax, no seu *segmento cervical (corte a)*, a coluna já se situa mais centralmente, na altura do terço posterior da espessura do pescoço. No seu *segmento lombar (corte c)*, a coluna está verdadeiramente centralizada, estando situada na metade da espessura do tronco.

Essa diferença de localização é explicada por razões diferentes, dependendo do segmento:

- no nível cervical, a coluna sustenta o crânio, devendo estar situada o mais próximo possível da sua linha de gravidade;
- no nível do tórax, a coluna foi empurrada posteriormente pelos órgãos do mediastino, sobretudo o coração;
- no nível lombar, ao contrário, a coluna, que nesse momento sustenta o peso de toda a parte superior do tronco, retoma a sua posição central, fazendo projeção na cavidade abdominal.

Além dessa função de suporte do tronco, a coluna tem uma função de **proteção do eixo neural (Fig. 4)**: o canal vertebral que começa na altura do forame magno, aloja o bulbo e a medula espinal, sendo dessa forma um protetor flexível e eficaz desse eixo neural. Essa proteção, entretanto, apresenta certas condições colaterais, pois, em determinadas situações e em determinados pontos, o eixo neural e os nervos espinais que a ele se conectam podem entrar em conflito com o seu estojo protetor raquidiano, conforme veremos mais adiante.

A **figura 4** mostra também que a coluna vertebral é formada por quatro segmentos:

- o **segmento lombar 1**, onde as vértebras **L** têm localização central;
- o **segmento torácico ou dorsal 2**, onde as vértebras **T** são deslocadas posteriormente;
- o **segmento cervical 3**, onde as vértebras **C** retornam a uma posição quase central;
- o **segmento sacrococcígeo 4**, formado por dois blocos **S**.

O **sacro**, formado pela fusão de cinco vértebras sacrais, se integra ao cíngulo dos membros inferiores.

O **cóccix**, articulado ao sacro, é um vestígio da cauda que existe na maior parte dos mamíferos. Ele é formado pela soldadura de quatro a seis pequenas vértebras coccígeas.

Abaixo da *segunda vértebra lombar*, onde se situa o *conus medullaris* ou **cone medular** da medula espinal, o canal vertebral contém apenas o **filamento terminal**, sem qualquer função neurológica.

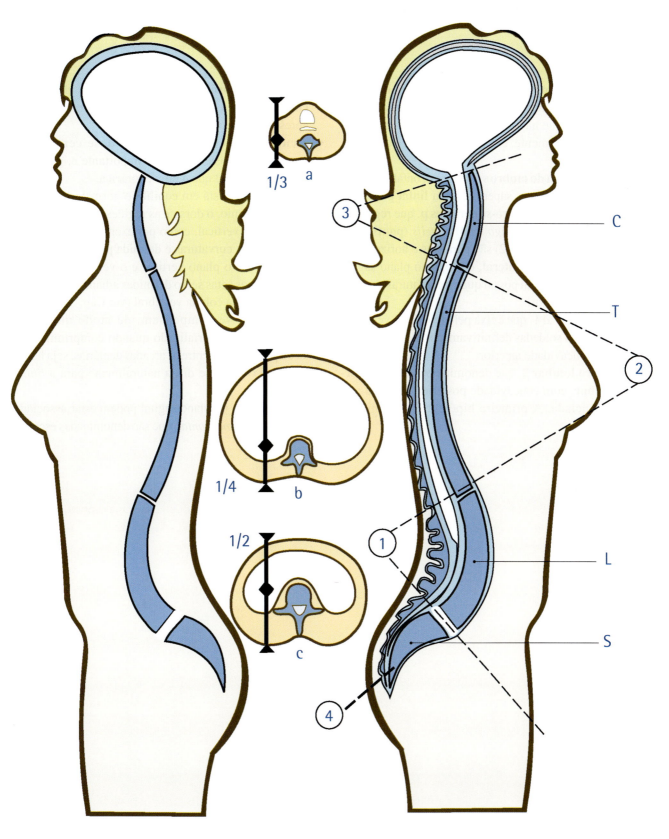

Fig. 3

Fig. 4

Curvaturas da coluna vistas em conjunto

A coluna vertebral em **vista anterior ou posterior (Fig. 5)** é retilínea. Em algumas pessoas pode haver uma ligeira curvatura lateral, que não pode ser considerada patológica, desde que, logicamente, esteja situada dentro de estreitos limites.

Nessa postura, a **linha do ombros**, linha horizontal que passa pelo cíngulo dos membros superiores, e a **linha passando pelas espinhas ilíacas póstero-superiores p**, que representa a menor diagonal do *losango de Michaelis* (**pontilhado vermelho**; ver adiante, Cap. 2) são paralelas e horizontais. Entretanto, em uma **vista lateral**, ou seja, no plano sagital **(Fig. 6),** a coluna vertebral possui quatro curvaturas que são, de inferior para superior:

- a **curvatura sacral 1**, que é fixa pelo fato de as vértebras sacrais estarem soldadas definitivamente. Essa curvatura apresenta concavidade anterior;
- a **curvatura lombar 2**, que denominamos também **lordose lombar**, com concavidade posterior, mais ou menos pronunciada. A primeira hipótese é denominada **hiperlordose**;
- a **curvatura torácica 3**, que nós também chamamos de **cifose torácica**, sobretudo quando é pronunciada. Ela apresenta uma convexidade posterior;
- a **curvatura cervical 4**, ou lordose cervical, com concavidade posterior, que é importante e, geralmente, bem mais visível que a cifose torácica.

Quando a pessoa está em equilíbrio normal, de pé, a parte posterior do crânio, o dorso e as regiões glúteas são tangentes a um plano vertical, como por exemplo, uma parede. A importância das curvaturas é definida por **setas**, que são as distâncias entre o plano vertical e o vértice (ou ápice) da curvatura. Essas setas serão definidas adiante, com relação a cada segmento da coluna vertebral (ver Cap. 3).

As curvaturas se compensam, de modo que o plano mastigatório **m**, materializado quando comprimimos uma folha de papel-cartão entre as arcadas dentárias, seja horizontal, e que o olhar **h** se dirija naturalmente para a *linha do horizonte*.

Essas curvaturas no plano sagital podem estar associadas a *curvaturas no plano frontal*, que são denominadas **escolioses.**

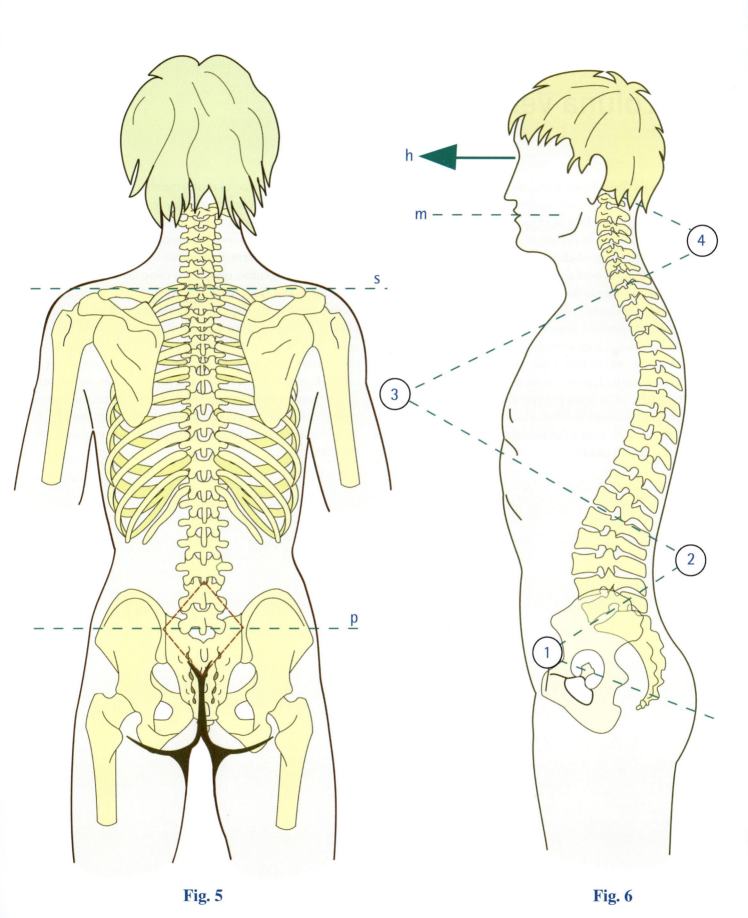

Fig. 5

Fig. 6

Aparecimento das curvaturas da coluna vertebral

No curso da **filogênese**, ou seja, durante a evolução dos *pré-hominídios* para o *homo sapiens*, a passagem da posição quadrúpede para a bípede **(Fig. 7)** induziu a retificação e posterior *inversão da curvatura lombar* **(setas pretas)**, inicialmente de concavidade anterior. Dessa forma se produziu a lordose lombar, com concavidade posterior.

Realmente, o ângulo de retificação do tronco não foi completamente *absorvido* pela retroversão da pelve; certo grau de angulação persiste, devendo ser anulado pela curvatura da coluna lombar. Assim se explica essa **lordose lombar**, que, aliás, varia individualmente, de acordo com o grau de anteversão ou de retroversão da pelve. Ao mesmo tempo, a coluna cervical, articulada posteriormente à caixa craniana, foi progressivamente assumindo uma posição inferior ao crânio, provocando **uma migração do forame magno para a base do crânio (seta)**.

Na *posição quadrúpede*, os quatro membros recebem carga **(setas azuis)**, enquanto na *posição bípede*, somente os membros inferiores recebem carga. Dessa forma, os membros inferiores trabalham em compressão e os membros superiores, tornando-se *suspensos* **(seta vermelha)**, trabalham em *extensão*.

Durante a **ontogênese**, ou seja, no curso do desenvolvimento do indivíduo (**Fig. 8**, de T.A. Willis), nós observamos o mesmo curso de evolução na coluna lombar. Com *um dia* de idade **a**, a coluna lombar é côncava anteriormente. Com *cinco meses* **b**, a curvatura ainda se conserva ligeiramente côncava anteriormente. Somente a partir dos *treze meses* **c** a coluna lombar se torna retilínea. A partir dos *três anos* **d**, percebe-se uma discreta lordose lombar. Ela aumenta até os *oito anos* **e**, definindo sua curvatura definitiva aos *dez anos* **f**.

A evolução do indivíduo é, pois, **paralela à evolução da espécie**.

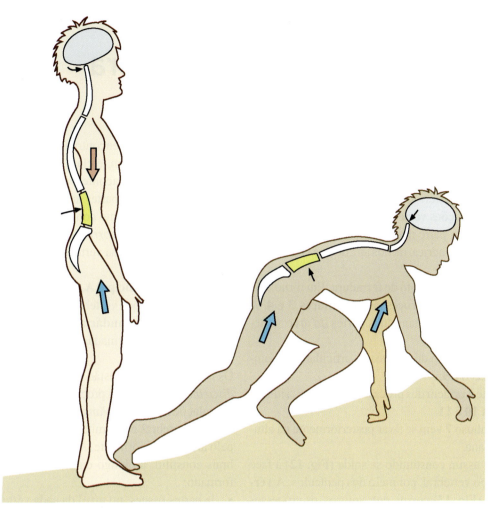

Fig. 7

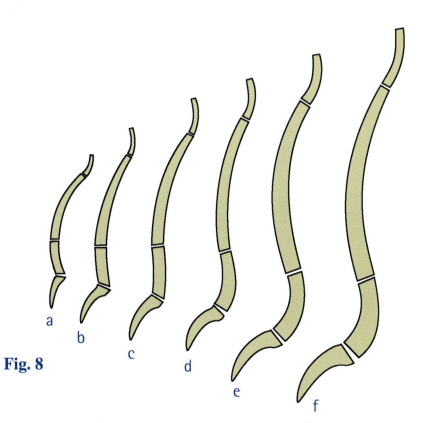

a b c d e f

Fig. 8

11

Morfologia geral de uma vértebra

Quando dividimos uma vértebra em suas diferentes porções, constatamos que ela é formada por duas partes principais:
- o **corpo vertebral**, anterior;
- o **arco vertebral**, posterior.

Em uma vista das **porções vertebrais separadas (Fig. 9)**, o **corpo vertebral 1** é a parte mais maciça da vértebra: tem, em geral, uma forma cilíndrica, menos alta do que larga, achatada posteriormente.

O **arco vertebral 2** tem formato de ferradura. Em torno dele estão fixados **(Fig. 10)** os **processos articulares 3 e 4**. A partir desse ponto se delimitam duas partes do arco vertebral **(Fig. 11)**:
- anteriormente à origem dos processos articulares situam-se os **pedículos 8 e 9**;
- posteriormente à origem dos processos articulares situam-se as **lâminas 10 e 11**.

O processo espinhoso **7** vem se fixar posteriormente na altura da linha mediana.

O arco vertebral assim constituído se solda **(Fig. 12)** à face posterior do corpo vertebral, por meio dos pedículos. A **vértebra completa (Fig. 13)** possui, entre outros, os processos transversos **5 e 6**, que se soldam ao arco vertebral na altura da origem dos processos articulares.

Esse arranjo geral é encontrado em *todos os segmentos da coluna vertebral*, com, é claro, profundas modificações regionais, que podem acontecer no corpo ou arco vertebral, geralmente nas duas partes ao mesmo tempo.

Entretanto, é importante constatar que essas diferentes porções das vértebras *se correspondem no sentido vertical*. Assim, ao longo da coluna vertebral são formadas **três colunas (Fig. 14)**:
- uma **coluna principal A**, anterior, formada pelo empilhamento dos corpos vertebrais;
- duas **colunas secundárias B e C**, posteriormente aos corpos vertebrais, formadas pelo empilhamento dos processos articulares.

Os corpos vertebrais estão articulados entre si por meio do *disco intervertebral*. Os processos articulares estão unidos por articulações *sinoviais planas (artródias)*. Em cada nível, um forame vertebral é delimitado pelo corpo, anteriormente, e pelo arco, posteriormente. A somação desses forames vertebrais constitui, ao longo da coluna, o **canal vertebral 12**, formado:
- de partes ósseas, no nível da cada vértebra;
- de partes ligamentares, entre as vértebras, na altura do disco intervertebral, e pelos ligamentos do arco vertebral.

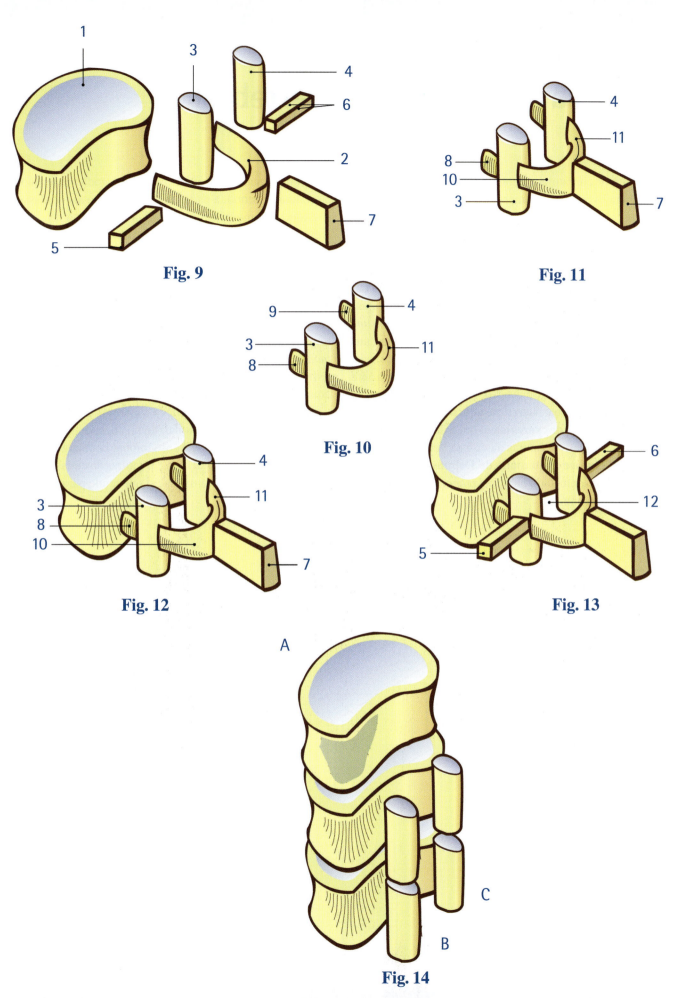

Fig. 9 Fig. 10 Fig. 11 Fig. 12 Fig. 13 Fig. 14

As legendas são comuns a todas as figuras.

As curvaturas da coluna vertebral

A presença de curvaturas na coluna vertebral **aumenta a sua resistência** às forças de compressão axial.

Estudos de engenharia demonstraram **(Fig. 15)** que a resistência **R** de uma coluna apresentando curvaturas é proporcional (k = fator de proporcionalidade) ao quadrado do número **N** de curvaturas mais um. Se nós consideramos como referência uma *coluna retilínea* **a**, em que o número de curvaturas é igual a zero, sua resistência é tomada como a unidade. Se agora consideramos uma coluna com *apenas uma curvatura* **b**, sua resistência é o dobro da primeira. Para uma coluna com *duas curvaturas* **c**, sua resistência é cinco vezes aquela da coluna retilínea. Finalmente, para uma coluna apresentando *três curvaturas* móveis **d**, como a coluna vertebral com sua lordose lombar, sua cifose torácica e sua lordose cervical, a resistência é **dez vezes** maior que a da coluna retilínea. A importância das curvaturas da coluna vertebral pode ser medida pelo **índice raquidiano de Delmas (Fig. 16)**. Esse índice só pode ser medido numa *peça anatômica*. Ele é obtido pela relação entre:

- o comprimento **L**, medido ao longo de toda a extensão da coluna vertebral, a partir da base do sacro até o atlas;
- a altura **H**, medida entre a base do sacro e o atlas.

Uma coluna vertebral com *curvaturas normais* **a** possui um índice de **95%**; os limites extremos da coluna vertebral normal estão entre **94** e **96%**. Uma coluna vertebral com *curvaturas acentuadas* **b** possui um índice de Delmas **inferior a 94%**. Isso significa que seu comprimento medido ao longo da coluna vertebral é claramente maior do que sua altura. Entretanto, uma coluna vertebral com *curvaturas pouco acentuadas* **c** possui um índice de Delmas **superior a 96%**.

Essa classificação anatômica é muito importante, pois existe uma relação entre ela e o tipo funcional. A. Delmas demonstrou efetivamente que a coluna vertebral com curvaturas acentuadas é do tipo funcional dinâmico, com um sacro que tende para o horizontal (lordose lombar bem marcada), enquanto a coluna vertebral com curvaturas discretas é do tipo funcional estático, com um sacro que tende para o vertical (dorso reto).

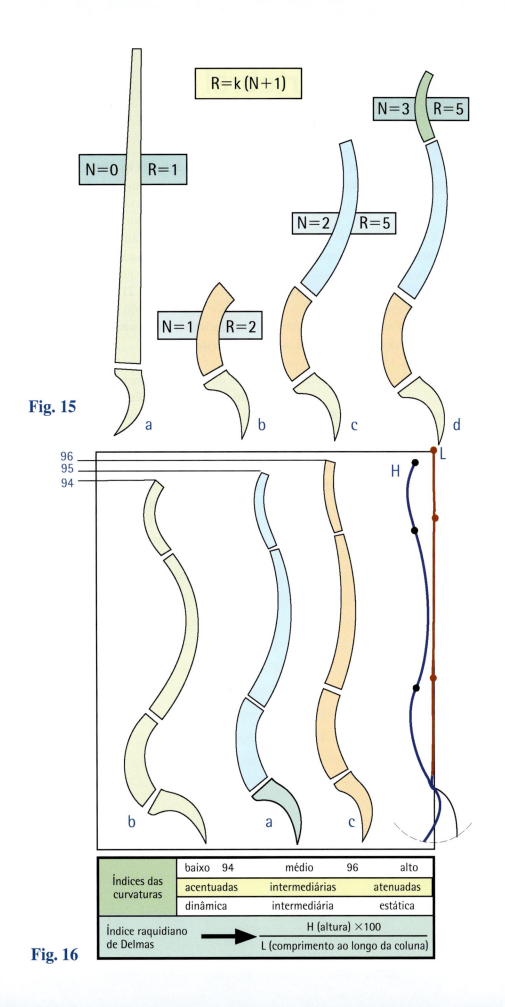

Fig. 15

Fig. 16

Estrutura do corpo vertebral

O corpo vertebral possui a **estrutura de um osso curto (Fig. 17)**, ou seja, uma estrutura *em concha*, com uma camada *cortical* de osso compacto em torno *do tecido ósseo esponjoso*.

As camadas corticais superior e inferior do corpo vertebral são denominadas **faces intervertebrais** (antigamente: platô vertebral). Elas são mais espessas no centro, onde se encontra uma porção cartilaginosa. A periferia forma **uma margem arredondada (Fig. 17)** denominada *epífise anular* L. Essa margem é derivada da ossificação epifisária, que possui um formato anular e se solda ao restante do corpo vertebral, a face intervertebral P, em torno dos 14 ou 15 anos. Os distúrbios da ossificação epifisária constituem a epifisite vertebral ou **doença de Schauermann**.

Em um **corte frontal** do corpo vertebral **(Fig. 18)**, distinguem-se claramente, a cada lado, espessas camadas corticais acima e abaixo, a face intervertebral coberta por uma camada cartilaginosa e, no centro do corpo vertebral, traves de osso esponjoso dispostas seguindo as *linhas de tensão*. Essas linhas são:
- *verticais*, unindo as faces articulares superior e inferior;
- *horizontais*, unindo as duas camadas corticais laterais;
- *oblíquas*, unindo a face articular inferior às camadas corticais laterais.

Em um **corte sagital (Fig. 19)**, reencontramos essas traves verticais, porém, existem ainda dois sistemas de *traves oblíquas*, também denominadas traves **em leque**:
- um leque **(Fig. 20)** *partindo da face intervertebral superior*, se expandindo através dos dois pedículos em direção ao processo articular superior a cada lado e, em seguida, ao processo espinhoso;
- um outro leque **(Fig. 21)**, *partindo da face intervertebral inferior*, se expandindo através dos dois pedículos em direção aos dois processos articulares inferiores e ao processo espinhoso.

O entrecruzamento desses três sistemas trabeculares origina pontos de forte resistência, entretanto, também existe um **ponto de menor resistência**, em particular, um triângulo de base anterior, na altura da margem anterior do corpo vertebral, onde existem apenas traves verticais **(Fig. 22)**.

Isso explica a **fratura cuneiforme do corpo vertebral (Fig. 23)**: realmente, sob uma pressão de compressão axial de 600 kg, a porção anterior do corpo vertebral é fraturada: é uma fratura por compressão. É preciso uma força de compressão axial de 800 kg para fraturar o corpo vertebral totalmente, fazendo ceder a sua **parede posterior (Fig. 24)**. Esse é o único tipo de fratura que põe em risco a medula espinal, invadindo o canal vertebral.

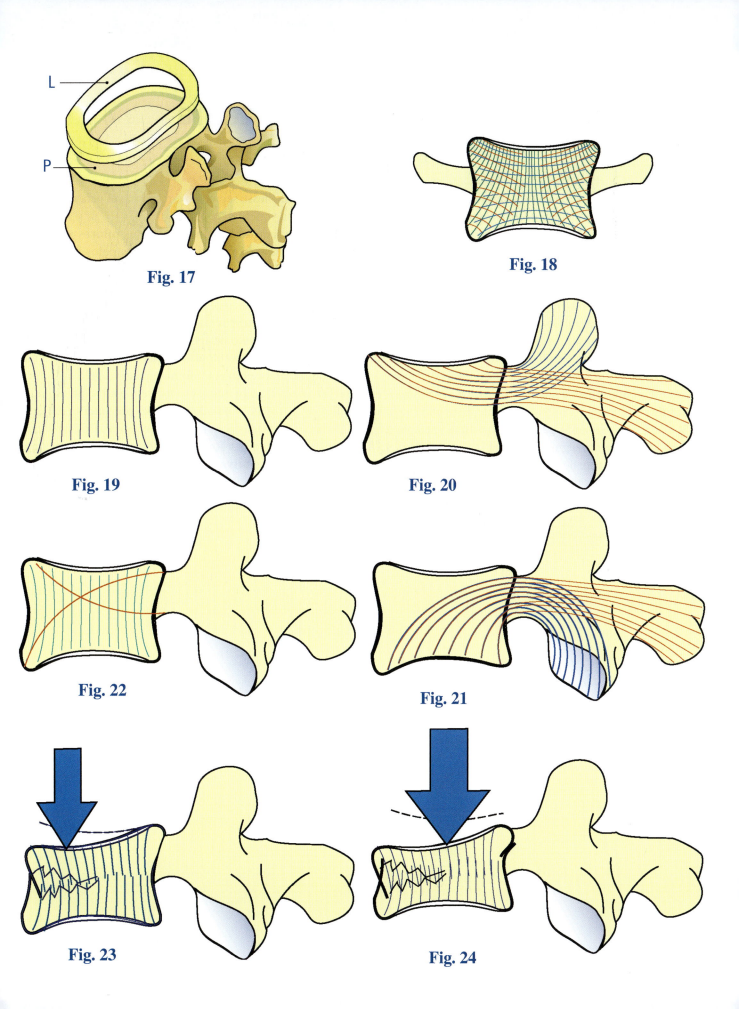

Fig. 17

Fig. 18

Fig. 19

Fig. 20

Fig. 22

Fig. 21

Fig. 23

Fig. 24

Divisões funcionais de uma vértebra

Em uma **vista lateral da coluna vertebral** (Fig. 25, segundo Brueger), pode-se facilmente distinguir as divisões funcionais de uma vérterbra:

- anteriormente **A**, situa-se o corpo vertebral, integrando o pilar anterior. Esse pilar tem principalmente uma função de suporte;
- posteriormente, o arco vertebral **B** comporta os processos articulares, cujo empilhamento forma as colunas dos processos articulares.

Dessa forma, enquanto o pilar anterior tem uma função estática, o pilar posterior possui uma função mais dinâmica.

Em **direção vertical**, a alternância entre peças ósseas e estruturas de junção ligamentar permite distinguir, segundo Schmorl, um **segmento passivo I** constituído pela vértebra propriamente, e um **segmento móvel II**, azul na figura. Este último compreende, de anterior para posterior:

- o *disco intervertebral;*
- o *forame intervertebral;*
- as *articulações dos processos articulares;*
- o *ligamento amarelo e o interespinal.*

A mobilidade desse segmento é responsável pela mobilidade da coluna vertebral.

Existe uma **ligação funcional entre os pilares anterior e posterior (Fig. 26)**. Ela é assegurada pelos **pedículos vertebrais**. Se considerarmos a estrutura trabecular dos corpos e arcos vertebrais, podemos comparar cada vértebra com uma alavanca de primeiro grau, classificada como *interfixa*, em que a articulação dos processos articulares **1** tem o papel de ponto de apoio. Esse sistema de alavancas permite o amortecimento das forças de compressão axial na coluna: amortecimento direto e passivo pelo *disco intervertebral* **2**, amortecimento indireto e ativo pelos *músculos próprios do dorso* **3**, tudo isso por intermédio das alavancas formadas por cada arco vertebral. Dessa forma, o amortecimento das forças de compressão é **ao mesmo tempo passivo e ativo**.

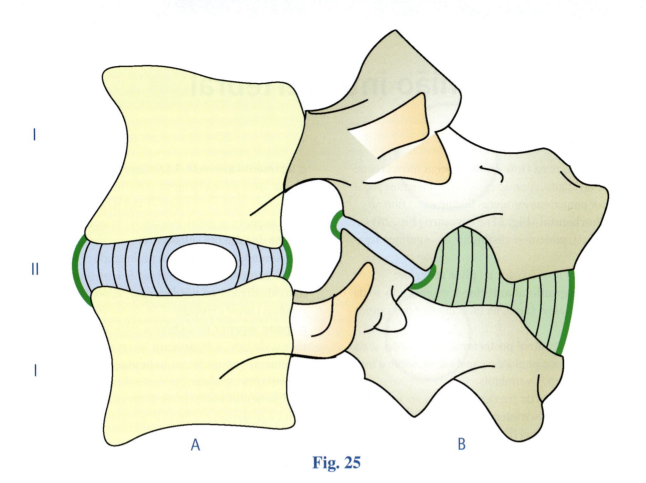

Fig. 25

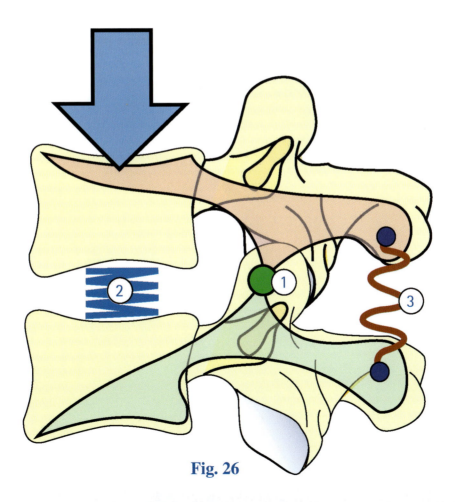

Fig. 26

Elementos de união intervertebral

A coluna vertebral intercala **vinte e quatro peças móveis** entre o sacro e a base do crânio. A união entre essas diferentes peças é assegurada por numerosas estruturas ligamentares fibrosas. Em um **corte horizontal (Fig. 27)** e em outro **(Fig. 28)** sagital (vista lateral), podem-se distinguir os seguintes ligamentos fibrosos,

- Primeiramente os dois fixados ao **pilar anterior:**
  - **ligamento longitudinal anterior 1**, estendendo-se da base do crânio até o sacro, na face anterior dos corpos vertebrais;
  - **ligamento longitudinal posterior 2**, estendendo-se da parte basilar do occipital até o canal sacral, sobre a face posterior dos corpos vertebrais.

Entre esses dois ligamentos de grande extensão, a união, a cada estágio, é assegurada pelo **disco intervertebral**, formado por duas porções, uma periférica, o **anel fibroso**, formado pelas camadas fibrosas *concêntricas* **6 e 7**, e outra central, o **núcleo pulposo 8**.

- Numerosos ligamentos **anexados aos arcos vertebrais** asseguram a união entre eles:
  - o **ligamento amarelo 3**, bastante espesso e resistente, que se junta ao seu homólogo na linha mediana e se insere superiormente na face profunda da lâmina da vértebra superior e inferiormente na margem superior da lâmina da vértebra subjacente;
  - o **ligamento interespinal 4**, prolongado posteriormente pelo **ligamento supra-espinal 5**. Este último é pouco individualizado no nível lombar, e, ao contrário, *bem nítido no nível cervical*;
  - na parte superior de cada processo transverso se insere, a cada lado, o **ligamento intertransversário**;
  - finalmente, no nível das **articulações dos processos articulares** (articulações zigapofisárias), existem fortes **ligamentos transversos 9**, divididos em porções anterior e posterior, reforçando a cápsula articular dessas articulações.

O conjunto desses ligamentos assegura uma união extremamente sólida entre as vértebras, fornecendo uma grande resistência mecânica à coluna vertebral. Somente um grave traumatismo, como uma queda de grande altura ou um acidente de trânsito, pode levar à ruptura das ligações intervertebrais.

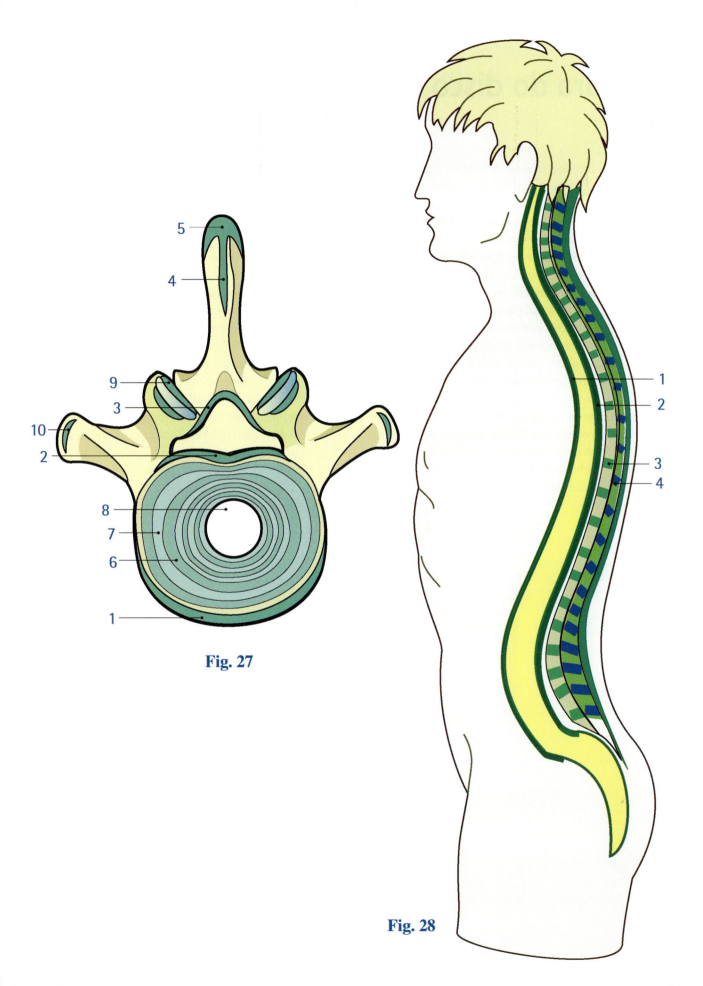

Fig. 27

Fig. 28

As legendas são comuns às duas figuras.

Estrutura do disco intervertebral

A articulação entre dois corpos vertebrais é uma **sínfise** (anfiartrose). Ela é constituída pelas faces intervertebrais de duas vértebras adjacentes unidas entre si pelo **disco intervertebral**. A estrutura desse disco é bem característica. O disco é formado por *duas partes* **(Fig. 29)**.

- Uma parte central: o **núcleo pulposo N**, substância gelatinosa derivada embriologicamente da *notocorda* (notocórdio) embrionária. Consiste em uma geléia transparente, contendo 88% de água, portanto bastante hidrófila, e quimicamente formada por uma substância fundamental de *mucopolissacarídeos*. Foi identificado sulfato de condroitina em complexo com proteínas, um tipo de ácido hialurônico e também querato-sulfato.

Sob o aspecto histológico, o núcleo pulposo contém *fibras colágenas* e células de aspecto *condrocitário*, células *conjuntivas* e raros aglomerados de células *cartilaginosas*. Não existem **vasos ou nervos** no interior do núcleo pulposo. A ausência de vasos exclui qualquer possibilidade de cicatrização espontânea. O núcleo pulposo é septado por tratos fibrosos vindos da periferia.

- Uma parte periférica: o **anel fibroso A**, formado por uma sucessão de camadas fibrosas concêntricas, cuja *obliqüidade é cruzada* quando se passa de uma camada a outra, como mostrado na parte esquerda do esquema **(Fig. 30)**.

Na parte direita da figura **(Fig. 31)**, é possível também observar que as fibras são verticais na periferia e na medida em que se aproximam *do centro, elas se tornam mais oblíquas*. No centro, em contato com o núcleo pulposo, as fibras são quase horizontais, descrevendo um longo trajeto helicoidal para ir de uma face intervertebral a outra. Assim, o núcleo pulposo se encontra encerrado numa *loja inextensível*, entre as faces intervertebrais acima e abaixo e o anel fibroso.

Esse anel forma uma verdadeira tecelagem (entrelaçado) de fibras, que, no jovem, impede qualquer exteriorização da substância do núcleo pulposo. O núcleo é contido **sob pressão** em sua loja, de tal forma que quando cortamos o disco horizontalmente, observamos a projeção da sua substância gelatinosa acima do plano de corte. Isso também é visível quando se realiza um corte sagital da coluna vertebral.

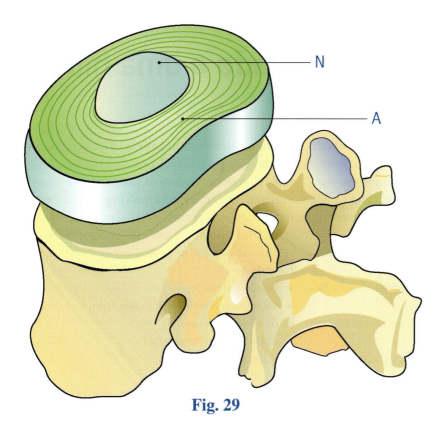

Fig. 29

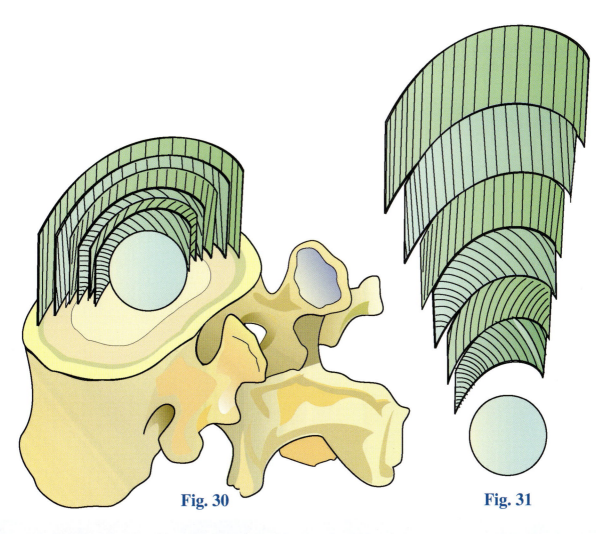

Fig. 30

Fig. 31

O núcleo pulposo comparado a uma bilha

Preso sob pressão em sua loja, entre as duas faces intervertebrais, o núcleo pulposo apresenta, **grosseiramente, a forma de uma esfera**. Pode-se então, em princípio, considerar que ele se comporta como uma **bilha** intercalada entre dois planos **(Fig. 32)**. Esse tipo de articulação permite três tipos de movimentos:
- movimentos de inclinação:
  - se a inclinação é no plano sagital, observa-se então uma **flexão (Fig. 33)** ou uma **extensão (Fig. 34)**,
  - se a inclinação é no plano frontal, observa-se uma **flexão lateral**;
- movimentos de **rotação** de uma das faces articulares em relação à outra **(Fig. 35)**.

A realidade é mais complexa, pois, a esses movimentos em torno da bilha, vêm se somar movimentos de *deslizamento* ou ainda *cisalhamento* de uma face intervertebral sobre a outra por meio da esfera. E isso ao mesmo tempo que o núcleo pulposo se move ligeiramente no sentido do movimento e se achata do lado em que as superfícies articulares se aproximam.

Conseqüentemente, durante a **flexão (Fig. 36)**, a superfície articular superior se desloca ligeiramente para a frente, enquanto na **extensão (Fig. 37)**, o deslocamento se faz em direção posterior. Da mesma forma, durante a **flexão lateral**, o deslizamento se faz para o mesmo lado do movimento. Durante a **rotação (Fig. 38)**, o deslizamento da face articular superior se efetua para o lado da rotação. Ao todo, esse tipo de articulação comporta uma grande possibilidade de movimentos, com exatamente **seis graus de liberdade**:
- flexão-extensão;
- inclinação (flexão) para cada lado;
- deslizamento sagital;
- deslizamento transversal;
- rotação para a direita;
- rotação para a esquerda.

Entretanto, todos os movimentos são de pequena amplitude. Os movimentos de grande amplitude só são obtidos pela adição de numerosas articulações desse tipo.

Os movimentos complexos são condicionados pela *orientação das faces articulares* e dos *ligamentos*. Portanto, isso deve ser considerado no *planejamento das próteses discais*, atualmente em pleno desenvolvimento.

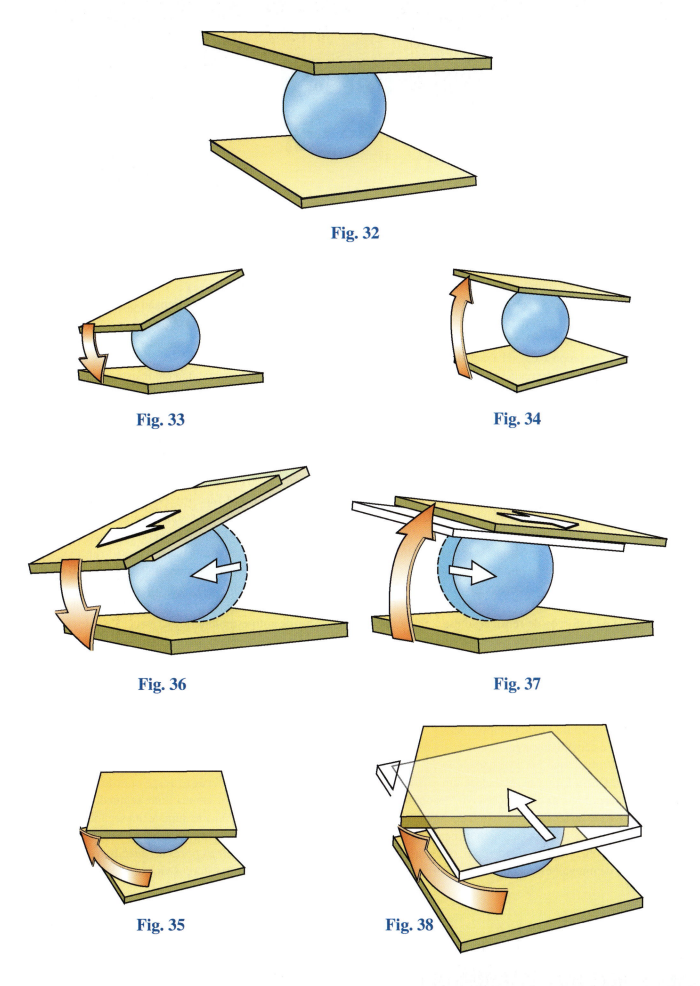

Fig. 32

Fig. 33

Fig. 34

Fig. 36

Fig. 37

Fig. 35

Fig. 38

O estado de pré-contração do disco e a auto-estabilidade da articulação disco-vertebral

As pressões exercidas sobre o disco intervertebral são consideráveis, sobretudo à medida que se aproxima do nível do sacro.

Considerando a princípio apenas as pressões axiais, foi determinado que quando uma força é aplicada por uma superfície articular sobre o disco intervertebral, a pressão exercida sobre o núcleo pulposo é igual à metade da carga acrescida de 50%, e a pressão exercida sobre o anel fibroso é igual à outra metade menos 50%. **Dessa forma, o núcleo pulposo suporta 75% da carga e o anel fibroso 25%**. Ou seja, *para uma pressão de 20 kg, 15 kg são exercidos sobre o núcleo pulposo e 5 kg sobre o anel fibroso*.

Entretanto, o núcleo pulposo age como um **distribuidor de pressão** para o anel fibroso, no sentido horizontal **(Fig. 39)**. Na posição de pé, no nível do disco L5-S1, a compressão vertical exercida sobre o núcleo pulposo é transmitida à periferia do anel fibroso a uma razão de *28 kg/cm linear* e de *16 kg/cm²*. Essas forças de compressão aumentam de forma considerável quando se impõe uma sobrecarga à coluna vertebral. Na flexão do tronco, a pressão em cm² sobe a **58 kg**, enquanto a força sobre o centímetro linear sobe a **87 kg**. Durante os esforços de retificação esses números aumentam ainda, até **107 kg/cm²** e **174 kg/cm linear**. As forças de compressão podem atingir valores *ainda mais elevados se for acrescentada uma carga* durante o esforço de retificação. Nesse caso, elas se aproximam dos valores do ponto de ruptura.

A tensão no centro do núcleo pulposo não é nula, mesmo quando o disco não possui carga. Essa tensão é devida ao seu estado de hidrofilia, que faz com que ele *inche na sua loja inextensível*. Dessa forma se estabelece um estado de **pré-tensão**. Na tecnologia da construção civil, denomina-se pré-tensão um estado de tensão anterior criado em uma viga que receberá uma carga. Se uma viga homogênea **(Fig. 40)** recebe uma carga com um determinado peso, observa-se seu encurvamento de um valor **f1** denominado *vetor*.

Consideremos agora uma viga **(Fig. 41)** em cuja parte inferior se introduziu um cabo metálico fortemente estendido entre as suas extremidades **T** e **T'**. Formou-se, dessa forma, uma viga em **estado de pré-tensão** que, carregada com o mesmo peso da anterior, se deformará de um valor **f2** claramente inferior ao valor **f1**.

O estado de pré-tensão do disco intervertebral, da mesma forma que a viga, permite que ele resista mais aos esforços de compressão axial e de compressão na flexão lateral. Quando, com a idade, o núcleo pulposo perde sua propriedade hidrofílica, sua tensão interna decresce e **o estado de pré-tensão tende a desaparecer**, explicando a *perda de flexibilidade da coluna senil*.

Quando um disco é solicitado por uma **pressão axial assimétrica F (Fig. 42)**, a face intervertebral superior vai ser flexionada para o lado mais sobrecarregado, basculando em um ângulo **a**. Assim, a fibra **AB'** vai estar esticada na posição **AB**, entretanto, simultaneamente, a tensão do núcleo pulposo, máxima no lado da seta, vai comprimir essa fibra **AB** e retorná-la à posição **AB'**, retificando assim a face intervertebral superior e reconduzindo a mesma a sua posição inicial. Esse **mecanismo de auto-estabilidade** está associado ao estado de pré-tensão. Observa-se, assim, que o anel fibroso e o núcleo pulposo formam um **par funcional** cuja eficácia depende da integridade de ambos. Se a pressão interna do núcleo pulposo diminui ou se a contenção do anel desaparece, *esse par funcional perderá imediatamente sua eficácia*.

O estado de pré-tensão explica também as **reações elásticas do disco**, bem mostradas no experimento de Hirsch **(Fig. 43)**: quando se impõe uma **sobrecarga intensa S** a um disco com uma carga prévia **P**, observa-se a espessura do disco passar por um mínimo, depois por um máximo, seguindo uma *curva de oscilação de amortecimento* durante um segundo. Se a sobrecarga é verdadeiramente intensa, a intensidade dessa reação de oscilação pode *destruir as fibras do anel*. Isso explica a deterioração do disco após esforços violentos de repetição.

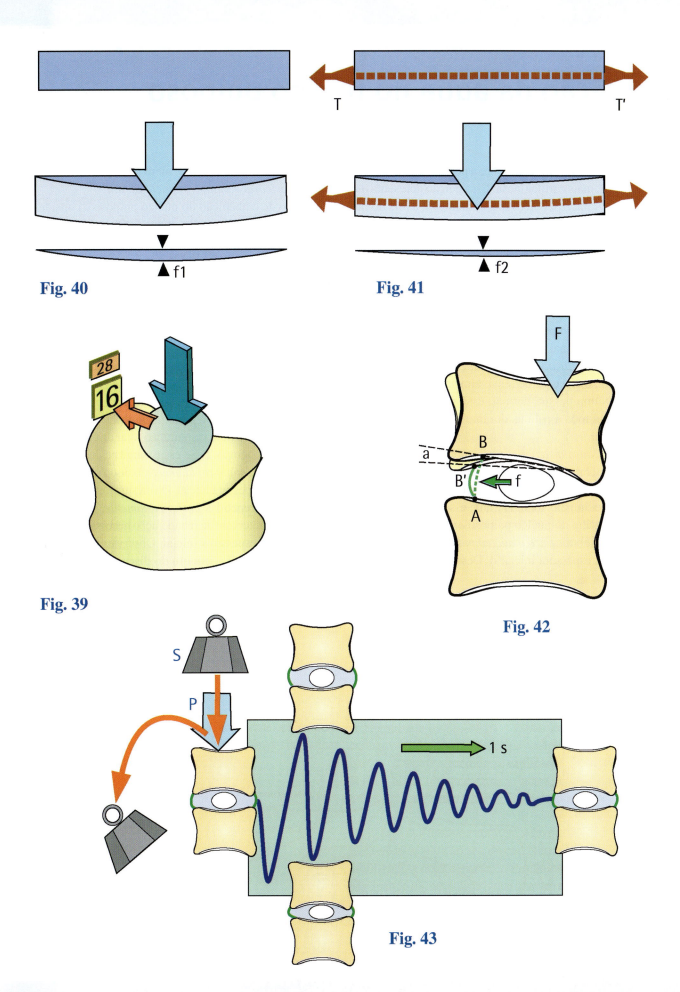

Fig. 40

Fig. 41

Fig. 39

Fig. 42

Fig. 43

Migração da água no núcleo pulposo

O núcleo pulposo está alojado sobre a porção central da face intervertebral, mais cartilaginosa. Essa porção apresenta *numerosos poros microscópicos* que comunicam a loja do núcleo pulposo com o tecido esponjoso situado sob a face intervertebral. Quando se exerce uma **importante compressão** no eixo da coluna vertebral, por exemplo, o peso do corpo na posição de pé **(Fig. 44)**, a água contida na substância gelatinosa do núcleo pulposo flui através desses canalículos, em direção ao centro dos corpos vertebrais: é a **fuga da água para fora do núcleo pulposo**. Se essa compressão é mantida o dia todo, no final da tarde o núcleo pulposo *está nitidamente menos hidratado que no início da manhã*: como conseqüência, o disco perde sensivelmente parte de sua espessura **d**. Numa pessoa normal, essa perda de espessura acumulada em toda a coluna, durante um dia, pode chegar a 2 cm de altura.

Inversamente, *durante a noite*, em decúbito dorsal **(Fig. 45)**, os corpos vertebrais não estão mais submetidos ao peso do corpo, mas simplesmente ao tônus muscular, que está, por sua vez, relaxado pelo sono. Durante esse **período de descarga**, a hidrofilia do núcleo pulposo *atrai água* que passa dos corpos vertebrais *para o núcleo pulposo*. O disco retorna então a sua espessura inicial **d**. Dessa forma, as pessoas **são mais altas pela manhã**, além disso, *a flexibilidade da coluna vertebral é maior no início do dia*.

A pressão de embebição do núcleo pulposo é considerável, podendo atingir 250 mm Hg, segundo Charnley. **Com a idade, a velocidade de embebição diminui**, juntamente com a hidrofilia. Tudo isso é seguido por *uma diminuição do estado de pré-tensão*. Isso explica a *diminuição da altura e da flexibilidade da coluna vertebral em pessoas idosas*.

Hirsch demonstrou, aplicando uma carga constante sobre um disco vertebral **(Fig. 46)**, que a diminuição da espessura do disco *não é linear, e sim, exponencial* **(primeira parte da curva)**, o que sugere um processo de desidratação *proporcional ao volume do núcleo pulposo*. Quando a carga é removida, o disco recupera sua espessura inicial, porém, aqui também, a curva não é linear, *e sim, exponencial inversa* **(segunda parte da curva)**. A restauração total da espessura inicial demanda certo tempo **T**. Se essas cargas e descargas do disco *são repetidas muito rapidamente*, o disco não tem tempo de retornar a sua espessura inicial. Da mesma forma, se as cargas e descargas são repetidas *prolongadamente*, mesmo que isso ocorra com o intervalo de recuperação necessário, **o disco não recupera sua espessura inicial**. Observamos nesse caso um fenômeno de **envelhecimento do disco intervertebral**.

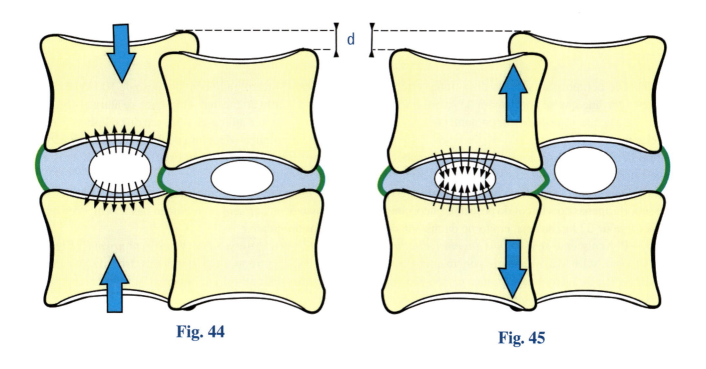

Fig. 44   Fig. 45

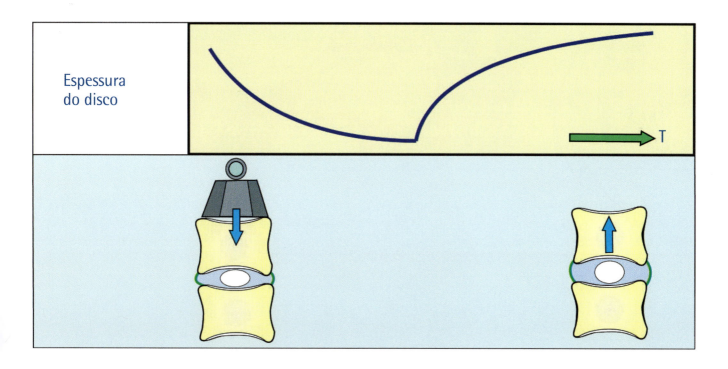

Fig. 46

Forças de compressão sobre o disco

As forças de compressão sobre o disco intervertebral são maiores à medida que se aproximam do sacro. Isso é compreensível, já que **o peso do corpo** aumenta com a altura sobrejacente **(Fig. 47)**.

Em um homem de 80 kg consideramos que a cabeça pesa 3 kg, os membros superiores 14 kg, e o tronco 30 kg. Se estimarmos que na altura do disco intervertebral L5-S1, a coluna suporta apenas dois terços do peso do tronco, chegamos a uma carga de 37 kg, ou seja, em torno da metade do *peso do corpo* **P**. Acrescente-se aí o *tônus dos músculos que agem sobre o dorso* **M1 e M2**, necessário para manter a estática e a postura ereta. Se a isso tudo se junta o *porte de carga* **E** e a ocorrência de uma *grande sobrecarga* **S**, fica claro que os discos intervertebrais lombares situados mais baixo são submetidos a pressões que às vezes ultrapassam sua resistência, sobretudo em pessoas idosas.

A diminuição da altura do disco não é a mesma, dependendo de o disco estar ou não sadio. Um disco sadio em repouso **(Fig. 48)**, carregado com um peso de 100 kg, é deprimido em **1,4 mm** ao mesmo tempo que se alarga **(Fig. 49)**. Se a mesma carga é aplicada sobre um disco lesado, ele sofrerá uma diminuição de altura de **2 mm (Fig. 50)** e não *recuperará completamente sua espessura inicial* após a retirada da carga.

Esse esmagamento, o pinçamento progressivo do disco lesado, não acontece sem repercussão nas articulações dos processos articulares:

- *quando a espessura do disco está normal* **(Fig. 51)**, a relação entre as cartilagens das articulações dos processos articulares está normal, a interlinha é paralela e regular;
- quando o *disco diminui em altura* **(Fig. 52)**, as relações entre os processos articulares são alteradas e a interlinha é deslocada, geralmente em direção posterior.

Essa distorção articular é, a longo prazo, a principal responsável pelo aparecimento de **artrose da coluna vertebral.**

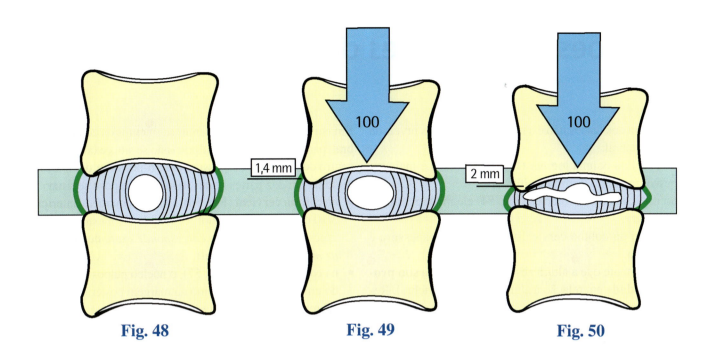

Fig. 48 Fig. 49 Fig. 50

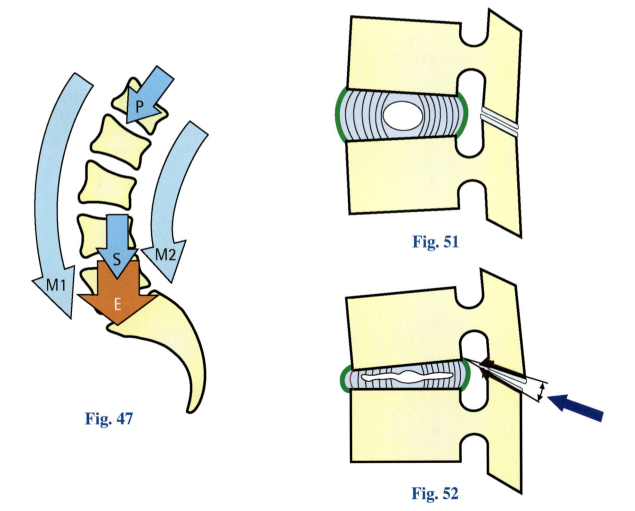

Fig. 47

Fig. 51

Fig. 52

Variações segmentares do disco

A espessura dos discos não é a mesma em todos os níveis da coluna vertebral:
- no nível da coluna lombar **(Fig. 55)** o disco é mais espesso, medindo **9 mm** de altura;
- no nível da coluna torácica **(Fig. 54)** ele mede **5 mm** de espessura;
- no nível da coluna cervical **(Fig. 53)**, sua espessura é de **3 mm**.

Mais importante que a altura absoluta do disco é a **sua proporcionalidade** em relação à altura do corpo vertebral. Realmente, esta proporção fornece uma boa noção da mobilidade do segmento da coluna vertebral, pois, *quanto maior é a proporção, maior é a mobilidade do segmento*. Em ordem decrescente notamos que:
- a coluna cervical **(Figs. 53 e 56)** é a mais móvel, pois apresenta uma relação disco-corpo de 2/5;
- em seguida vem a coluna lombar **(Figs. 55 e 58)**, um pouco menos móvel que a cervical, possuindo uma relação disco-corpo de 1/3;
- finalmente, o menos móvel dos três segmentos da coluna vertebral é o torácico **(Figs. 54 e 57)**, com uma relação disco-corpo de 1/5.

Em **cortes sagitais** de diferentes segmentos da coluna vertebral, parece que o núcleo pulposo não se situa exatamente no centro do disco. Se a espessura ântero-posterior do disco for dividida em dez partes iguais, o núcleo pulposo se situa:
- na **coluna cervical (Fig. 56)**, a 4/10 da margem anterior e 3/10 da margem posterior, ocupando ele mesmo, 3/10 da espessura. Sua situação *corresponde exatamente ao eixo de mobilidade* **(seta azul)**;
- na **coluna torácica (Fig. 57)**, o núcleo pulposo está situado um pouco mais próximo da margem posterior do disco em relação à margem anterior. O núcleo pulposo ocupa uma extensão de 3/10, mas sua situação em relação ao eixo de mobilidade está deslocada para trás. A **seta azul** que representa esse eixo passa claramente adiante do núcleo pulposo;
- na **coluna lombar (Fig. 58)**, o núcleo pulposo está situado de forma bem evidente mais próximo da margem posterior (2/10) que da margem anterior (4/10), porém, ele ocupa uma extensão de 4/10, ou seja, uma superfície maior, suportando *compressões axiais maiores*. Como no nível cervical, sua situação corresponde exatamente à do eixo de mobilidade **(seta azul)**.

Para Léonardi, o centro do núcleo pulposo está **situado à mesma distância em relação à margem anterior da vértebra e ao ligamento amarelo**. Ele corresponde a um ponto de equilíbrio, como se a potência dos ligamentos posteriores puxasse o núcleo pulposo para trás.

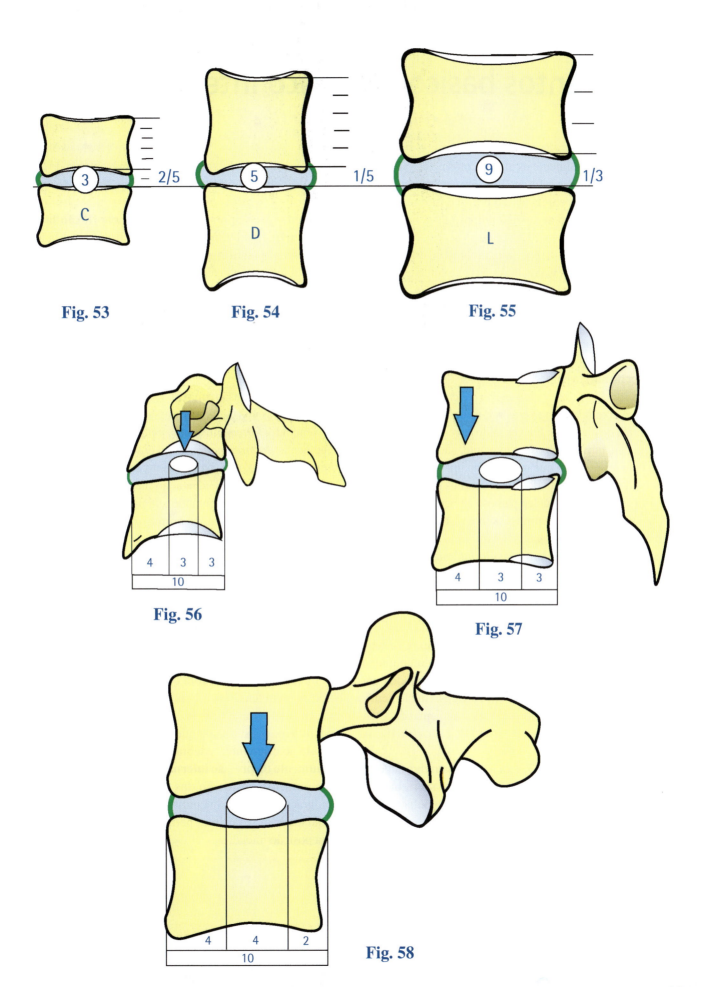

Movimentos básicos do disco intervertebral

Consideremos inicialmente os movimentos no eixo da coluna. Antes de qualquer esforço **(Fig. 59)**, em **repouso**, nós verificamos que existe uma tensão prévia das fibras do anel fibroso 3, sob pressão do núcleo pulposo 2, definindo um estado de **pré-tensão.**

- Quando se submete o disco a uma força de **estiramento axial (Fig. 60, setas vermelhas)**, as faces intervertebrais 1 tendem a se afastar, *aumentando a altura d do disco*. Ao mesmo tempo *sua largura diminui* e a *tensão das fibras do anel aumenta*. O núcleo pulposo, que, em estado de repouso, está ligeiramente achatado, assume uma forma mais regularmente esférica. O alongamento diminui a pressão no interior do núcleo pulposo, sendo a base do *tratamento das hérnias de disco por estiramento da coluna vertebral*: alongando o eixo da coluna vertebral, a substância gelatinosa da hérnia de disco que houver saído se reintegra a sua loja original no núcleo pulposo. Entretanto, não se obtém sempre esse resultado, o que nos permite imaginar que, sob o efeito do estreitamento das fibras centrais do anel fibroso, a pressão interna do núcleo pulposo aumenta.
- Quando ocorre uma **compressão axial (Fig. 61, setas azuis)**, *o disco é esmagado e se alarga, o núcleo pulposo se achata, aumentando a pressão interna* significativamente, e transmitindo pressão lateralmente para as fibras mais internas do anel fibroso. Dessa forma, a pressão vertical se *transforma em compressão lateral, aumentando a tensão das fibras do anel*.
- Durante a **extensão (Fig. 62, seta vermelha)**, a vértebra superior se desloca em direção posterior r, diminuindo o espaço intervertebral posteriormente e empurrando o núcleo pulposo anteriormente **(seta verde)**. O núcleo então se apóia nas fibras anteriores do anel, aumentando a tensão sobre elas, o que *tende a recolocar a vértebra na sua posição inicial*.
- Durante a **flexão (Fig. 63, seta azul)**, a vértebra superior desliza anteriormente **a**, e o espaço intervertebral diminui perto da margem anterior. O núcleo pulposo é assim empurrado para trás **(seta verde)** e se apóia nas fibras posteriores do anel fibroso, aumentando a tensão dessas últimas. Notamos ainda aí o mecanismo de **auto-estabilização** devido à *ação conjugada do par núcleo pulposo-anel fibroso*.
- Durante as compressões causadas pela **flexão lateral (Fig. 64)**, a vértebra superior se inclina para o lado do movimento **(seta azul)**, o núcleo pulposo é deslocado para o lado da convexidade da curvatura **(seta verde)**, daí a auto-estabilização.
- Durante os movimentos de **rotação axial (Fig. 65, setas azuis)**, percebe-se a tensão das fibras do anel fibroso, cuja obliqüidade é oposta ao sentido do movimento de rotação. Por outro lado, as fibras das camadas intermediárias, que têm as fibras com obliqüidade inversa às anteriores, são afrouxadas. A tensão é máxima nas camadas centrais, cujas fibras são as mais oblíquas; dessa forma, o núcleo pulposo se encontra *fortemente comprimido,* e sua pressão interna aumenta *proporcionalmente ao grau de rotação*. Compreende-se, então, que o movimento associando flexão e rotação axial tem tendência a, ao mesmo tempo, *romper o anel fibroso*, e, aumentando sua pressão, *expulsar o núcleo pulposo em direção posterior* através de eventuais rupturas do anel.
- Durante **esforços estáticos sobre uma vértebra ligeiramente oblíqua (Fig. 66)**, a força vertical **(seta azul)** se decompõe em:
– uma **força perpendicular** à face intervertebral inferior **(seta azul)**;
– uma **força paralela** à face intervertebral **(seta vermelha)**.
A força vertical opõe a vértebra superior à inferior, enquanto a força tangencial faz com que ela deslize anteriormente, colocando em tensão as fibras oblíquas alternadamente em cada camada do anel fibroso.

Concluindo, constatamos que, qualquer que seja a tensão imposta ao disco intervertebral, ela se traduzirá sempre por um **aumento da pressão interna do núcleo pulposo** que leva a um **aumento da tensão das fibras do anel fibroso**. Porém, graças ao deslocamento relativo do núcleo pulposo, a tensão também se desloca, permitindo o retorno do sistema a sua posição inicial.

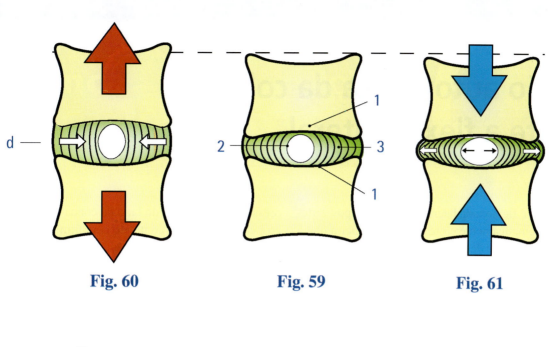

Fig. 60 Fig. 59 Fig. 61

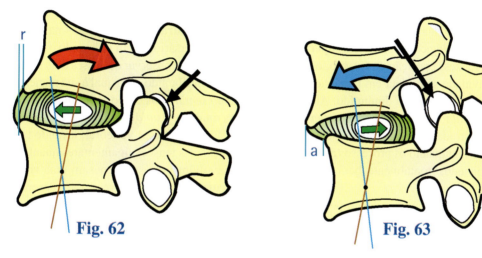

Fig. 62 Fig. 63

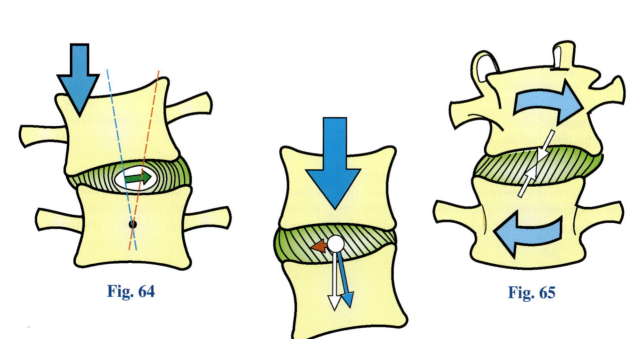

Fig. 64 Fig. 66 Fig. 65

Rotação automática da coluna durante a flexão lateral

Quando a coluna é flexionada lateralmente, os corpos vertebrais rodam automaticamente entre si, de tal maneira que a linha mediana anterior se desloca para a convexidade da curvatura. Isso é bem visível numa **radiografia em incidência frontal, durante uma flexão lateral (Fig. 67)**: as imagens dos corpos vertebrais perdem sua simetria e a linha dos processos espinhosos **(tracejado azul cheio)** se desloca para a concavidade.

No esquema, uma vértebra foi desenhada com o seu aspecto ósseo para se compreender sua orientação e permitir a interpretação dos aspectos radiológicos. Numa **vista superior (Fig. 68 A)**, observa-se que, nessa posição de rotação, o processo transverso da concavidade se projeta em tamanho real, enquanto o da convexidade se projeta diminuído. Além disso, as *interlinhas das articulações dos processos articulares* da convexidade são registradas sucessivamente pela projeção radiológica **(Fig. 68 B)**, enquanto os processos articulares da concavidade são projetados frontalmente, bem como o pedículo vertebral.

Como explicar essa rotação automática dos corpos vertebrais? Especificamente por dois mecanismos:
- compressão dos discos;
- estado de tensão dos ligamentos.

O efeito da compressão dos discos é bem evidenciável pela utilização de um **modelo mecânico** de fácil preparação **(Fig. 69)**:
- juntam-se algumas rolhas cortadas em cunha e borracha cortada da mesma forma para fabricar os discos intervertebrais;
- cola-se o conjunto;
- traça-se uma linha mediana em posição simétrica e de repouso na sua face anterior.

Basta inclinar o modelo para um lado para se ver produzir a rotação dos corpos vertebrais para o lado oposto, bem visível graças às diferenças de posição assumidas pela linha mediana entre duas vértebras. A flexão lateral aumenta a compressão sobre o disco do lado da concavidade; como o disco é cuneiforme, seu conteúdo comprimido tende a escapar para o lado mais aberto, ou seja, para a convexidade, daí a rotação.

Essa supressão é materializada **na figura 68 A pelo sinal +**, a **seta** indicando o sentido da rotação.

Por um mecanismo inverso, os ligamentos da convexidade, sob tensão pela flexão lateral, tendem a se deslocar para a linha média para seguir o trajeto mais curto. Isso está materializado **na figura 68 A pelo sinal –** na altura de um ligamento intertransversário, a **seta** indicando o sentido do movimento. É interessante observar que esses dois mecanismos são sinérgicos, contribuindo cada qual à sua maneira para a rotação *no mesmo sentido* dos corpos vertebrais.

Essa rotação é *fisiológica*, porém, em certos casos, distúrbios da estática (postura) vertebral, levando tanto a uma má distribuição das tensões ligamentares quanto à desigualdade no desenvolvimento ósseo, causam uma **rotação permanente dos corpos vertebrais**. Nesse caso desenvolve-se uma escoliose, que associa encurvamento ou flexão lateral permanente da coluna à rotação dos corpos vertebrais.

O exame clínico pode evidenciar essa rotação. Na prática:
- em uma pessoa normal **(Fig. 70)**, a flexão do tronco determina um *perfil torácico simétrico em relação à coluna vertebral;*
- em uma pessoa com escoliose **(Fig. 71)** a flexão do tronco determina um *perfil assimétrico* com uma **curvatura torácica** saliente *do lado da convexidade* da curvatura da coluna (gibosidade).

Isso é uma evidência da *rotação permanente dos corpos vertebrais.* Nesse caso, o fenômeno fisiológico transitório da rotação automática dos corpos vertebrais tornou-se patológico, associando-se de forma permanente ao encurvamento da coluna vertebral, caracterizando uma **escoliose**. Com o tempo, como a pessoa é jovem, a deformidade se torna permanente pelo crescimento desigual dos corpos vertebrais.

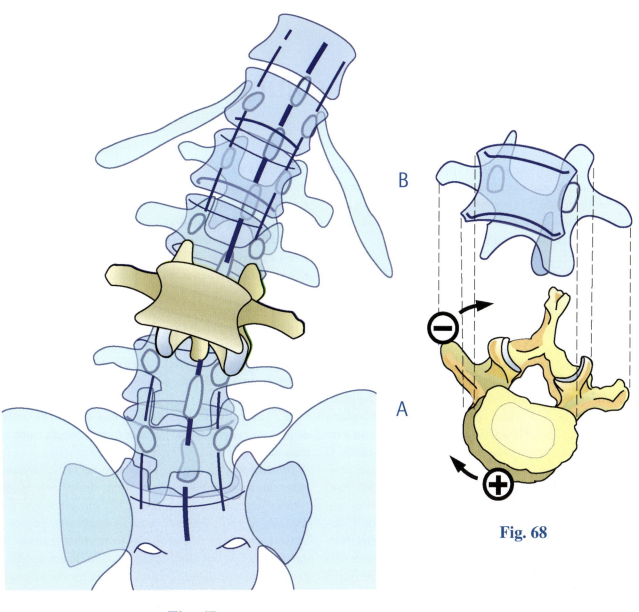

Fig. 67

B

A

Fig. 68

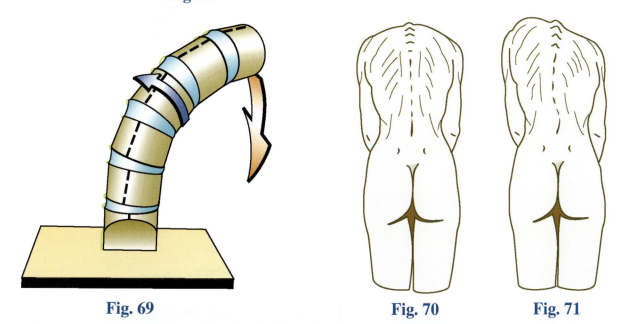

Fig. 69

Fig. 70

Fig. 71

Amplitudes globais da flexão-extensão da coluna

Considerada como o seu conjunto **entre o sacro e o crânio**, a coluna forma o equivalente a uma **articulação com três graus de liberdade**. Ela permite os seguintes movimentos:
- flexão-extensão;
- flexão (inclinação) lateral direita ou esquerda;
- rotação axial.

É o **equivalente a uma articulação "esferóidea" (enartrose) entre o sacro e crânio**.

As amplitudes dos diferentes movimentos elementares, apesar de serem pequenas em cada estágio da coluna, são globalmente muito importantes em razão do grande número de articulações intervertebrais: **vinte e cinco no total** (a articulação sacrococcígea não está incluída).

Os movimentos de flexão-extensão são realizados no plano sagital **(Fig. 72)**. A referência no nível do crânio é o **plano mastigatório**: pode-se imaginá-lo facilmente como uma folha de cartolina comprimida entre as arcadas dentárias. O ângulo formado pelo plano mastigatório entre as duas posições extremas **At**, em um indivíduo normal, é de 250°. Essa amplitude é importante, se considerarmos que as outras articulações do corpo têm no máximo 180° de amplitude. É claro que essa amplitude diz respeito a pessoas com uma flexibilidade *normal*: uma pessoa jovem **(Fig. 73)** pode fazer uma ponte. Em qualquer idade é mais fácil curvar-se em flexão **(Fig. 74)**. Por outro lado, alguns acrobatas, homens ou mulheres, conseguem passar a cabeça entre as coxas; suas amplitudes podem ser bem maiores.

As amplitudes segmentares só podem ser medidas em radiografias de perfil:
- na **coluna lombar**, a **flexão (seta azul)** é de 60° e a extensão **(seta vermelha)** é de 20°;
- no conjunto da **coluna tóraco-lombar**, a **flexão** é de **105°** e a **extensão** de **60°**;
- na **coluna torácica**, as amplitudes próprias podem ser calculadas por subtração, seja **Fd** = 45° para a flexão e **Ed** = 40° para a extensão;
- na **coluna cervical (Fig. 75)**, a amplitude é medida entre a face intervertebral superior da primeira vértebra torácica e o plano mastigatório. Ela é de **60° para a extensão** e **40° para a flexão**, ou seja, uma amplitude total em torno de 100°.

Para as **amplitudes totais da coluna vertebral**, as **setas duplas e pretas** estabelecem a correspondência entre as linhas de referência.

A **flexão total da coluna Ft** é então de 110°, enquanto a **extensão total Et** é de 140°. A soma desses dois números fornece a amplitude total **At** de 250°, que ultrapassa folgadamente os 180°, limite de todas as outras articulações.

Entretanto, esses números são fornecidos *a título indicativo*. De fato, os autores estão longe de um acordo sobre a amplitude dos diferentes segmentos da coluna vertebral. Além disso, as amplitudes têm enorme variação individual e etária. Por tudo isso nós consideramos as **amplitudes máximas**.

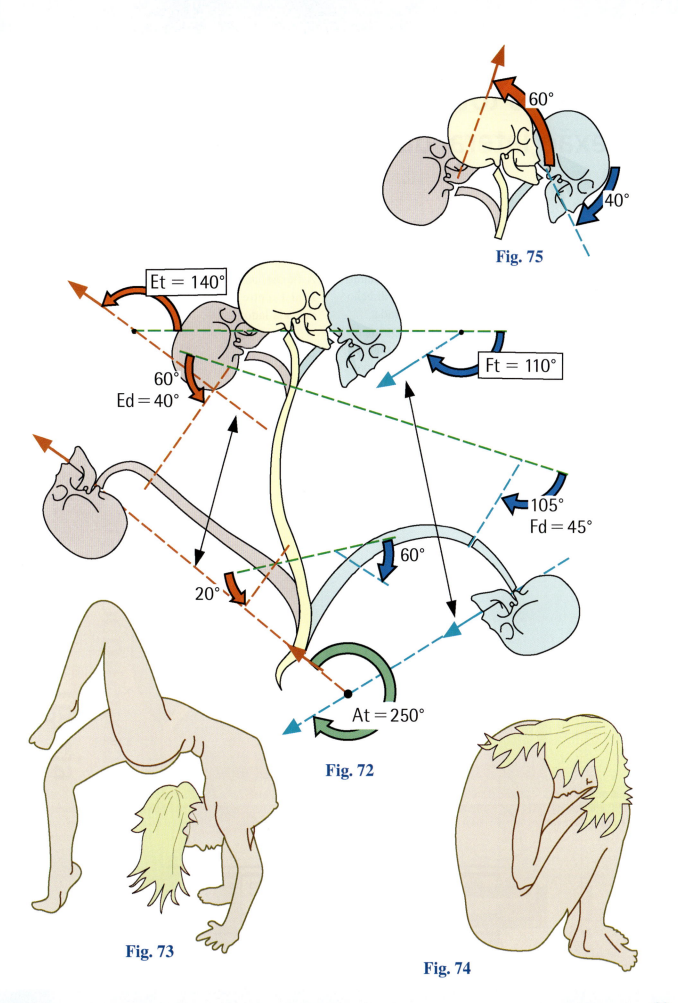

Fig. 75

Fig. 72

Fig. 73

Fig. 74

Amplitudes totais da flexão lateral da coluna

O movimento de flexão (inflexão) lateral, ou ainda inclinação da coluna vertebral, ocorre no plano frontal **(Fig. 76)**. A aferição clínica das amplitudes é *imprecisa*, ao passo que sua medição em **radiografias frontais (Fig. 77)** é bastante precisa: podemos nos basear no eixo vertebral ou na direção da face intervertebral superior da vértebra considerada.

A linha de referência de base é a face superior da primeira vértebra sacral, a **base do sacro**. No nível do crânio pode-se tomar como ponto de reparo uma **linha bimastóidea**, passando pela ponta dos dois processos mastóides.

- A flexão lateral da **coluna lombar L** é de 20°;
- A flexão lateral da **coluna torácica D** é de 20°;
- A flexão lateral da **coluna cervical C** se situa entre 35 e 45°;
- A flexão lateral ou **inclinação total da coluna vertebral T**, entre o sacro e o crânio é, portanto, de 75 a 85° de cada lado.

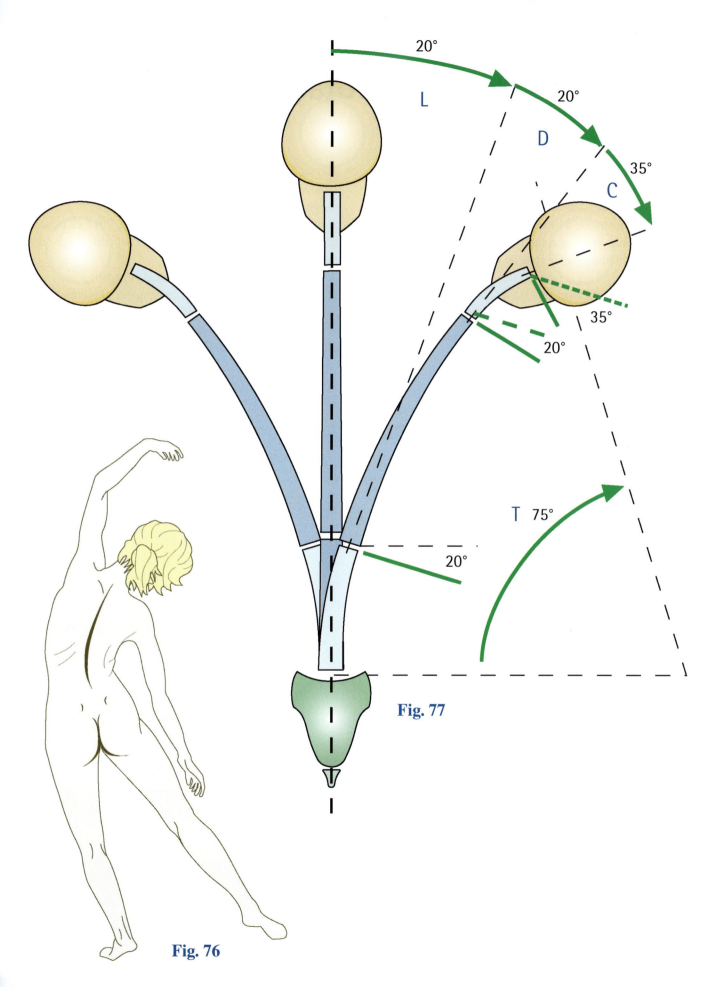

Fig. 76

Fig. 77

Amplitudes globais da rotação da coluna

As amplitudes de rotação são de difícil precisão clínica. Por outro lado, é impossível realizar radiografias no plano transverso, sendo necessário recorrer à tomografia axial para visualizar precisamente a rotação das vértebras. Clinicamente pode-se apenas medir a rotação total da coluna, fixando a pelve e medindo o grau de rotação do crânio.

Recentemente, Greggersen e Lucas, autores americanos, mediram de forma bem precisa as rotações elementares, usando como referência pinos metálicos colocados, sob anestesia local, nos processos espinhosos. Nós comentaremos esses trabalhos quando falarmos da coluna tóraco-lombar.

- A rotação axial na **coluna lombar (Fig. 78)** é discreta: 5°. Nós veremos posteriormente a razão dessa limitação de movimento;
- A rotação axial na **coluna torácica (Fig. 79)** é claramente mais visível: 35°. Ela é favorecida pela disposição dos processos articulares;
- A rotação axial na **coluna cervical (Fig. 80)** é bem ampla, atingindo 45 a 50°. Verifica-se que o atlas efetua uma rotação perto de 90° em relação ao sacro.
- A rotação axial entre **a pelve e o crânio (Fig. 81)** atinge ou ultrapassa ligeiramente 90°. Existem mesmo *alguns graus de rotação axial na articulação atlantoccipital*. Entretanto, é comum a rotação axial ser mais fraca no nível da coluna tóraco-lombar, apesar de a rotação total atingir somente 90°.

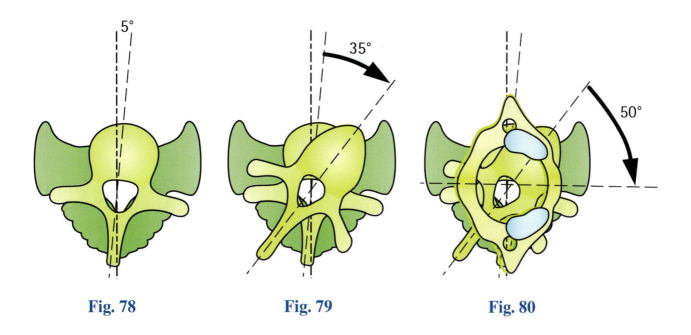

Fig. 78   **Fig. 79**   **Fig. 80**

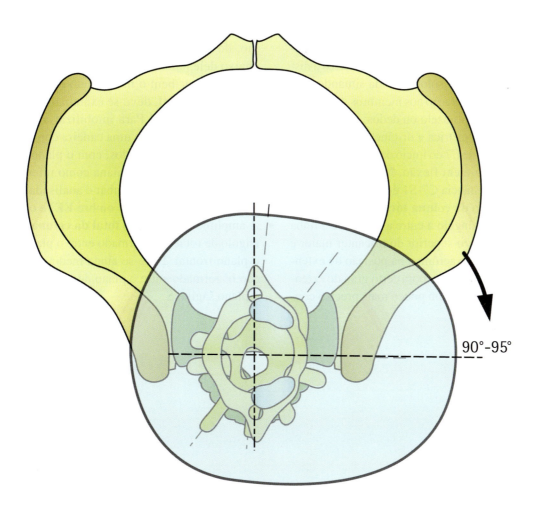

Fig. 81

Análise clínica das amplitudes globais da coluna vertebral

Medidas precisas das amplitudes globais da coluna vertebral só podem ser feitas por meio de radiografias do conjunto da coluna, para flexão-extensão ou flexão lateral, e por meio de tomografias para a rotação. Entretanto, podemos avaliar clinicamente as amplitudes globais dos movimentos da coluna por meio de movimentos "testes".

- Para avaliar a **flexão da coluna tóraco-lombar (Fig. 82)**, podemos:
    - medir o **ângulo a** entre a vertical e a linha que vai da margem ântero-superior do trocanter maior até a extremidade do acrômio. Esse ângulo compreende também uma amplitude de flexão do quadril;
    - observar o **nível atingido pela ponta dos dedos d** durante a flexão do tronco em posição de pé com os joelhos em extensão. Nesse caso também devemos considerar a amplitude de flexão do quadril. Essa marcação pode ser feita medindo-se em centímetros a distância **d** dos dedos até o solo ou ainda situando-se o nível **n** dos dedos em relação aos membros inferiores: patela, meia-perna, tornozelo ou dedos;
    - medir com uma fita métrica a distância que separa o processo espinhoso de C7 do início da crista sacral mediana em extensão e em flexão. No esquema, esse alongamento da distância C7-S1 é de 5 cm.
- Para medir a **extensão da coluna tóraco-lombar (Fig. 83)**, pode-se avaliar o ângulo **a** entre a vertical e a linha que une a margem ântero-superior do trocanter maior e a extremidade externa do acrômio, na posição de extensão máxima. Essa medida incorpora certo grau de extensão do quadril. Um método um pouco mais preciso consiste em medir o ângulo **b** de extensão total da coluna e em seguida subtrair o ângulo de extensão da coluna cervical apenas (essa última medida é feita com o tronco vertical e a cabeça deslocada posteriormente). No paciente, um bom teste de extensão é o movimento de *"ponte"* **(ver Fig. 73, anteriormente)**, mas, não é um movimento-teste utilizável em todos os casos.
- Para avaliar a **flexão lateral da coluna tóraco-lombar (Fig. 84)**, mede-se na pessoa em vista dorsal o ângulo **a** entre a vertical e a linha entre o início da fenda interglútea e o processo espinhoso de C7. Seria mais exato medir o ângulo **b** entre a vertical e a tangente à curvatura cervical no nível de C7. Um modo prático, mais simples, mais imediato, consiste em marcar o nível **n** atingido pelos dedos da mão em relação ao joelho, do lado da flexão: no nível do joelho, acima ou abaixo dele.
- Para observar bem o movimento de **rotação axial da coluna vertebral**, deve-se examinar a pessoa em vista superior **(Fig. 85)**. Para imobilizar a pelve, a pessoa deve estar sentada em uma cadeira com encosto baixo, pelve e joelho encaixados, com o plano frontal **F** passando pela abóbada craniana como referência. A rotação da coluna tóraco-lombar é analisada pelo ângulo **a** formado entre a linha do ombro **EE'** e o plano frontal.
- A amplitude de **rotação total da coluna** é medida pelo ângulo de rotação **b** formado entre o plano biauricular e o plano frontal. Pode-se ainda medir o ângulo de rotação **b'** formado entre o plano de simetria da cabeça **S'** e o plano sagital **S**.

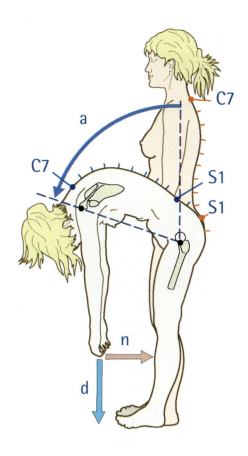

Fig. 82

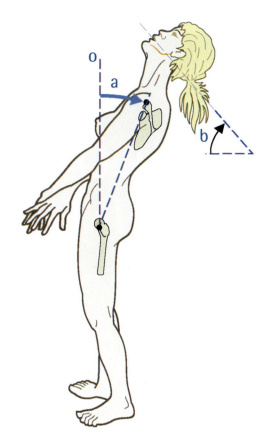

Fig. 83

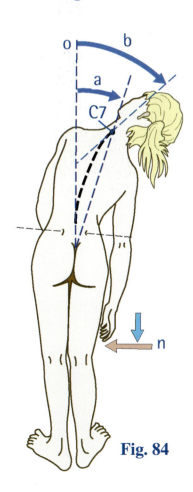

Fig. 84

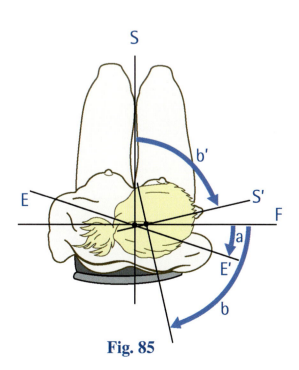

Fig. 85

Capítulo 2
CÍNGULO DOS MEMBROS INFERIORES

O cíngulo dos membros inferiores é também denominado **pelve**. Ele forma a base do tronco e constitui **a base de assentamento do abdome**. Ele estabelece a **conexão** entre os membros inferiores e a coluna vertebral, dessa forma, **sustentando o conjunto do corpo**.

Em relação ao protótipo dos vertebrados, é uma estrutura anatômica que sofreu **grandes transformações**, particularmente nos mamíferos, em seguida nos macacos superiores e depois no *Homo sapiens*. É uma cavidade que recebe não apenas os órgãos abdominais, como também, na mulher, o útero, órgão da **gestação**, *que se desenvolve consideravelmente* nesse espaço. Seu fechamento inferior, o **períneo**, é adaptado para permitir a passagem do bebê pelo mecanismo do **parto**.

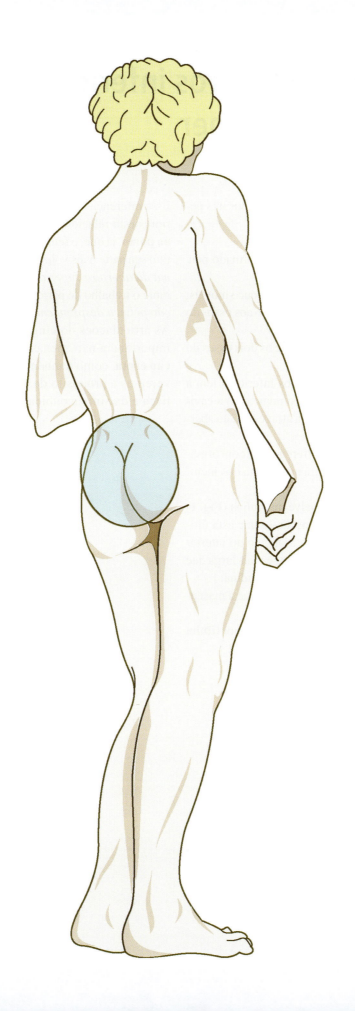

O cíngulo dos membros inferiores no homem e na mulher

O cíngulo dos membros inferiores é constituído por três peças ósseas:
- os dois ossos do quadril, pares e simétricos;
- o sacro, ímpar e simétrico, bloco vertebral formado pela soldadura de cinco vértebras sacrais.

Como conseqüência existem três articulações, pouco móveis:
- duas articulações sacroilíacas unindo o sacro aos ossos do quadril;
- uma sínfise púbica unindo anteriormente os dois ossos do quadril.

No seu conjunto, o cíngulo dos membros inferiores tem a forma de um cone com base superior, comunicando a cavidade abdominal com a cavidade pélvica através da sua abertura superior.

O **dimorfismo sexual**, ou seja, a diferença de conformação de acordo com o sexo é bem clara no cíngulo dos membros inferiores:
- realmente, quando se compara a pelve masculina **(Fig. 1)** com a pelve feminina **(Fig. 2)**, constata-se que esta última é bem *mais larga* e *escavada*: o triângulo no interior do qual ela se inscreve apresenta uma base mais larga que a do triângulo onde se inscreve a pelve masculina;
- por outro lado, a pelve feminina é mais rasa que a masculina; a altura do trapézio inscrito é menor;
- finalmente, proporcionalmente, a abertura superior **(linha preta contínua)** é mais larga e aberta na mulher.

Essa diferença na morfologia do cíngulo dos membros inferiores está relacionada à **função de gestação** e, sobretudo, **ao parto**, já que, o feto, e em particular sua cabeça, que constitui sua parte mais volumosa, *estão situados inicialmente acima da abertura superior*, através da qual devem passar durante o trabalho de parto, para em seguida *ganhar a escavação pélvica desprendendo-se pela abertura inferior*.

As articulações do cíngulo dos membros inferiores têm importância não apenas na **estática do tronco na posição ereta**, como também **no mecanismo do parto**, como veremos a propósito da fisiologia da articulação sacroilíaca e da sínfise púbica.

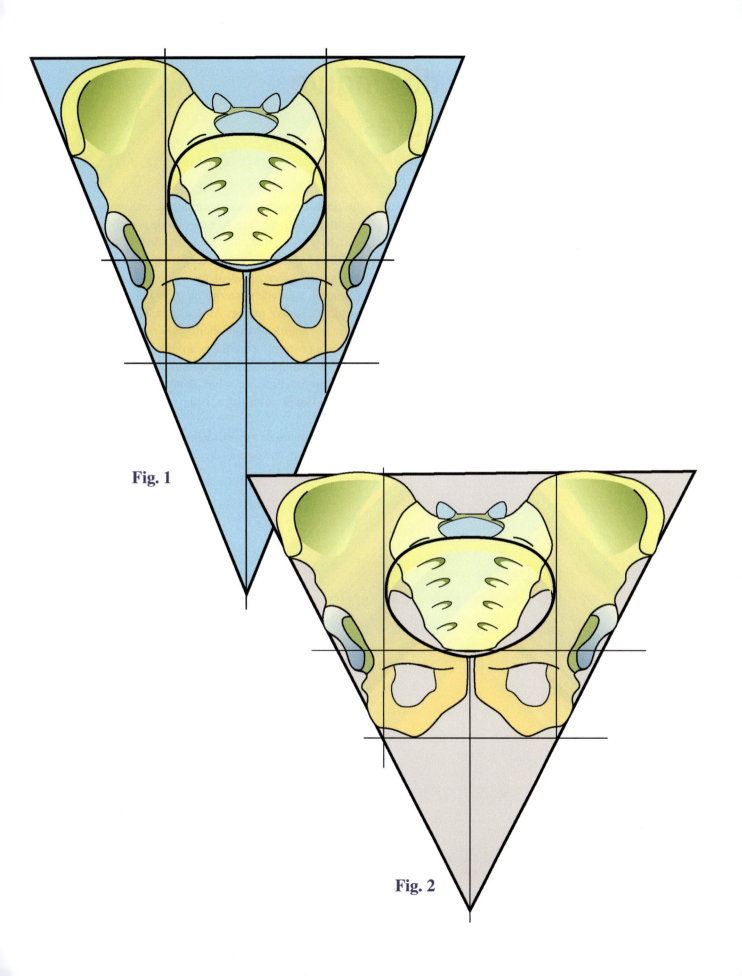

Fig. 1

Fig. 2

49

Modelo mecânico do cíngulo dos membros inferiores

A **estrutura mecânica do anel pélvico** (**Fig. 3**) comporta três peças ósseas:
- o sacro;
- os dois ossos do quadril.

O **sacro**, mediano, simétrico e em forma de cunha, constitui a base da coluna vertebral e se integra aos **ossos do quadril**, que se ligam anteriormente na sínfise púbica.

Cada osso do quadril (**Fig. 4**), articulado posteriormente ao sacro, apresenta **duas partes grosseiramente planas**, a **asa do ílio**, acima, e o **forame obturado**, abaixo, que formam entre si um **ângulo** de tal maneira que a forma geral do osso lembra uma *hélice*.

A junção desses dois planos acontece na altura do **acetábulo** (**Fig. 5**), que forma o **eixo da hélice**, e constitui, com a cabeça do fêmur, a **articulação do quadril**.

Os dois elementos grosseiramente planos formam um ângulo aberto para dentro (**Fig. 6**) e servem de superfície de inserção para os potentes músculos do cíngulo dos membros inferiores. As duas superfícies superiores formam um **ângulo obtuso**, aberto *para a frente* (**Fig. 3**), formando, com a coluna posterior e central, a parede posterior da parte baixa do abdome, denominada **pelve maior**. As duas superfícies inferiores formam um **ângulo obtuso**, aberto *para trás*, constituindo, com o sacro, posterior e mediano, a porção inferior da cavidade pélvica, denominada **pelve menor**. Dessa forma, o cíngulo dos membros inferiores possui uma dupla função:
- uma **função mecânica**, como uma porção esquelética do tronco;
- uma **função de revestimento**, de sustentação e de continente para as vísceras do abdome.

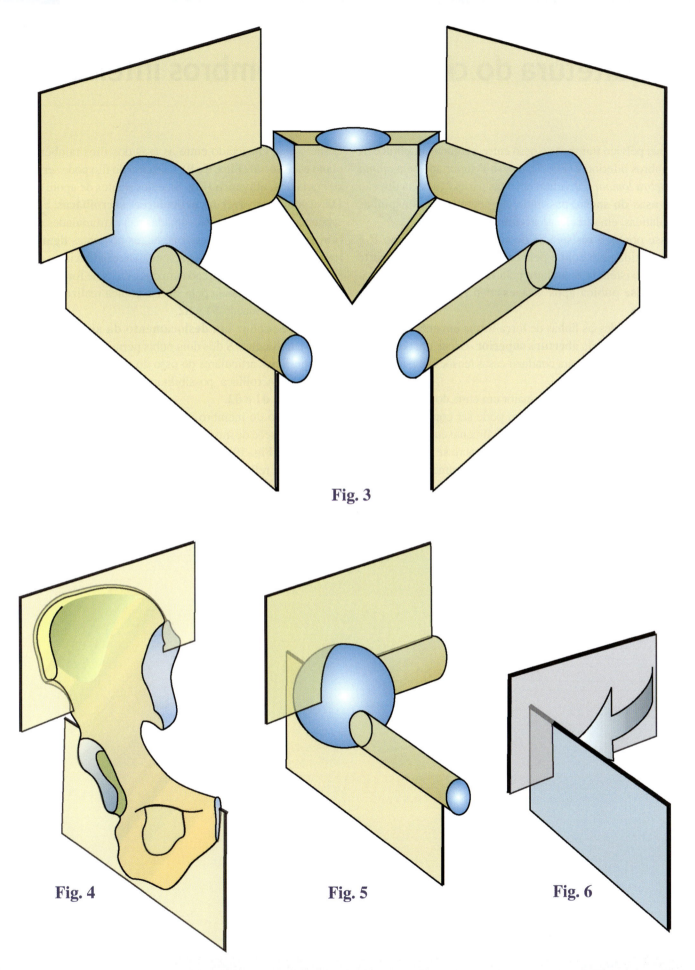

Fig. 3

Fig. 4

Fig. 5

Fig. 6

Arquitetura do cíngulo dos membros inferiores

O anel pélvico transmite o peso entre a coluna vertebral e os membros inferiores **(Fig. 7)**: o peso **P** suportado pela *quinta vértebra lombar* é dividido em duas partes iguais na direção das **asas do sacro**, passando em seguida pelas espinhas isquiáticas, em direção ao **acetábulo**.

Nesse ponto, a resistência do solo ao peso do corpo **R** é transmitida pelo colo e pela cabeça do fêmur. Uma parte dessa resistência é anulada pela resistência contralateral na **sínfise** púbica após atravessar **o ramo superior do púbis**.

O conjunto dessas linhas de força forma um anel completo, materializado pela **abertura superior**. Existe um complexo sistema trabecular para conduzir essas tensões pelo anel pélvico (ver Volume 2).

Em virtude de sua largura, maior em cima do que embaixo, na sua porção articular, o sacro pode ser considerado uma cunha **(triângulo)** encaixada verticalmente entre as asas dos ílios. **Preso a elas por ligamentos**, o sacro se encontra mais fixado, à medida que o peso aplicado a ele aumenta: isso constitui um **sistema de autobloqueio**.

O sacro está encaixado entre as asas dos ílios também no plano transversal **(Figs. 8 e 9)**. Cada asa do ílio pode ser considerada uma **alavanca (Fig. 8)**, cujos pontos de apoio O_1 e O_2 se situam no nível das **articulações sacroilíacas**, e a resistência e a potência estão situadas nas extremidades anteriores e posteriores. Posteriormente, os possantes **ligamentos sacroilíacos** L_1 e L_2 representam a resistência, e, anteriormente, a potência de cada um dos braços de força da alavanca está representada pela sínfise púbica realizando uma força de aproximação S_1 e S_2.

Quando se produz um **deslocamento da sínfise púbica (Fig. 9)**, a **diástase S** dos dois púbis permite o afastamento das superfícies articulares do osso do quadril e do sacro na articulação sacroilíaca, possibilitando o deslocamento anterior do sacro d_1 e d_2.

A cada apoio do membro inferior no chão, o anel pélvico deslocado é sede de um movimento em cisalhamento da sínfise púbica **(Fig. 10)**: qualquer ruptura de continuidade em um ponto se reflete na totalidade do cíngulo dos membros inferiores, comprometendo sua resistência mecânica.

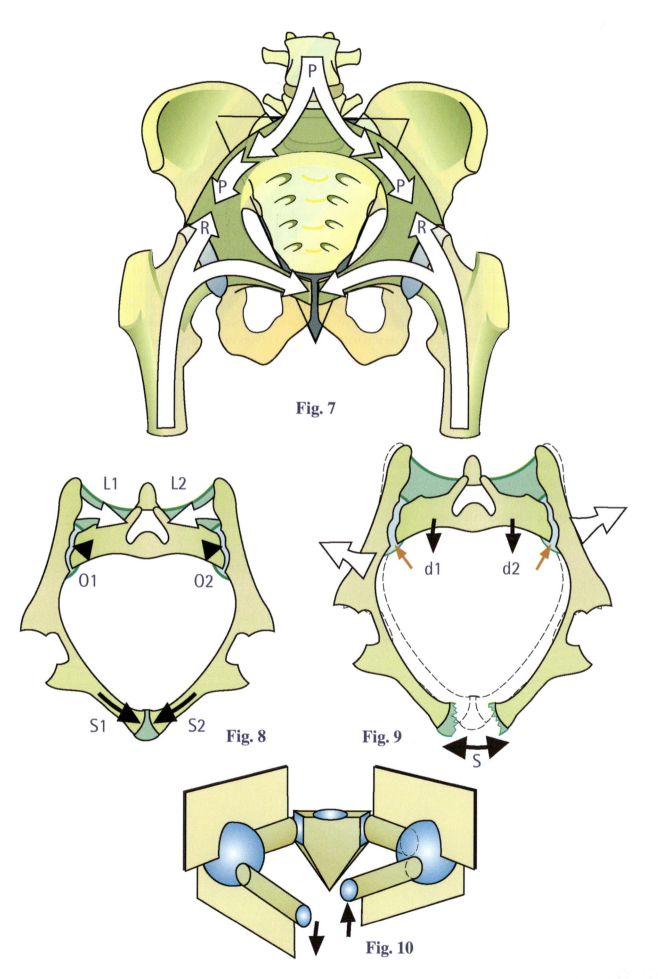

Fig. 7

Fig. 8

Fig. 9

Fig. 10

Superfícies articulares da articulação sacroilíaca

Se abrirmos uma articulação sacroilíaca (**Fig. 11**) como se fosse um livro, rodando as superfícies articulares em torno de um eixo vertical (**pontilhado-tracejado**), veremos claramente a correspondência das duas superfícies auriculares:

- a **face auricular do osso do quadril A**, situada póstero-superiormente, na face medial desse osso, imediatamente atrás da linha arqueada, que constitui uma parte da abertura superior da pelve. Esta superfície tem a forma de um crescente com concavidade póstero-superior. Ela é revestida de cartilagem, e, no todo, bastante irregular, porém, Farabeuf achou que ela apresentava a forma de um *trilho convexo*. Realmente, ao longo do seu eixo maior, encontra-se uma saliência alongada separando duas depressões. Grosseiramente, essa saliência está curvada sobre si própria, segundo um arco de círculo, cujo centro está situado aproximadamente na altura da **tuberosidade ilíaca (marcada por uma cruz)**, onde, como veremos, se inserem **fortes ligamentos da articulação sacroilíaca**;
- a **face auricular da asa do sacro B**, cujos contornos, *inversamente dispostos* em relação aos da face auricular do osso do quadril, se superpõem a estes.

Sobre a linha axial dessa superfície existe uma **depressão** ladeada por duas saliências alongadas. O conjunto é encurvado segundo um arco de círculo cujo centro situa-se na altura da tuberosidade sacral (**marcada com uma cruz**), onde se inserem importantes ligamentos da articulação. Farabeuf observou que a face auricular do sacro é um *trilho côncavo* se encaixando plenamente à superfície do trilho convexo do osso do quadril.

Entretanto, as duas superfícies estão longe de possuir a regularidade descrita, e, se realizarmos três cortes horizontais em níveis diferentes da articulação sacroilíaca da **figura 11**, constataremos que somente nas porções superior (**Fig. 12**) e média (**Fig. 13**) da face auricular do sacro existe uma depressão central. Ao contrário, a porção inferior (**Fig. 14**) da face auricular sacral é mais propriamente convexa na sua parte central. Em decorrência, a entrelinha sacroilíaca dificilmente é *evidenciada* pelo feixe radiológico, sendo necessário, dependendo do que se deseja explorar, utilizar incidências oblíquas de lateral para medial ou o contrário.

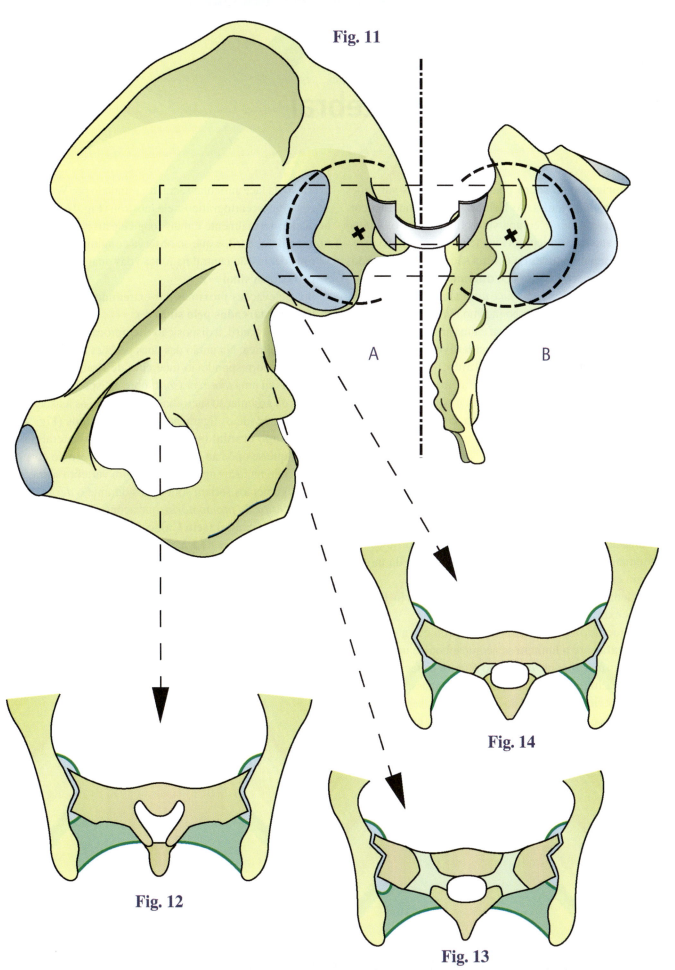

Fig. 11

A B

Fig. 12

Fig. 14

Fig. 13

Face auricular do sacro e tipos de coluna vertebral

A **face auricular do sacro** pode sofrer grandes variações morfológicas individuais. A. Delmas demonstrou uma correlação entre o tipo de coluna vertebral e a morfologia do sacro e da sua face auricular (**Fig. 15**).
- Quando as **curvaturas da coluna são muito acentuadas A**, correspondendo a um tipo **dinâmico**, o *sacro se torna muito horizontalizado* e a *face auricular, bastante encurvada* sobre si própria, é, ao mesmo tempo, bastante côncava. A articulação sacroilíaca é uma articulação sinovial dotada de uma **mobilidade considerável**. Trata-se de um modelo particularmente evoluído, podemos dizer **superadaptado**, que corresponde a um *grau superior de adaptação à marcha bípede*.
- Quando as **curvaturas da coluna são pouco acentuadas C**, caracterizando um tipo **estático**, o sacro se apresenta quase *vertical* e a face auricular *bastante alongada verticalmente, pouco arqueada sobre si própria*; por outro lado, sua superfície é quase plana. Essa morfologia da face auricular, bem diferente daquela descrita por Farabeuf, corresponde a uma **articulação de pouca mobilidade**, lembrando uma anfiartrose. Esse arranjo, comumente observado na criança, se aproxima da morfologia encontrada *entre primatas*.
- Evidentemente existe um **tipo intermediário B** entre esses extremos.

De qualquer forma, A. Delmas demonstrou que a **evolução dos primatas até o homem** se acompanhou de um alongamento e um alargamento da porção inferior da face auricular sacral, cuja importância, no homem, ultrapassa aquela da porção superior. A angulação entre os dois segmentos no homem pode chegar ao ângulo reto, enquanto em outros primatas ela é muito pouco curvada sobre si própria.

O relevo da face auricular sacral foi estudado por Weisel através de relevos cartográficos: ele mostrou (**Fig. 16**) que a face auricular normalmente é mais longa e estreita no sacro que no osso do quadril, e que se observa comumente:
- uma depressão central na junção das duas porções (**marcadas pelo sinal −**);
- duas elevações próximas das extremidades de cada segmento (**marcadas pelo sinal +**).

No osso do quadril, a disposição é recíproca, mas não exatamente simétrica. Na união das duas porções existe uma elevação que corresponde ao tubérculo de Bonnaire.[1] Weisel desenvolveu uma *teoria pessoal* sobre a disposição dos ligamentos da articulação sacroilíaca em relação às tensões aplicadas. Ele divide os ligamentos em **dois grupos** (**Fig. 17**):
- um **grupo cranial** (**seta Cr**), com direção lateral posterior, que se opõe ao componente **F1** do peso do corpo **P** aplicado na face superior da primeira vértebra sacral. Esses ligamentos seriam solicitados durante o *deslocamento anterior do promontório*, que acontece na nutação;
- um **grupo caudal** (**seta Ca**), com direção cranial, que se opõe ao componente **F2**, perpendicular ao plano da face superior da primeira vértebra sacral.

---

[1] N.T.: A Comissão Federativa da Terminologia Anatômica não inclui o tubérculo de Bonnaire na sua lista de epônimos, nem nomeia de outra forma essa estrutura.

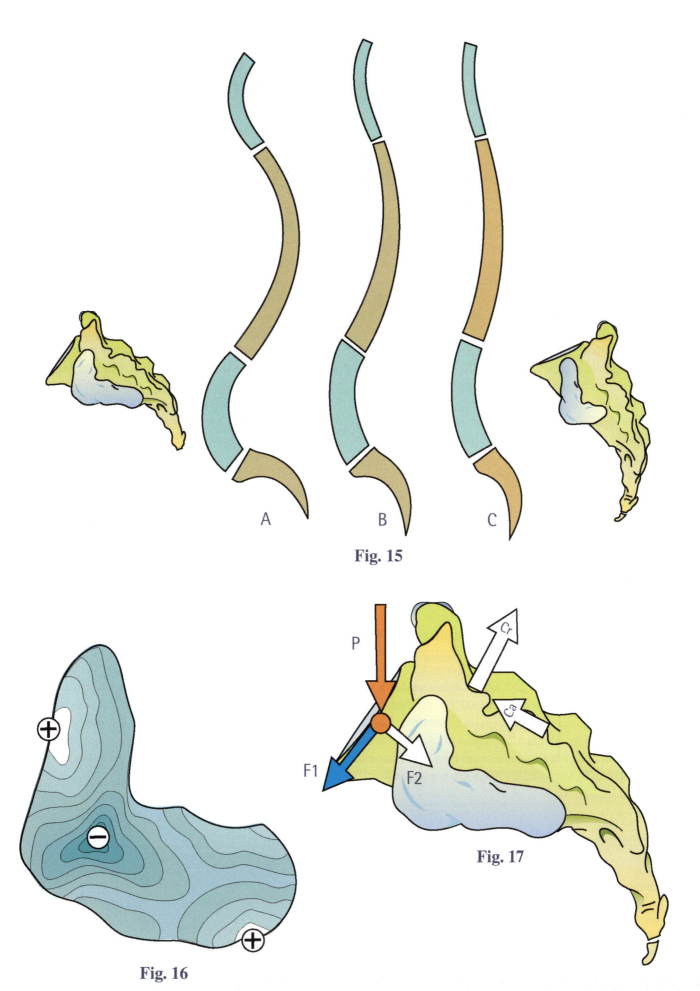

Fig. 15

Fig. 16

Fig. 17

Ligamentos da articulação sacroilíaca

Uma **vista posterior da pelve (Fig. 18)** permite a visualização dos ligamentos iliolombares:
- o **feixe superior do ligamento iliolombar 1**;
- o **feixe inferior do ligamento iliolombar 2**.

No *lado direito da figura* nota-se o plano dos ligamentos sacroilíacos, podendo-se distinguir de cima para baixo:
- o **ligamento transverso sacroilíaco 3**;[2]
- os **ligamentos transversos sacroilíacos conjugados 4**, descritos por Farabeuf, que divergem da porção posterior da crista ilíaca em direção aos tubérculos conjugados:[3]
  - o *primeiro ligamento transverso sacroilíaco conjugado* estende-se da tuberosidade ilíaca, situada posteriormente na parte superior da pirâmide, até o primeiro tubérculo conjugado;
  - o *segundo ligamento transverso sacroilíaco conjugado,* denominado *de Zaglas,* fixado ao segundo tubérculo conjugado;
  - o *terceiro e o quarto ligamentos tranversos sacroilíacos conjugados* estendem-se da espinha ilíaca póstero-superior ao terceiro e quarto tubérculos conjugados.

No *lado esquerdo* está demonstrado o **plano ligamentar superficial 5**, um leque fibroso estendendo-se da margem posterior do osso do quadril até a crista sacral lateral.

Entre a porção inferior da margem lateral do sacro e a incisura isquiática maior estendem-se *dois importantes ligamentos*: os ligamentos sacroespinal e sacrotuberal:
- o *ligamento sacroespinal* **6** estende-se obliquamente para cima, medial e posteriormente, entre a *espinha isquiática* e a *margem lateral do sacro e do cóccix*;
- o *ligamento sacrotuberal* **7** cruza obliquamente a face posterior do ligamento sacroespinal. Ele se insere superiormente seguindo uma linha estendida entre a margem posterior do osso do quadril e as duas primeiras vértebras coccígeas. Suas fibras oblíquas para baixo, anterior e lateralmente, são retorcidas e se prendem ao túber isquiático e na parte interna do ramo do ísquio. A incisura isquiática maior é, dessa forma, dividida em **dois forames**, pelos ligamentos descritos:
  - o **forame isquiático maior**, por onde o *músculo piriforme* abandona a pelve;
  - o **forame isquiático menor**, orifício de saída do *obturador interno*.

Em uma **vista anterior (Fig. 19)**, visualizamos os **feixes superior e inferior do ligamento iliolombar 1 e 2**, os **ligamentos sacroespinal 6 e sacrotuberal 7**, bem como, o **ligamento sacroilíaco anterior**, formado por dois feixes, que denominamos **freios de nutação superior e inferior**:
- **feixe ântero-superior 8**;
- **feixe ântero-inferior 9**.

A **figura 20** mostra a **articulação sacroilíaca direita**, com seus ligamentos, aberta pela rotação em torno do eixo vertical. Dessa forma o osso do quadril **A** é visto por sua face medial e o sacro **B** por sua face lateral. Percebemos assim:
- o **enrolamento dos ligamentos** em torno da articulação sacroilíaca direita e, conseqüentemente, a forma como eles são estirados durante a nutação e a contranutação;
- a **direção oblíqua para baixo, anterior e medial dos freios de nutação 8 e 9** a partir do osso ilíaco **A**. A partir do sacro **B** eles são oblíquos para baixo, anterior e lateralmente;
- da mesma forma encontramos os **ligamentos transversos sacroilíacos conjugados 5**;
- os ligamentos sacroespinal **6** e sacrotuberal **7**;
- o **ligamento sacroilíaco interósseo** (mostrado como uma faixa esbranquiçada nas duas metades do desenho, na concavidade das superfícies articulares), que constitui o plano profundo dos ligamentos sacroilíacos e se fixa lateralmente na tuberosidade ilíaca e medialmente na tuberosidade sacral. Ele representa para os autores clássicos o **eixo** em torno do qual são executados os movimentos do sacro.

---

[2]N.T.: Os ligamentos 3, 4 e 5 correspondem atualmente aos ligamentos sacroilíacos interósseos e posteriores.
[3]N.T.: Os "tubérculos conjugados", também citados por Testut no seu *Traité d' Anatomie Humaine*, correspondem atualmente à crista sacral lateral.

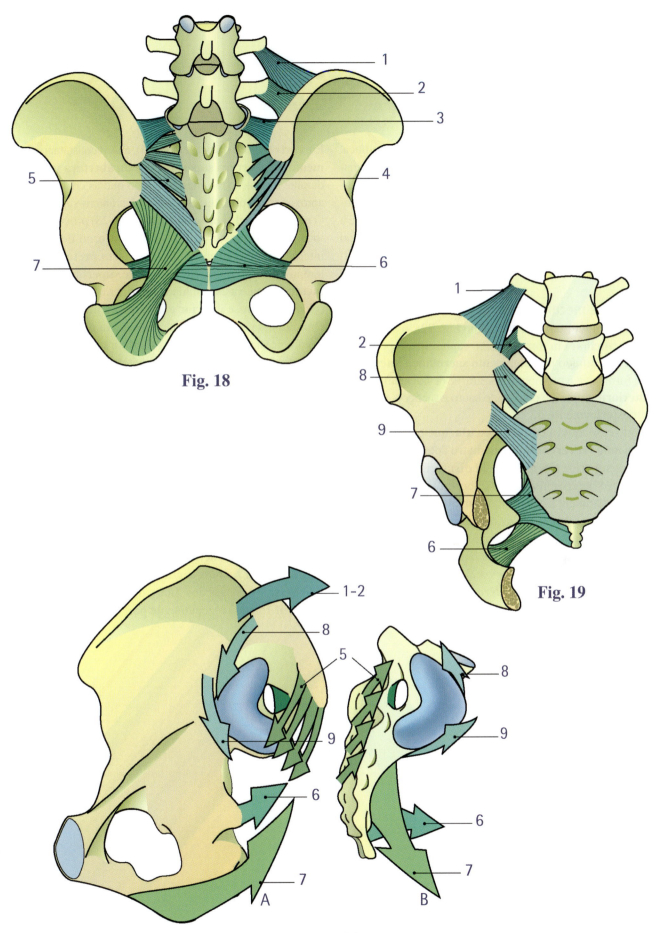

Fig. 18

Fig. 19

Fig. 20

As legendas são comuns às três figuras.

Nutação e contranutação

Antes de estudar os movimentos da articulação sacroilíaca, é bom lembrar que eles são de baixa amplitude e, além disso, variáveis de acordo com as circunstâncias e com os indivíduos. Isso explica as contradições entre os diferentes autores quanto às teorias de funcionamento dessa articulação e a importância que os movimentos podem ter na fisiologia do trabalho de parto. Esses movimentos foram descritos inicialmente por Zaglas em 1851 e por Duncan em 1854.

Definição e mecanismo segundo a teoria clássica

Durante o **movimento de nutação (Fig. 22)**, o sacro roda (**seta vermelha**) em torno do eixo representado pela **cruz preta** e constituído pelo **ligamento sacroilíaco interósseo**, de tal forma que o promontório sacral se desloca **para baixo e anteriormente** S2 e o ápice do sacro e o cóccix se deslocam **posteriormente** d2.

Durante esse movimento de **báscula**, que podemos comparar a uma "**reverência**", o diâmetro ântero-posterior da abertura superior **OS** diminui da distância S2, enquanto o diâmetro ântero-posterior da abertura inferior **OI** aumenta da distância d2. Simultaneamente (**Fig. 21**), as asas dos ílios se aproximam e os túberes isquiáticos se afastam. O movimento de nutação é limitado (**ver Fig. 20, anteriormente**) pela tensão dos *ligamentos sacroespinal 6* e *sacrotuberal 7*, e dos *freios da nutação*, ou seja, os *feixes ântero-superior 8 e ântero-inferior 9 do ligamento sacroilíaco anterior*.

Em **corte frontal da pelve (Fig. 23)**, é fácil constatar o **alargamento da abertura superior OS e da abertura inferior OI** durante a nutação, ao mesmo tempo que as cristas ilíacas se aproximam no nível das espinhas ilíacas ântero-superiores **eias**.

O **movimento de contranutação (Fig. 25)** provoca um deslocamento inverso: o sacro roda em torno do ligamento interósseo (**cruz preta**), retifica-se (**seta preta**), ao mesmo tempo que o promontório desloca-se **superior e posteriormente** SI e que a extremidade inferior do sacro e a ponta do cóccix movem-se **inferior e anteriormente** d1.

Durante esse movimento de **retificação após reverência**, o diâmetro ântero-posterior da abertura superior **OS** aumenta da distância S1, enquanto o diâmetro ântero-posterior da abertura inferior **OI** diminui da distância d1. Além disso (**Fig. 24**), *as asas dos ílios se afastam e os túberes isquiáticos se aproximam*.

O movimento de contranutação é limitado (**ver Fig. 20, anteriormente**) pela tensão dos ligamentos sacroilíacos repartidos em planos superficial 5 e profundo 4.

A título indicativo, a variação do diâmetro ântero-superior da abertura superior pode variar de 3 mm, segundo Bonnaire, Pinard e Pinzani, a 8 a 13 mm, segundo Walcher. A amplitude de variação do diâmetro ântero-posterior da abertura inferior oscila entre 15 mm, segundo Borcel e Fernstrôm, e 17,5 mm, segundo Thoms. Os deslocamentos transversais das asas dos ílios e dos túberes isquiáticos foram confirmados recentemente por Weisel.

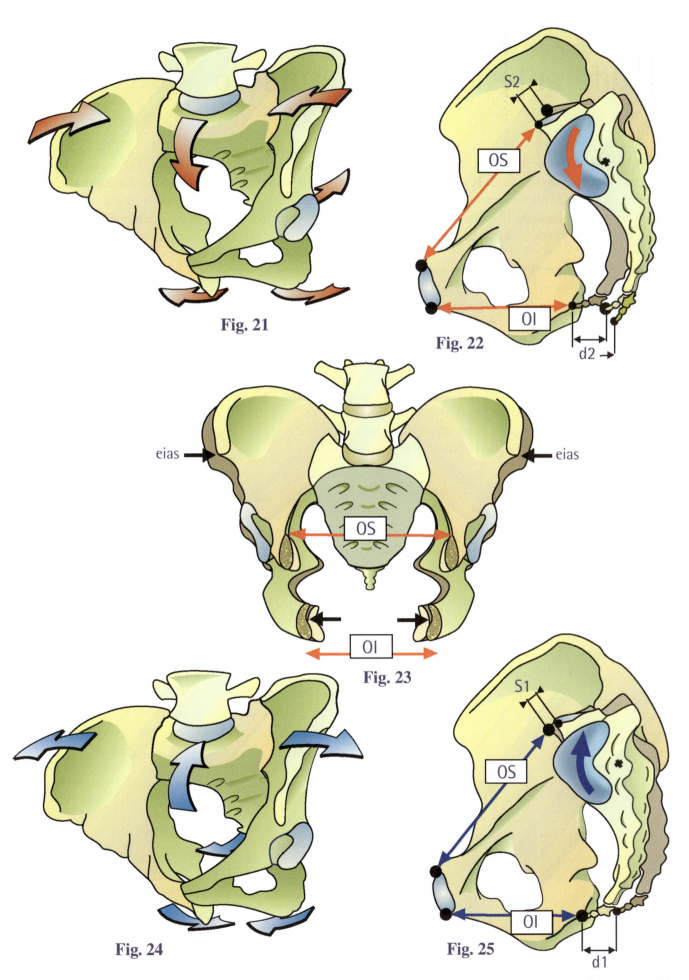

Fig. 21

Fig. 22

Fig. 23

Fig. 24

Fig. 25

As diferentes teorias da nutação

Na **teoria clássica de Farabeuf** (Fig. 26), que acabamos de descrever, o movimento de báscula **R** do sacro se faz em torno de um eixo formado pelo ligamento sacroilíaco interósseo. O deslocamento é angular e o promontório se move inferior e anteriormente em torno de um arco de círculo de centro (+) retroauricular.

Na **teoria de Bonnaire** (Fig. 27), o movimento de báscula do sacro ocorre em torno de um eixo que passa pelo tubérculo de Bonnaire na junção dos dois segmentos da face auricular do sacro. O centro desse movimento angular **R** de báscula do sacro está, portanto, na face auricular.

Entretanto, os estudos de **Weisel** permitem propor duas outras teorias:

- uma **teoria de translação pura T** (Fig. 28), segundo a qual o sacro deslizaria ao longo do eixo da porção inferior da face auricular. Seria então uma translação de uma distância que afetaria no mesmo sentido o promontório e a ponta do sacro;

- uma outra hipótese retomaria a idéia da **rotação R** (Fig. 29), porém em torno de um eixo pré-auricular, situado inferior e anteriormente ao sacro. O local desse centro variaria entre indivíduos diferentes e no mesmo indivíduo, dependendo do tipo de movimento efetuado.

A variedade dessas teorias permite supor a **dificuldade de análise** de movimentos de pequena amplitude e também a possibilidade de diferentes tipos de movimentos de acordo com o indivíduo.

Essas noções, entretanto, não possuem o caráter abstrato que lhes poderia ser atribuído, pois **esses movimentos intervêm na fisiologia do trabalho de parto**.

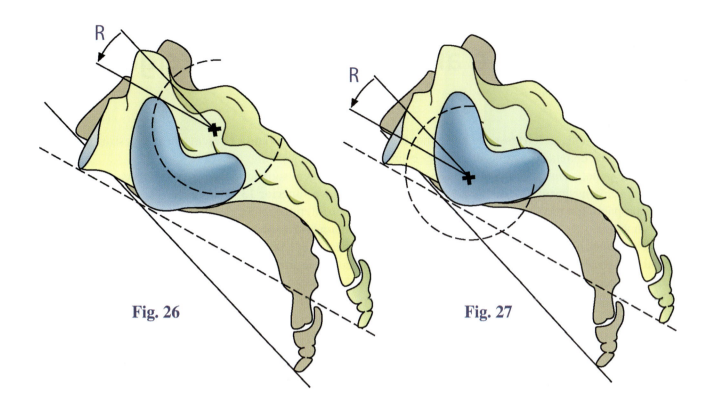

Fig. 26

Fig. 27

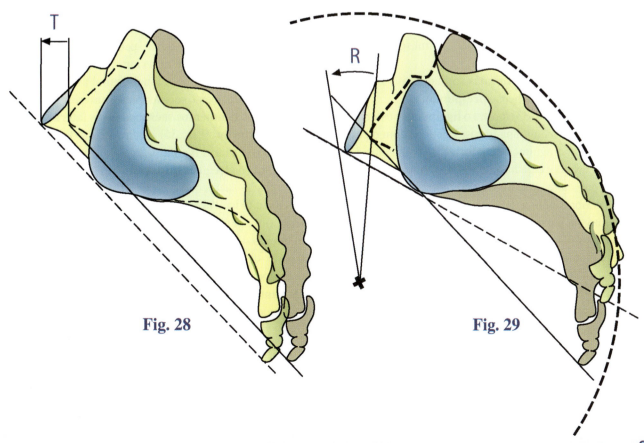

Fig. 28

Fig. 29

63

Sínfise púbica e articulação sacrococcígea

A sínfise púbica é uma **anfiartrose**, de baixa mobilidade, praticamente nula. Entretanto, no final da gravidez e durante o trabalho de parto, a *embebição aquosa* das partes moles permite *pequenos movimentos de deslizamento e separação* entre os dois púbis. Em roedores esses movimentos possuem grande amplitude.

Em um **corte horizontal (Fig. 30)**, é possível distinguir as extremidades ósseas do púbis nos dois lados da linha mediana, com as superfícies cobertas por cartilagem **10** e unidas por fibrocartilagem **11** denominada **disco interpúbico**, em cujo interior se encontra uma pequena **fenda 12**. Na *face anterior* dessa sínfise situa-se um espesso *conjunto fibroso* **7-8-9**, cuja constituição veremos posteriormente. Na sua *face posterior* encontra-se o **ligamento posterior da sínfise 5**.[4]

Em **vista medial (Fig. 31: articulação aberta, lado direito)**, a superfície articular do púbis se apresenta oval, com o maior eixo oblíquo, superior e anteriormente, coberta pelo tendão de inserção do músculo **reto do abdome 1**. A articulação é fechada anteriormente por um **ligamento anterior 3**, bastante espessado, formado por fibras transversas e reforçado por fibras oblíquas, bem visíveis em vista anterior **(Fig. 34)**:

- expansão da aponeurose de inserção do músculo **oblíquo externo 8**;
- expansão dos músculos **reto do abdome 7** e **piramidal 2**;
- expansão dos tendões de inserção dos músculos **grácil** e **adutor longo 9**.

Todas essas fibras entrecruzadas formam uma tecelagem espessa, um **conjunto fibroso pré-pubiano**.

A **face posterior (Fig. 33)** mostra o **ligamento posterior da sínfise púbica 5**, membrana fibrosa contínua com o periósteo. Também distinguimos uma formação triangular de reforço aponeurótico, cuja base se insere na margem superior da sínfise púbica, posteriormente ao músculo reto do abdome, e cujas fibras oblíquas vêm terminar mais ou menos superiormente, na parte mediana da linha alba, o **adminículo da linha alba 6**.

Um **corte frontal (Fig. 32)** demonstra a morfologia das superfícies articulares com:
- a **cartilagem 10** das superfícies púbicas;
- a **fibrocartilagem 11**;
- a **pequena fenda 12** escavada na espessura da fibrocartilagem.

A margem superior da sínfise é reforçada pelo **ligamento púbico superior 13**, feixe fibroso espesso e denso. A margem inferior é reforçada pelo ligamento púbico inferior **4** ou **ligamento arqueado** do púbis, em continuidade com os elementos interósseos e formando um arco com margem cortante que arredonda o teto da arcada púbica.

A espessura e a solidez do **arco subpúbico 4** são visíveis em corte sagital **(Fig. 31)**. Esses meios de união bastante potentes tornam a sínfise púbica uma *articulação muito sólida, difícil de luxar*. Em traumatologia essa eventualidade é *rara*, e geralmente de *difícil tratamento*, o que parece surpreendente em se tratando de uma articulação que não possui, *aparentemente*, nenhuma mobilidade normal.

A **articulação sacrococcígea** que une o sacro ao cóccix é uma **anfiartrose**. Suas superfícies articulares são elípticas com maior eixo transversal. Uma **vista lateral (Fig. 37)** mostra que a superfície sacral é convexa, enquanto a superfície coccígea é côncava. Os meios de união são constituídos por uma **estrutura interóssea**, análoga a um disco intervertebral e por **ligamentos periféricos** que se classificam em *três grupos*: anteriores, posteriores e laterais.

A **vista anterior (Fig. 35)** mostra o **cóccix 1**, *resquício da cauda*, formado por três a quatro peças ósseas *soldadas entre si*, o **sacro 2**, o **ligamento anterior** e, na face anterior do sacro, vestígios do **ligamento longitudinal anterior 3**, que se prolonga pelo ligamento **sacrococcígeo anterior 4**. Observam-se também os **ligamentos sacrococcígeos laterais 5 e 6**.

A **vista posterior (Fig. 36)** mostra vestígios ligamentares sobre a **crista sacral mediana 8** prolongando-se pelos **ligamentos sacrococcígeos posteriores 9**.

A articulação sacrococcígea possui **movimentos de flexão e extensão (Fig. 37)** que são essencialmente **passivos** e que intervêm na *defecação* e no *trabalho de parto*. Durante o movimento de nutação, a báscula posterior da ponta do sacro pode ser *aumentada e prolongada pela extensão do cóccix* (deslocamento posterior e inferior), **aumentando o diâmetro ântero-posterior da abertura inferior** durante o desprendimento da cabeça fetal.

---

[4]N.T.: A Comissão Federativa da Terminologia Anatômica não reconhece os ligamentos anterior e posterior do púbis.

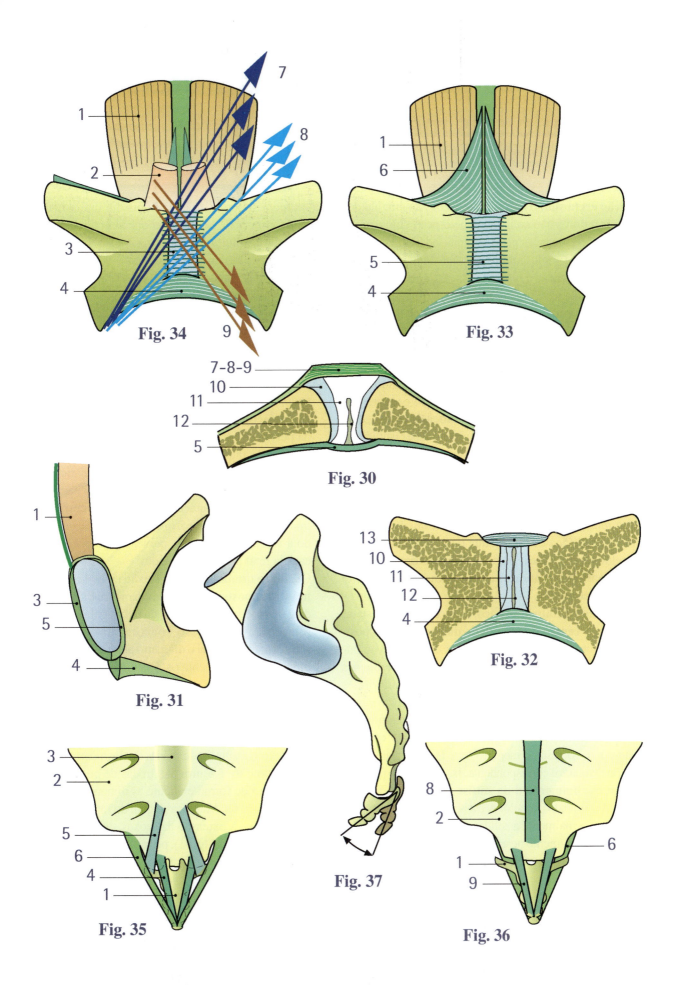

As legendas são comuns a todas as figuras.

Influência da posição sobre as articulações do cíngulo dos membros inferiores

Em **posição ereta simétrica**, as articulações do cíngulo dos membros inferiores são solicitadas pelo peso do corpo. O mecanismo dessas tensões pode ser analisado em vista lateral (**Fig. 38**), onde o músculo psoas supostamente transparente permite visualizar o fêmur.

O conjunto coluna vertebral, sacro, osso do quadril e membros inferiores forma um sistema articulado: de um lado na articulação do quadril e de outro na articulação sacroilíaca. O peso do tronco **P** aplicado ao promontório tende a abaixá-lo. Então, o sacro é solicitado **no sentido da nutação N2**. Esse movimento é prontamente limitado pelos ligamentos sacroilíacos anteriores ou **freios da nutação**, e, sobretudo pelos **ligamentos sacroespinal e sacrotuberal** que impedem o distanciamento entre a ponta do sacro e o túber isquiático. Simultaneamente, a **reação do solo R** aplicada pelos fêmures nas articulações do quadril, juntamente com o peso do corpo aplicado ao sacro, forma um conjunto de rotação que tende a provocar a **báscula posterior do osso do quadril N1**. Essa retroversão da pelve *acentua a nutação nas articulações sacroilíacas*. Mais do que de movimentos, trata-se, sobretudo, de tensões, pois **os sistemas ligamentares são extremamente potentes** e impedem imediatamente qualquer deslocamento.

A propósito do **equilíbrio pélvico**, é interessante constatar (**Fig. 40**) que o **centro de gravidade do corpo G**, em posição ereta simétrica, está situado na linha que une **S3** ao púbis **P**, ou seja, aproximadamente **na altura das articulações do quadril**, em torno das quais se efetua esse equilíbrio.

Em **apoio monopodal (Fig. 39)**, ou a *cada passo durante a marcha*, a reação do solo **R**, transmitida pelo membro de apoio, eleva a articulação do quadril correspondente, enquanto do outro lado, o peso do membro livre **D** tende a abaixar a articulação do quadril correspondente. Isso é seguido por uma **tensão em cisalhamento d da sínfise púbica**, que tende a elevar o púbis do lado portador **A** e a abaixar o púbis do lado suspenso **B**. Normalmente a solidez da sínfise púbica impede qualquer deslocamento nessa articulação, mas, quando ela está luxada, observa-se efetivamente um desnivelamento **d** na margem superior de cada púbis durante a marcha. Da mesma forma, pode-se conceber que **as articulações sacroilíacas sejam solicitadas** de forma oposta a cada passo. Sua resistência aos movimentos é devida à *potência dos seus ligamentos*, mas, quando uma luxação lesa uma das articulações sacroilíacas, aparecem movimentos dolorosos a cada passo. *Dessa forma, a solidez mecânica do anel pélvico condiciona ao mesmo tempo a posição ortostática e a marcha.*

Em posição de decúbito, as articulações sacroilíacas são solicitadas diferentemente de acordo com a postura em flexão ou extensão do quadril.

- Quando **o quadril está em extensão (Fig. 41)**, a tração dos **músculos flexores** (psoas visível) promove báscula da pelve em anteversão, ao mesmo tempo que o sacro é empurrado anteriormente. Ocorre uma diminuição da distância entre o ápice do sacro e o túber isquiático, e, simultaneamente, uma rotação na articulação sacroilíaca no sentido da contranutação. Essa posição corresponde ao início do trabalho de parto e a contranutação, aumentando a abertura superior da pelve, e favorece a descida da cabeça fetal pela pelve menor.

- Quando **o quadril está em flexão (Fig. 42)**, a tração dos **músculos posteriores da coxa**, mostrada na figura, tende a provocar uma báscula da pelve em *retroversão* em relação ao sacro. Isso constitui um **movimento de nutação**; ele diminui o diâmetro ântero-posterior da abertura superior e aumenta os dois diâmetros da abertura inferior. Essa posição adotada durante o **período expulsivo** do parto favorece o **desprendimento da cabeça fetal** através da abertura inferior.

- Durante a troca de posições entre a extensão das coxas e a sua flexão, a amplitude média de **deslocamento do promontório é de 5,6 mm**. As trocas de posição das coxas modificam de forma evidente as dimensões da cavidade pélvica, para facilitar a passagem do feto durante o trabalho de parto. A extensão das coxas sobre a pelve acentua a lordose lombar (**Fig. 41**), permitindo a introdução de uma mão sob a região lombar (**seta cinza**).

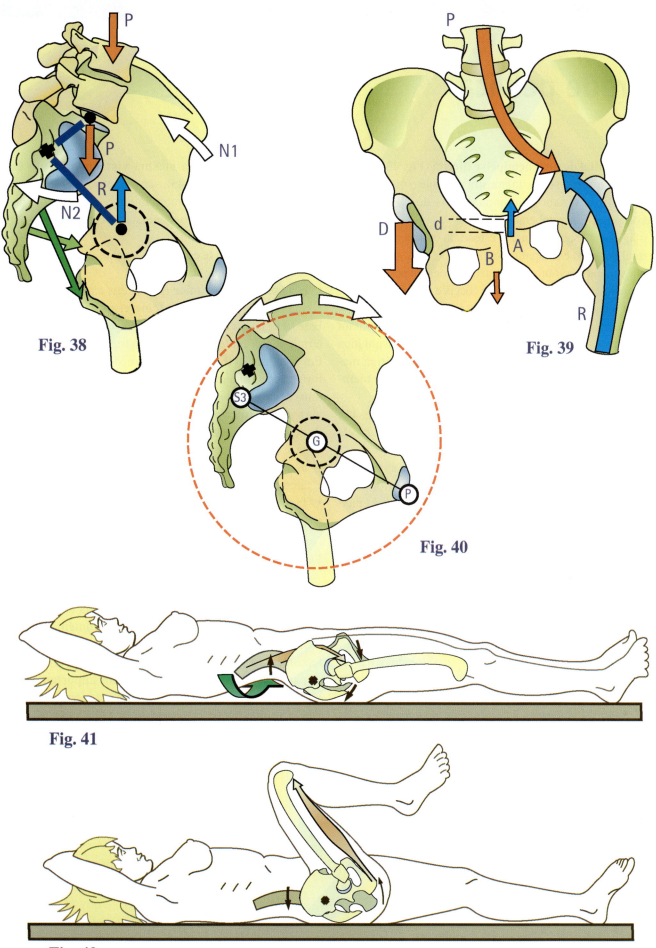

Fig. 38

Fig. 39

Fig. 40

Fig. 41

Fig. 42

Parede pélvica

A **vista medial de uma hemipelve direita (Fig. 43, osso do quadril esquerdo retirado)** mostra somente o osso do quadril direito e o sacro, acompanhados dos ligamentos sacroespinal e sacrotuberal:
- o ligamento sacroespinal **1**, estendido entre a margem lateral do sacro e a espinha isquiática;
- o ligamento sacrotuberal **2**, estendido entre a parte inferior da margem lateral do sacro e do cóccix e o túber isquiático, com seu processo falciforme **3** no ramo do ísquio.

Juntamente com os ossos, esses dois ligamentos delimitam dois forames, um maior **s**, na altura da incisura isquiática maior, e um menor **i**, na altura da incisura isquiática menor, comunicando a cavidade pélvica com a raiz do membro inferior.

Na mesma **vista medial de uma hemipelve direita (Fig. 44)**, foram acrescentados dois músculos, saindo da pelve através desses forames:
- o músculo **piriforme 4**, que se origina na face anterior do sacro do terceiro e quarto forames sacrais anteriores, estendendo-se até o trocanter maior, após passar pela incisura isquiática maior.

Por essa incisura saem simultaneamente:
  – acima, a importante artéria glútea superior (**seta vermelha**),
  – inferiormente, o nervo isquiático (**seta amarela**);
- o músculo obturador interno **5**, que se insere no contorno do **forame obturado** (antigamente denominado *buraco obturador*, denominação herdada dos clássicos: ela é contraditória, pois um buraco só pode ser obturado) e nas faces pélvicas do ílio e do ísquio **q**. Ele se reflete em ângulo agudo na margem posterior da incisura isquiática menor, dirigindo-se anterior e lateralmente, acompanhado dos músculos gêmeos (não visíveis nessa figura), para terminar no trocanter maior.

Por essa incisura menor também sai a artéria glútea inferior (**seta vermelha**).

Esses dois músculos rodam o membro inferior lateralmente (ver Volume 2).

Continuando com essa mesma **vista medial de uma hemipelve direita (Fig. 45)**, são demonstrados dois outros músculos, flexores do membro inferior. Eles saem da pelve passando sob o ligamento inguinal **c** e acima do ramo superior do púbis. São eles:
- o músculo **ilíaco 6**, que possui uma inserção alargada por toda a fossa ilíaca;
- o músculo **psoas maior** (psoas, dos antigos) **7**, que tem sua origem nos processos transversos lombares.

Esses dois músculos se reúnem em um músculo **iliopsoas** para terminar por um *tendão comum* no trocanter menor.

Em **vista medial (Fig. 46)**, sobre a parede osteomuscular, dessa forma constituída, vem se prender o músculo **levantador do ânus 8**, músculo largo que, *em simetria com o diafragma*, forma a **parede inferior da pelve** inserindo-se em torno da parede pélvica. Essas inserções são, de anterior para posterior:
- face posterior do púbis;
- arco tendíneo da fáscia obturatória;
- arco tendíneo da fáscia pélvica;
- face medial do ligamento sacroespinal;
- parte inferior da margem lateral do sacro e margem lateral do cóccix;
- ligamento anococcígeo, faixa fibrosa que se estende do cóccix ao ânus **a**.

Esse conjunto muscular estendido, constituído por vários feixes bem descritos pelos anatomistas, forma o **fechamento inferior do abdome**, que, **dessa forma, contém e sustenta todas as vísceras abdominais e pélvicas**. Entretanto, esse fechamento é necessariamente interrompido na linha mediana para permitir a passagem de **condutos importantes**: *apenas dois no homem*, o **ânus** e a **uretra**, e *um terceiro na mulher*, a **vagina**. Dessa forma existe uma fenda mediana entre os levantadores, um espaço mais ou menos largo, que se estende do ânus à sínfise púbica. É todo o problema do períneo...!

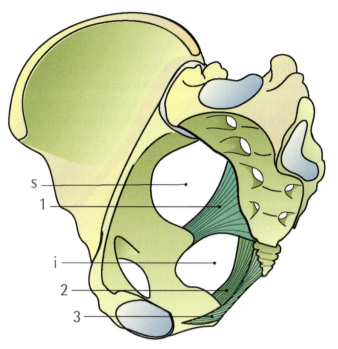

Fig. 43

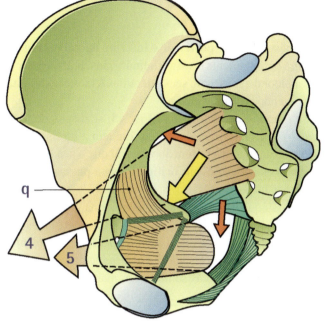

Fig. 44

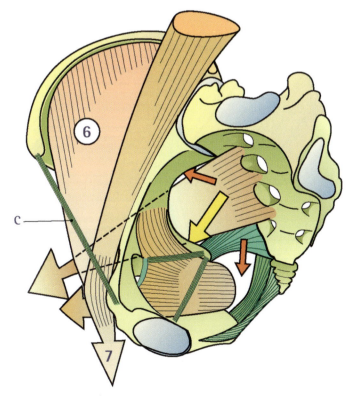

Fig. 45

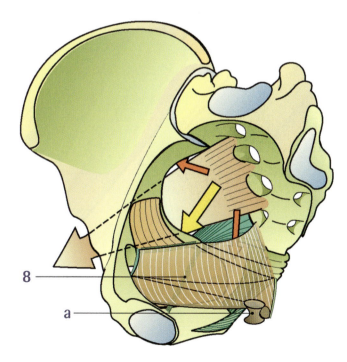

Fig. 46

69

Diafragma da pelve

Uma **vista lateral, posterior e inferior da pelve** (Fig. 47) mostra perfeitamente o vasto conjunto muscular do músculo levantador do ânus, com seus diferentes feixes constituintes, envolvendo o orifício anal **a**.

Esse músculo de fechamento (**Fig. 48**) se dispõe de forma *simétrica ao diafragma torácico*. Ele tem a mesma função de **separação e de contenção visceral** que o seu homólogo e, como ele, deve possuir **orifícios** para a **passagem de estruturas importantes**.

É por isso que esse fechamento possui uma grande fenda, a **fenda urogenital f** (**Fig. 49**), *diferente no homem e na mulher*. Entretanto, nos dois sexos, o ânus, situado posteriormente, é envolvido por um feixe específico, o fascículo propriamente **levantador**. Suas fibras se misturam mais ou menos com o esfíncter externo do ânus e ele possui uma função importante no *mecanismo de contenção fecal e na defecação*.

Em **corte frontal** (Fig. 50), constata-se que esse fechamento não é horizontal, mas *oblíquo* **como um funil** no espaço, aberto embaixo pela fenda urogenital **f**. Constata-se, sobretudo, que ele é duplicado por um **segundo fechamento**, mais superficial, o **períneo P**, que tem uma disposição horizontal e *difere notavelmente entre os sexos*.

Uma **vista posterior** (**Fig. 51**) mostra bem esses dois planos:
- o plano profundo do músculo levantador do ânus com seus feixes posterior **8** e anterior **8'**;
- o plano superficial do períneo **P**, inserido externamente, nos ramos do ísquio, e reunido no centro, no esfíncter do ânus **sa** e no ligamento anococcígeo **r**.

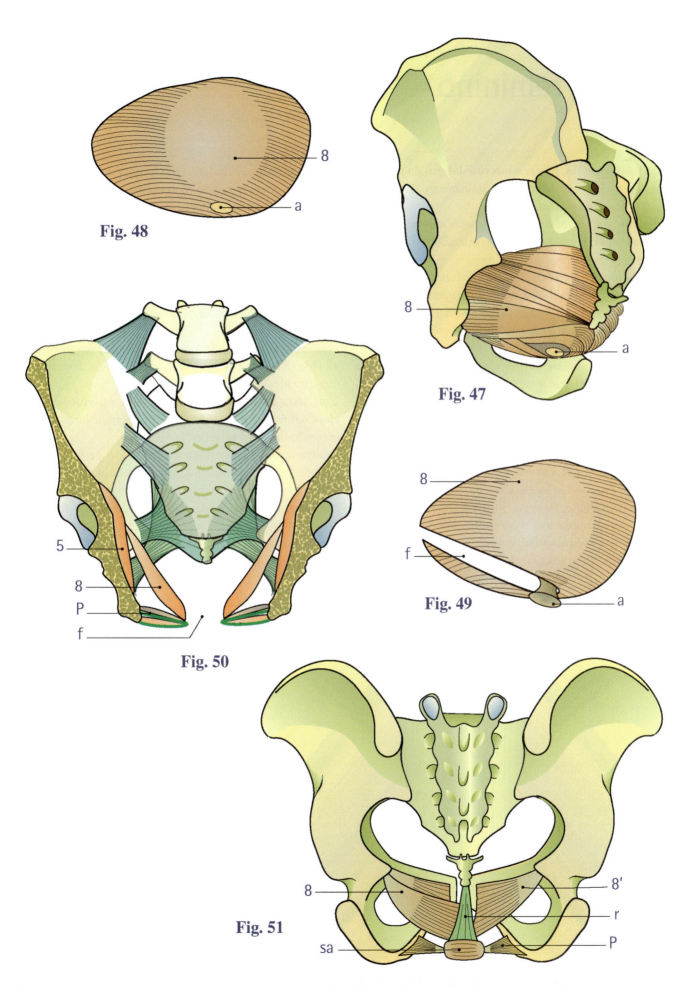

Períneo feminino

Uma **vista esquerda, póstero-inferior-lateral da pelve feminina (Fig. 52)** permite um bom detalhamento da estrutura em *dois planos* do períneo feminino.
- O *plano superficial* é constituído pelos músculos **transversos superficiais do períneo 1**, estendidos transversalmente entre os ramos dos ísquios.

Dois músculos esfinctéricos (ou seja, de forma circular, permitindo controlar o calibre de um orifício natural. Por exemplo, o músculo orbicular da boca) se associam:
  - anteriormente, o **músculo bulboesponjoso 4** que envolve o vestíbulo da vagina **v**;
  - posteriormente, o **esfincter externo do ânus 5**, que envolve o canal anal **a** em um anel muscular.
- O plano profundo é constituído por dois músculos:
  - o músculo **transverso profundo do períneo 2**, situado profundamente em relação ao precedente, possui as mesmas inserções e o mesmo trajeto;
  - o músculo **isquiocavernoso 7**, visto por transparência, cobre o ramo do clitóris. Esse, por sua vez, inserido no ramo do ísquio, forma o *clitóris* unindo-se ao seu homólogo contralateral, sob a sínfise púbica. O músculo, cuja função é comprimir o ramo do clitóris, tem a mesma disposição deste.

- Esse plano é delimitado pela membrana do períneo 3 e pela fáscia superior ao transverso profundo do períneo, que se estendem somente até a altura 3' dos músculos transversos superficiais.
- No centro desse dispositivo, todos os planos se confundem num entrecruzamento de fibras musculares e aponeuróticas, formando o corpo do períneo **6**, elemento absolutamente fundamental à solidez do conjunto.

Todos esses elementos são visíveis *in situ* **(Fig. 53)**, em posição ginecológica.

Pode-se igualmente, **numa vista isolada, em perspectiva (Fig. 54)**, reconhecer todos os elementos descritos anteriormente.

Uma **vista em perspectiva associando o períneo superficial e o músculo levantador (Fig. 55)** permite uma boa compreensão das inter-relações.

Contrariamente ao períneo masculino, o períneo feminino sofre importantes traumatismos, particularmente durante o trabalho de parto, em que o feto deverá forçar um caminho através da fenda urogenital. Isso pode ter conseqüências sobre a estática pélvica, causando diferentes tipos de prolapsos urogenitais.

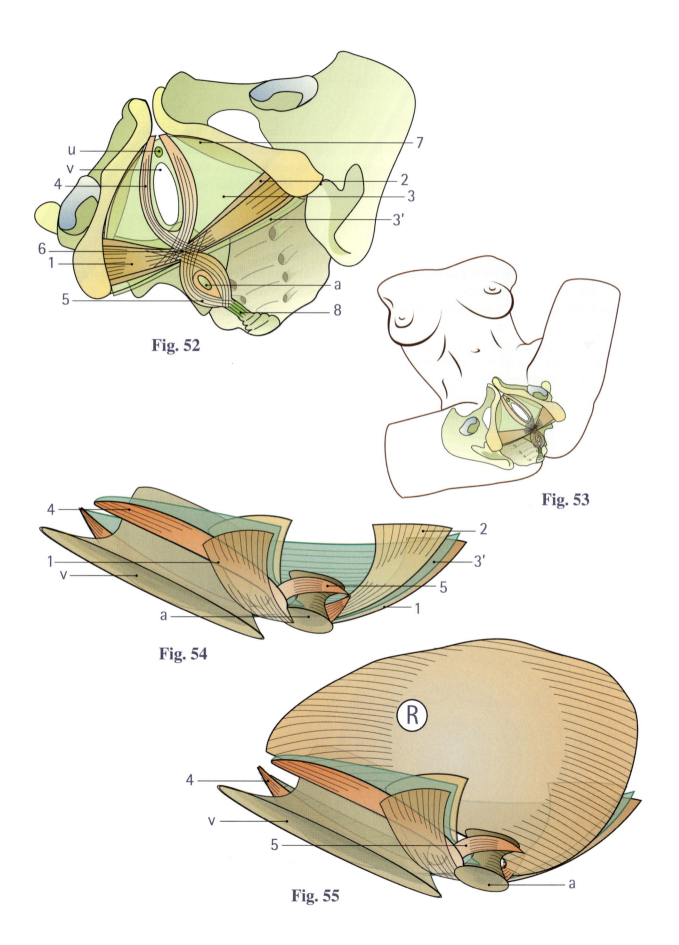

Fig. 52

Fig. 53

Fig. 54

Fig. 55

Os volumes abdominais e pélvicos

Uma **vista em perspectiva ântero-superior (Fig. 56)** coloca em evidência o volume virtual que ocupa a cavidade abdomino-pélvica. Esse volume global é dividido em dois pela abertura superior **em vermelho** numa **vista em perspectiva com três aberturas (Fig. 57)**.

A abertura superior se situa na altura do anel pélvico. É formada por uma **linha circular contínua que se estende do promontório sacral** (saliência da margem anterior da base do sacro) até **a margem superior da sínfise púbica**. Ela passa a cada lado pela **linha arqueada** do ílio.

As dimensões dessas aberturas são bem conhecidas e de importância considerável durante a gestação. Elas podem ser medidas com relativa facilidade graças aos exames radiológicos.

Se voltarmos à primeira vista em perspectiva, constataremos que o **volume abdominal** propriamente dito **(transparente claro)**, *situado acima da abertura superior*, é claramente mais importante que o **volume da pelve menor**, situado abaixo **(volume azulado)**.

A vista em perspectiva **(Fig. 57)** põe em evidência *duas outras aberturas* muito importantes no momento do parto para a passagem da cabeça fetal:
- a **abertura média (linha verde)**, delimitada por quatro pontos:
    - margem inferior da sínfise púbica,
    - espinhas isquiáticas,
    - face anterior do sacro;
- a **abertura inferior (linha azul)**, também delimitada por quatro pontos:
    - margem inferior da sínfise púbica,
    - extremidade do cóccix,
    - face interna dos túberes isquiáticos.

Durante o seu progresso, ao termo da gravidez, da posição abdominal até a posição pélvica, e em seguida para o exterior, o feto passa pelo chamado **canal do parto (Fig. 58)**, simbolizado por um calibroso cilindro, dobrado anteriormente, que passa pelas três aberturas.

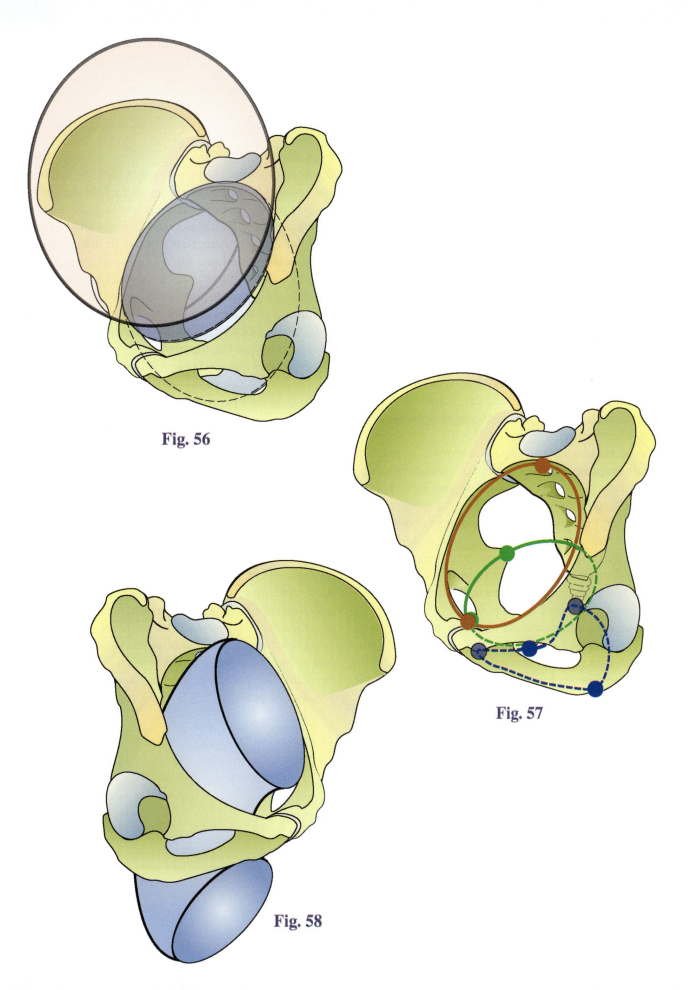

Fig. 56

Fig. 57

Fig. 58

O parto

Este livro não é um tratado de obstetrícia, portanto, não há razão para detalharmos os mecanismos de um parto normal, e muito menos de um parto com complicações.

Entretanto, esse ato fisiológico nos interessa, na medida em que **ele utiliza o aparelho locomotor como um todo,** ou seja, o esqueleto, as articulações e os músculos do abdome e da pelve.

Chegando ao termo, a gestação deve prosseguir através da **parturição**, quer dizer, a expulsão do feto pelas *vias naturais*. É preciso sublinhar aqui o fato de o trabalho de parto, a chegada ao mundo de uma criança recém-nascida, ser um **ato fisiológico**, que permite a perpetuação da espécie humana. A ciência da obstetrícia nada mais é do que o conhecimento dos mecanismos de um parto normal e das complicações possíveis, visando alcançar o que se convencionou chamar de um acontecimento feliz.

Quando se inicia o trabalho de parto, ocorre um grande **conjunto de preparativos** que vai agitar o organismo da parturiente: a migração do bebê pelo canal do parto supõe uma sucessão de fenômenos bem coordenados.

Inicialmente **(Fig. 59)**, sob a ação do **empuxo abdominal**, *a cabeça fetal ultrapassa a abertura superior*: é a **insinuação**. A cabeça fetal se encontra na pelve menor. A posição que favorece o alargamento da abertura superior pelo mecanismo de **contranutação** é o decúbito dorsal, com os membros inferiores alongados **(ver Fig. 41, p. 67)**.

A potente musculatura uterina **(Fig. 60)**, contendo *fibras circulares, oblíquas e longitudinais*, vai começar a se contrair, de **forma rítmica**, enquanto o óstio externo uterino começa a se **dilatar**. É o período das contrações, denominado **trabalho.**

O aumento dos diâmetros pélvicos é facilitado pelo afastamento da sínfise pubiana **(Fig. 62)**: a fisiologia hormonal do final da gravidez favorece a embebição da sínfise púbica, que pode afastar as superfícies articulares em quase um centímetro, aumentando todos os diâmetros, a começar pela abertura superior.

Quando o colo do útero apresenta dilatação total, começa a fase de expulsão, sendo necessário o aumento do diâmetro da abertura inferior. Isso depende do mecanismo de **nutação**, que, como verificamos, é favorecido pela flexão das coxas sobre a pelve **(ver Fig. 42, p. 67)**.

A posição ancestral, ainda hoje utilizada por grande parte da humanidade, é a **suspensão pelos braços (Fig. 63)**: pela flexão do quadril ela **favorece a nutação**, ou seja, o aumento da abertura inferior, e pela posição vertical ela favorece o **empuxo abdominal**, graças ao peso das vísceras, à **ação do diafragma** e à **contração da cinta abdominal (Fig. 61)**. Os músculos mais eficientes não são os músculos retos do abdome, são principalmente os músculos largos do abdome, ou seja, o músculo oblíquo externo, o músculo oblíquo interno e, sobretudo, o **transverso**, que desloca para trás, em direção à coluna vertebral e em **direção ao eixo do canal do parto,** esse útero que ficou desproporcional, basculando "para fora" do abdome por cima da sínfise púbica.

As características anatômicas e funcionais do períneo feminino o expõem às desordens funcionais causadas pelo *avanço da idade* e, em determinadas mulheres, pelas *múltiplas gestações*. Nesse caso, a fenda urogenital se apresenta como uma *possível saída para as vísceras pélvicas*, a bexiga, a uretra e o útero. Isso pode favorecer uma *descida desses órgãos*, denominada **prolapso**.

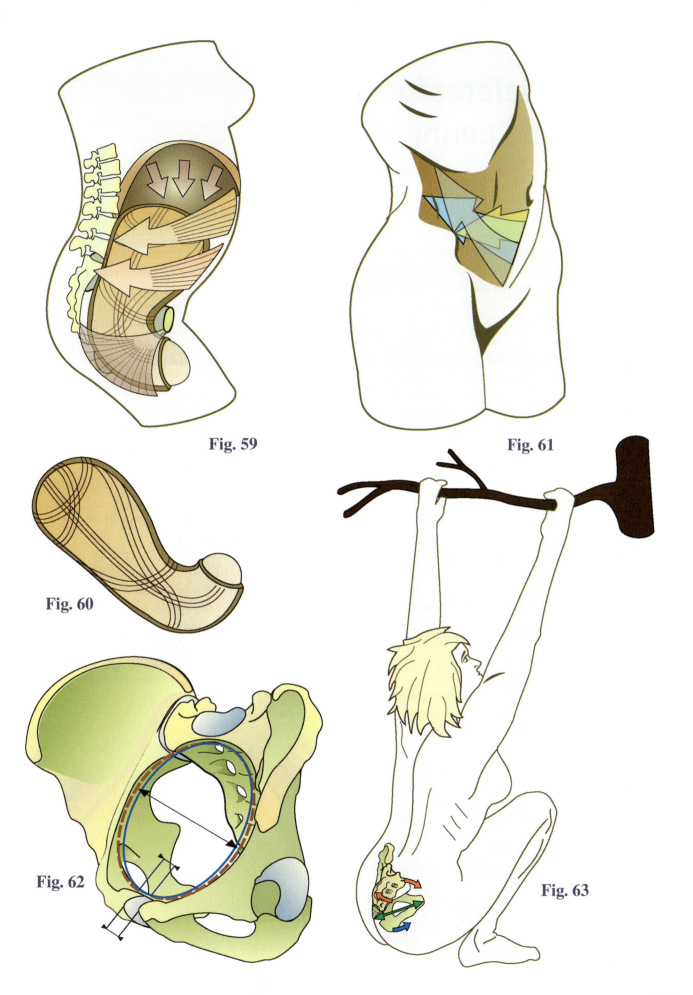

Fig. 59

Fig. 60

Fig. 61

Fig. 62

Fig. 63

Micção e defecação: exemplo do períneo feminino

Os músculos do períneo controlam funções essenciais como a **micção**, a **defecação** e a **ereção**.
Tomando o exemplo do períneo feminino na micção e na defecação, que são comuns aos dois sexos, analisaremos inicialmente os mecanismos da continência urinária e da micção.

Controle urinário

A bexiga é um **reservatório** que permite compensar a *secreção permanente de urina pelos rins* e o controle da sua evacuação. A repleção da bexiga provoca um desejo de micção. Dessa forma, a **continência** e a **micção voluntária** são funções extremamente importantes para a autonomia das pessoas.
A **continência urinária (Fig. 64, esquema feminino)** permite o enchimento progressivo da bexiga v, órgão mais anterior da pelve. Enquanto o músculo **esfincter interno da uretra 1**, formado por músculo liso, estiver contraído, a bexiga mantém a continência urinária. Um segundo músculo, o **esfincter externo da uretra 2**, formado por músculo estriado, ou seja, voluntário, situado na uretra membranosa, no plano superficial do períneo, controla a continência e o curso da micção. É a contração voluntária desse esfincter que permite *retardar a micção* quando ocorre um forte desejo de urinar.
A **micção (Fig. 65)** ou ato de urinar depende de quatro fatores:
- o relaxamento do músculo **esfincter interno da uretra**;
- a contração do **detrusor**, músculo liso da parede da bexiga;
- o relaxamento do músculo **esfincter externo da uretra posterior**;
- a contração dos músculos da **cinta abdominal**, diafragma **d** e músculos largos do abdome (particularmente o oblíquo interno **5** e, sobretudo, o transverso **6**).

Controle fecal (ou das fezes)

As fezes acumulam-se no reto, porção terminal, calibrosa, que se segue ao colo sigmóide, por sua vez uma continuação do colo descendente. Quando o reto **r** está cheio, ocorre o desejo de evacuação.
A **continência fecal (Fig. 66)** é controlada por duas ações:
- a ação do músculo **levantador do ânus 3**, cujo fascículo mais medial se engancha posteriormente no canal anal, e contraído dobra esse canal em ângulo agudo, puxando-o anteriormente;
- a ação do músculo **esfincter externo do ânus 4**, parte do plano superficial do períneo e formado de fibras musculares estriadas, ou seja, voluntárias, em torno do músculo precedente. Ele controla a contenção e também, pelo seu relaxamento, a evacuação.

A **evacuação (Fig. 67)** está sob a dependência de quatro fatores:
- o relaxamento do músculo levantador do ânus **3**, retificando o canal anal;
- a contração da musculatura lisa da parede do reto **r**, particularmente dos feixes longitudinais e das fibras circulares, num mecanismo peristáltico, ou seja, contração sucessiva de fibras em ondas progressivas em direção distal;
- o relaxamento do esfincter externo do ânus **4**;
- a contração dos músculos da cinta abdominal, diafragma **d** e músculos largos do abdome (particularmente o oblíquo externo **5** e, sobretudo, o transverso **6**).

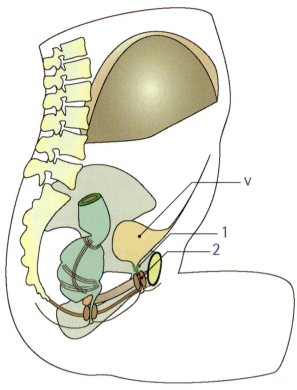

Fig. 64

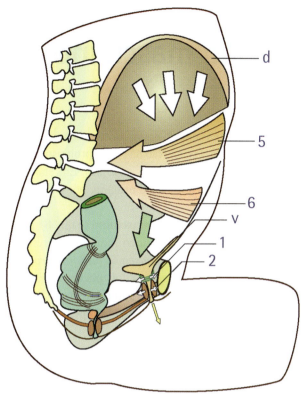

Fig. 65

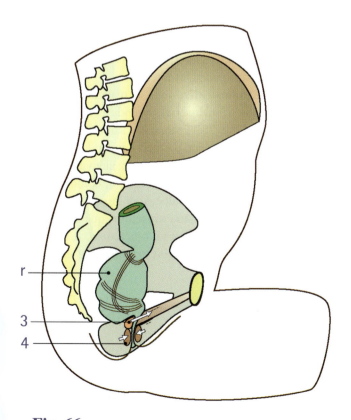

Fig. 66

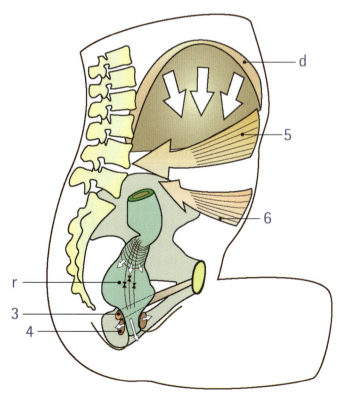

Fig. 67

As legendas são comuns a todas as figuras.

Períneo masculino

Ao contrário do feminino, o *períneo masculino não apresenta tantas intercorrências...*! Não há parto, prolapsos ou incontinência urinária, a não ser após cirurgias. Entretanto, o homem tem propensão à retenção urinária, por causa da *patologia prostática*.

Anatomicamente, o **períneo masculino (Fig. 68)** possui as *mesmas formações* que o períneo feminino, porém, existe uma diferença importante: *a ausência da fenda urogenital...* Reencontramos a arquitetura em dois planos com:
- o músculo **transverso profundo do períneo 1**;
- o músculo **transverso superficial do períneo 2**.

Eles estão separados por:
- a **membrana do períneo 3**, que ocupa o triângulo anterior do períneo;
- o músculo **esfíncter do ânus 4**, preso ao cóccix pelo **ligamento anococcígeo 5**;
- o músculo **esfíncter externo da uretra 6**;
- tudo isso unido ao centro pelo **corpo do períneo 7**.

A fenda urogenital é substituída pelo aparelho erétil constituído de **três corpos eréteis**, espécies de esponjas com capacidade de aumentar de volume enchendo-se de sangue, graças às *artérias pudendas internas*.

Encontramos ao longo dos ramos do ísquio e do púbis os **dois corpos cavernosos 8**, cobertos pelos **músculos isquiocavernosos 9**. Após se unirem na linha mediana, acima da sínfise púbica, eles formam cada um a *parte dorsal lateral do pênis*.

Em torno da **uretra u**, após ter atravessado o períneo, encontramos o **corpo esponjoso 10** que, coberto pelo **músculo bulboesponjoso 11**, se dirige na linha mediana, preso à membrana do períneo, para a confluência dos corpos cavernosos, formando, com eles, o **pênis v**. Os três corpos eréteis são envolvidos por um **conjunto fibroaponeurótico inextensível**, a túnica albugínea. Essa estrutura possui um papel importante no mecanismo da manutenção da rigidez do pênis durante a ereção. A uretra masculina termina pelo seu óstio externo no final do pênis, na extremidade da glande.

O **controle urinário** ou **continência (Fig. 69)** é baseado nos mesmos elementos que o fazem na mulher, porém, com um elemento suplementar, a próstata **P**. Essa glândula, situada na base da bexiga e em torno do início da uretra, tem como função compor a secreção espermática.

Normalmente, quando a **bexiga 1** se enche, dois esfincteres asseguram a continência:
- o **esfíncter interno da uretra no colo da bexiga 2**, que envolve a uretra prostática inicial;
- o **esfíncter externo 3**, voluntário, situado na uretra membranosa. É ele que assegura a *continência voluntária*.

Quando existe um *adenoma de próstata*, a hipertrofia da glândula comprime a uretra prostática e atrapalha o esvaziamento da bexiga, que se dilata em retenção, formando um **globo vesical g (linha pontilhada)** ultrapassando o plano da sínfise púbica.

A **micção (Fig. 70)** se efetua pela contração do músculo liso da bexiga, o detrusor, enquanto relaxam o **esfíncter interno 2** e o **esfíncter externo 3**. A prensa abdominal geralmente não é necessária, salvo em casos de retenção urinária.

A **ereção**, a *tumescência do pênis*, é de fácil compreensão, quando o comparamos a uma *"língua de sogra"* **(Fig. 71)**, que, ao ser soprada, se enche de ar, desenrola e se torna rígida **(Fig. 72)**. Na ereção, são os corpos cavernosos e esponjoso que se enchem e ficam rígidos graças ao fluxo de sangue fornecido pelas artérias pudendas internas.

Uma **experiência demonstrativa** pode ser realizada com um pequeno balão montado em uma base munida de um controle de entrada e saída **(Fig. 73)**. Fechando a saída **(Fig. 74)**, o que corresponde ao fechamento das veias pudendas, a insuflação pela entrada enche o balão. Porém, se, além disso, nós comprimirmos o balão em sua base **(Fig. 75)**, como fazem os músculos isquiocavernoso e bulboesponjoso, o volume e a rigidez aumentam. É o **espasmo muscular**, que acontece junto com a **ejaculação** que constitui o *orgasmo*. A ereção permanente e involuntária constitui o **priapismo**; é uma situação muito grave.

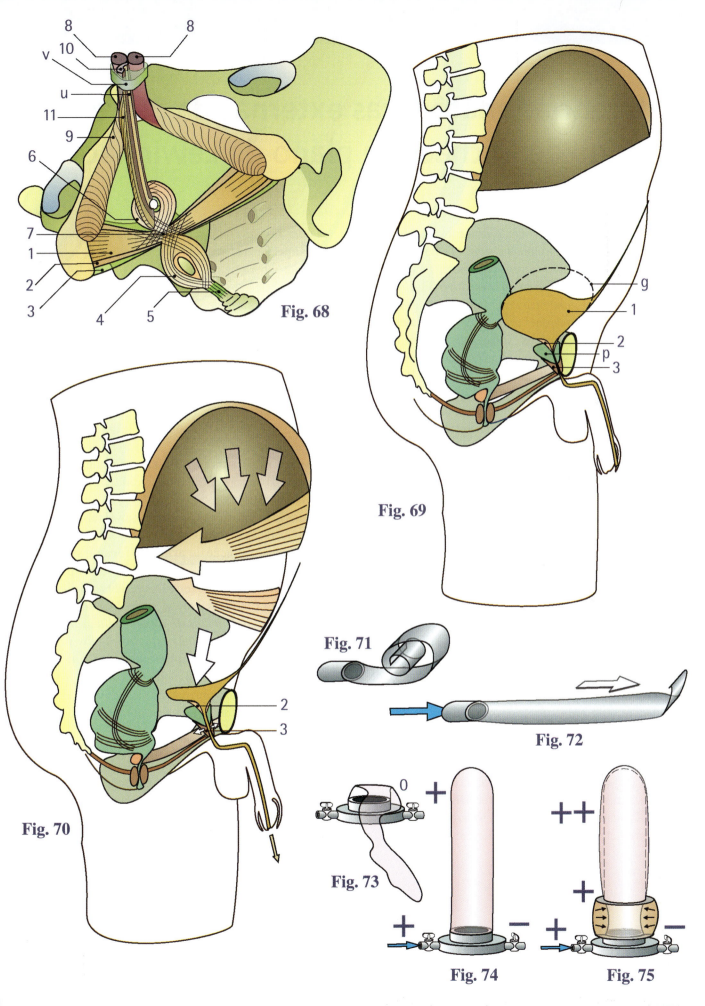

Referências anatômicas externas da pelve: losango de Michaelis e plano de Lewinneck

Além dos exames radiológicos mais ou menos aperfeiçoados, é possível conhecer a estrutura da pelve, por simples exame clínico, graças a pontos de reparo posteriores e anteriores. No **dorso feminino e também no masculino (Fig. 76)**, é fácil reconhecer, na *linha mediana*, uma depressão entre os músculos paravertebrais que correspondem à **linha dos processos espinhosos**. Essa linha é interrompida inferiormente, na *região sacral*, ou seja, correspondente ao **sacro**. É nessa região que se desenha o **losango de Michaelis**, delimitado pelas suas quatro extremidades:

- de cada lado da linha mediana, as **duas fossetas sacrais**;
- superiormente, a **extremidade inferior da linha dos processos espinhosos**;
- inferiormente, a **parte inicial da fenda interglútea**.

Limitado dessa forma, esse losango apresenta um **eixo maior vertical**, na linha mediana, no prolongamento da linha dos processos espinhosos, e **um eixo menor transversal**, perpendicular ao precedente, indo de uma fosseta sacral a outra. *O comprimento do eixo menor é constante*; em compensação, *o do grande eixo é variável*, o que, dependendo da pessoa, muda o aspecto do losango, mais ou menos alongado.

Desde o período clássico grego, *os escultores e pintores* sempre compuseram esse losango em suas obras, como pode ser visto em *quadros e esculturas*. Alguns artistas modernos conhecem seu nome; entretanto, entre os médicos, somente os obstetras o conhecem. Não é um acaso, pois, quem o descreveu foi um ginecologista alemão, **Gustav Adolph Michaelis** (1798-1848), que viveu em Kiehl, e, *no tempo em que a radiologia não existia ainda*, encontrou essa forma de apreciar as *deformações eventuais da pelve de suas futuras parturientes*, anunciadoras de distocias. Graças à **radiografia**, hoje é possível saber a quais estruturas corresponde esse losango. Através de **incidências anteriores (Fig. 77)**, tomadas após a marcação dos reparos do losango por *chumbo de pesca*, constatamos essa correspondência:

- as **duas fossetas** projetam-se de forma constante na **porção superior das articulações sacroilíacas**;
- o limite superior é de posição variável, em **L4** ou entre **L4** e **L5**;
- o limite inferior pode variar um pouco em torno de sua projeção em **S3**.

Esse losango é uma região particularmente estética, o que faz com que algumas pessoas o denominem *"divino losango"*. Ele corresponde ao sacro e à junção lombossacral, apresentando um grande interesse para os cirurgiões e reumatologistas.

Realmente, essa **região lombossacral (Fig. 78)** é importante por três reparos:

- o **espaço interespinhoso L4-L5**, cruzamento na linha mediana da linha (**pontilhada**), traçada entre as duas cristas ilíacas;
- as **duas fossetas sacrais**, onde é possível fazer uma infiltração medicamentosa na articulação sacroilíaca;
- o ponto de infiltração do **primeiro forame sacral posterior**, através do qual é fácil realizar uma **infiltração peridural baixa**, por exemplo, nos nervos isquiáticos. Esse ponto (**azul-escuro**) se situa *dois dedos abaixo de L4-L5 e a dois dedos da linha mediana*. Após realizar pacientemente a *anestesia dos planos superficiais*, é possível procurar o forame sacral com a ajuda de uma agulha longa: é o momento em que ela não faz mais contato com a cortical do sacro. Após a introdução por um centímetro, o medicamento pode ser injetado.

Na **face anterior da pelve (Fig. 79)**, as três saliências ósseas das duas espinhas ilíacas anteriores e superiores e do púbis delimitam o **triângulo de Lewinneck**, onde a pelve repousa em **decúbito ventral (Fig. 80)**. Esse triângulo serve de reparo para a determinação estereotáxica da pelve nas intervenções guiadas por computador.

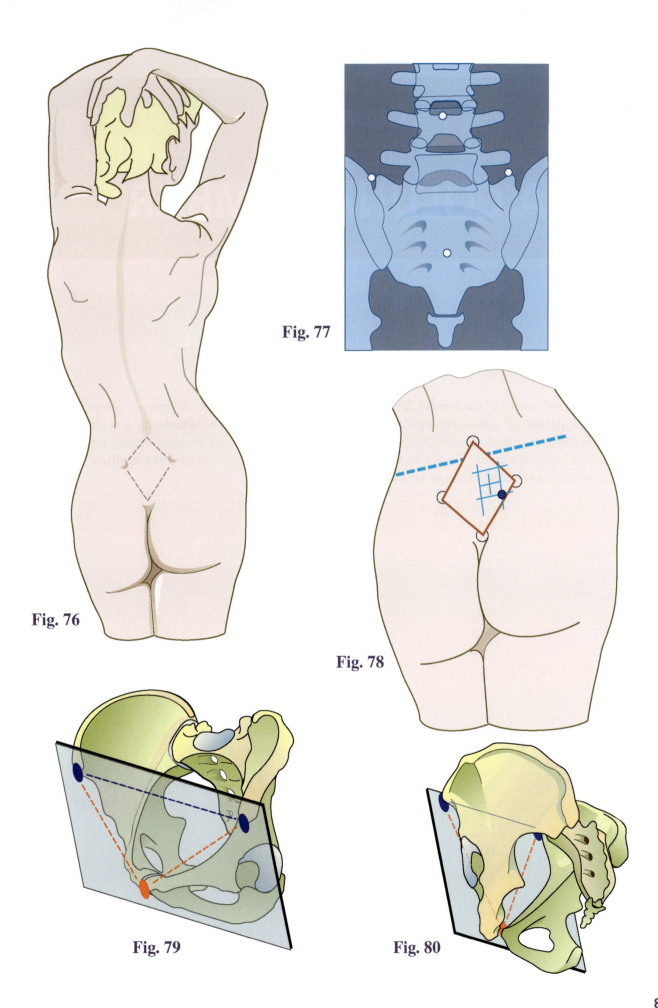

Fig. 76

Fig. 77

Fig. 78

Fig. 79

Fig. 80

83

Capítulo 3

A COLUNA LOMBAR

A coluna lombar se apóia sobre a base da pelve, articulando-se com o sacro. Ela, por sua vez, apóia a coluna torácica, à qual estão associados o tórax e o cíngulo dos membros superiores. Depois da coluna cervical, a coluna lombar é **a mais móvel** do conjunto da coluna vertebral, e, por ser **a mais sobrecarregada** pelo peso do tronco, é o segmento que apresenta patologias mais comumente: é aí que ocorre a mais comum das afecções reumatológicas, a **lombalgia**, freqüentemente associada à **hérnia de disco**.

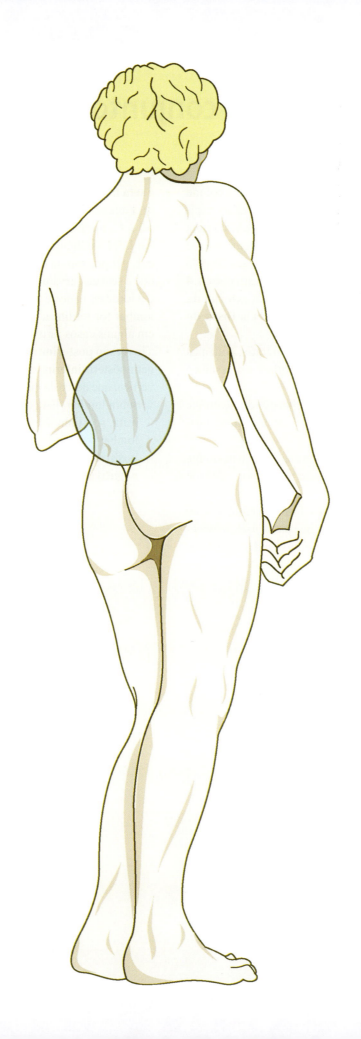

A coluna lombar em conjunto

Numa **vista frontal (Fig. 1)**, em uma radiografia, a coluna lombar é **retilínea e simétrica** à linha dos processos espinhosos **m**. A largura dos corpos vertebrais, assim como a largura dos processos transversos, *decresce regularmente* de baixo para cima. A linha **horizontal h**, passando pela parte mais elevada das **duas cristas ilíacas**, passa entre **L4** e **L5**. As verticais **a** e **a'** descem pela **margem externa da asa do sacro**, passando aproximadamente pela **fossa do acetábulo**.

Numa **vista de perfil (Fig. 2)**, em uma radiografia, podemos perceber as características da **lordose lombar** e da estática da coluna explicadas por de Sèze:

- o **ângulo sacral a** é formado pela inclinação da *superfície superior da primeira vértebra sacral sobre o plano horizontal*. Seu valor médio é de 30°;
- o **ângulo lombossacral b**, formado entre o eixo da quinta vértebra lombar e o eixo do sacro, tem um valor médio de 140°;
- o **ângulo de inclinação da pelve i**, formado entre o plano horizontal e a inclinação da linha que passa *pelo promontório e pela margem superior da sínfise púbica*, tem um valor médio de 60°;
- a **seta da lordose lombar f** pode ser construída juntando-se a margem póstero-superior da primeira vértebra lombar **L1** à margem póstero-inferior da quinta vértebra lombar **L5**. Esta linha representa a **corda da lordose lombar c**. É geralmente na altura da terceira vértebra lombar **L3** que a seta da curvatura é máxima. Quanto mais acentuada é a lordose, maior é a seta; ela pode ser nula se a coluna lombar for retilínea; ela pode até mesmo estar invertida em alguns casos raros;
- a **inversão posterior r** representa a *distância* entre a margem póstero-inferior da quinta vértebra lombar e a linha vertical que desce da margem póstero-superior da primeira vértebra lombar. Esta distância pode ser:
  - **nula**, se a linha vertical passa sobre a corda da lordose lombar,
  - **positiva**, se a coluna lombar estiver inclinada para trás,
  - **negativa**, se a coluna lombar estiver inclinada para a frente.

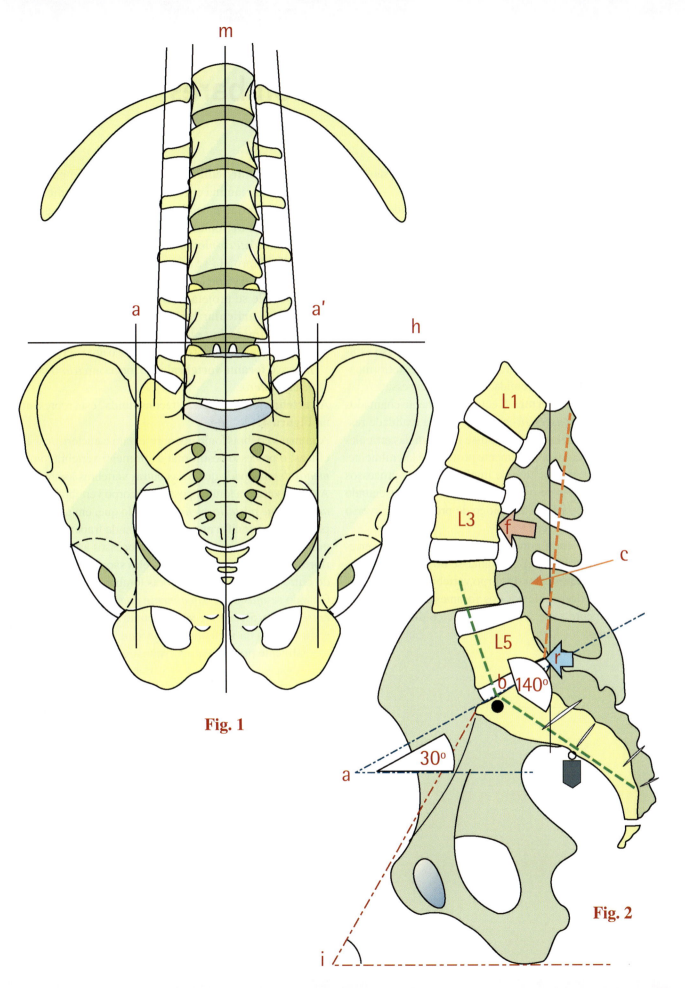

Fig. 1

Fig. 2

Morfologia das vértebras lombares

Os **elementos que compõem uma vértebra lombar** são bem visíveis **a olho "nu" (Fig. 3)**:
- o **corpo vertebral 1**, reniforme, é mais estendido no sentido látero-lateral que no sentido ântero-posterior. Ele é também mais largo do que alto e seu contorno é profundamente escavado, conferindo um formato *bicôncavo* menos posteriormente, onde ele é praticamente plano;
- as **duas lâminas 2** são muito altas, elas se projetam posterior e medialmente, mas seu plano é oblíquo para baixo e para o lado;
- elas se juntam posteriormente formando o **processo espinhoso 3** maciço, retangular, que se projeta posteriormente e apresenta uma extremidade posterior espessa;
- os **processos costiformes 4**, equivocadamente chamados de processos *transversos*, pois eles são na realidade resquícios das costelas, implantam-se na altura das articulações e se projetam obliquamente posterior e lateralmente. Na face posterior da base de implantação dos processos costiformes, situa-se o *processo acessório* que, segundo alguns autores, seria o homólogo do processo transverso das vértebras torácicas.
- o **pedículo 5**, curta porção óssea que une o arco vertebral ao corpo vertebral, implanta-se no ângulo súpero-lateral da face posterior do corpo vertebral. Ele forma os limites superior e inferior dos forames intervertebrais; posteriormente a ele se insere o **maciço dos processos articulares**;
- o **processo articular superior 6** se ergue na margem superior da lâmina em sua junção com o pedículo; seu plano é oblíquo posterior e lateralmente e ele apresenta uma **face articular** recoberta de tecido cartilaginoso voltada *póstero-medialmente*. O **processo articular inferior 7** projeta-se da margem inferior do arco vertebral, perto da junção da lâmina com o processo espinhoso. Ele se projeta inferior e lateralmente, e possui uma **face articular** recoberta por tecido cartilaginoso voltada *ântero-lateralmente*.
- a face posterior do corpo vertebral e o arco vertebral delimitam o **forame vertebral**, que forma um *triângulo quase eqüilátero*.

A **vértebra lombar típica** "reconstituída" está representada na **Figura 4**.

Algumas vértebras lombares apresentam características específicas: o processo costiforme da primeira vértebra lombar é *menos desenvolvido* que o das outras vértebras lombares.

A quinta vértebra lombar possui um corpo vertebral *mais alto anterior que posteriormente*, de modo que, em uma vista de perfil, ele é **cuneiforme** ou em forma de trapézio com uma grande base anterior. Quanto aos processos articulares inferiores da quinta vértebra lombar, eles são mais afastados um do outro que nas outras vértebras lombares.

Quando se *afastam verticalmente duas vértebras lombares entre si* **(Fig. 5)**, compreende-se como os processos articulares inferiores da vértebra sobrejacente **se inserem** póstero-medialmente nos processos articulares superiores da vértebra subjacente **(Fig. 6)**. Cada vértebra lombar *estabiliza lateralmente* a vértebra que lhe é superior, **graças aos apoios que formam os processos articulares.**

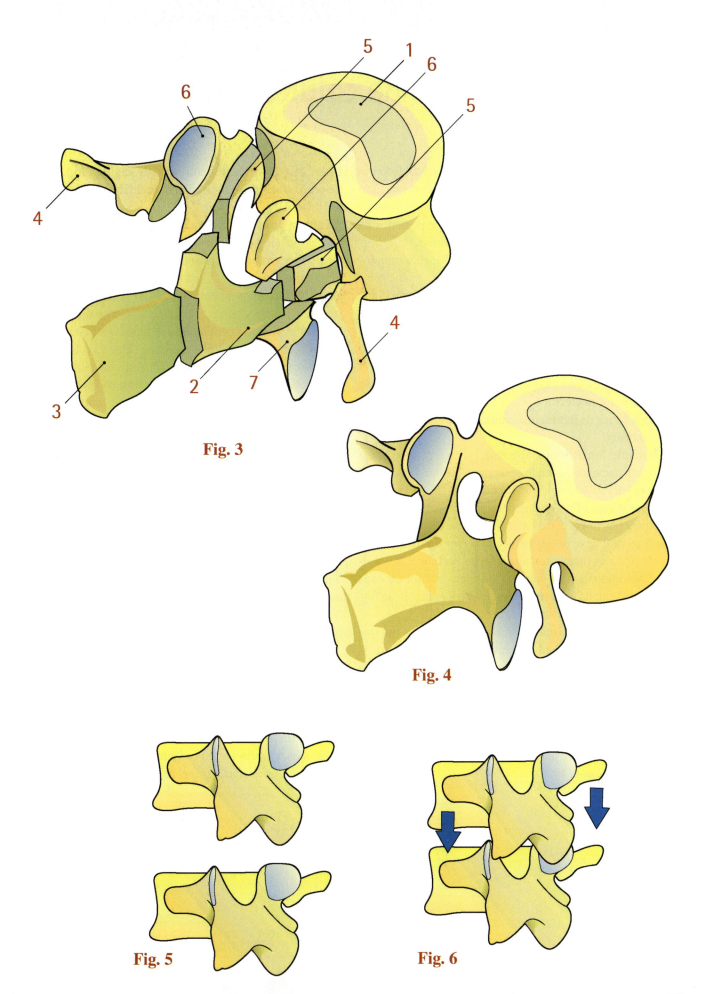

Fig. 3

Fig. 4

Fig. 5

Fig. 6

Sistema ligamentar da coluna lombar

O sistema de conexões ligamentares pode ser estudado em parte em um **corte sagital (Fig. 7**, as lâminas do lado esquerdo tendo sido seccionadas), e em **corte frontal (Fig. 8**, passando na altura dos pedículos; pode-se ver a face posterior da metade anterior que possui os corpos vertebrais).

Quanto à **metade posterior do corte (Fig. 8)**, após uma rotação de 180°, ela apresenta os arcos vertebrais vistos pelas suas faces anteriores. Uma vértebra foi destacada para cima. Deve-se notar que em ambos os lados **(Figs. 8 e 9)**, são vistos os cortes dos pedículos.

No **corte sagital (Fig. 7)**, é possível distinguir nitidamente dois sistemas ligamentares:

- ao longo da coluna lombar, os **ligamentos longitudinais anterior 1** e **posterior 5**;
- e um sistema de **ligamentos segmentares entre os arcos vertebrais**.

O **ligamento longitudinal anterior 1**, fita espessa e longa de aspecto nacarado, estende-se da parte basilar do occipital ao sacro, sobre a face anterior da coluna vertebral. Ele é formado por longas fibras que percorrem toda a extensão do ligamento e por fibras curtas arciformes, que vão de uma vértebra à outra. Ele se insere na **face anterior do disco intervertebral 3** e na **face anterior do corpo vertebral 2**. Na altura dos ângulos ântero-superior e ântero-inferior de cada corpo vertebral, há um **espaço descolado 4** onde vão se formar os *osteófitos* nos casos de artrose vertebral.

O **ligamento longitudinal posterior 5** forma uma fita que se estende da parte basilar até o canal sacral. Suas duas margens são *festonadas*, pois na altura da face posterior de cada disco intervertebral, as **fibras arciformes 6** se inserem muito longe lateralmente. O ligamento, porém, não tem *nenhuma inserção sobre a face posterior do corpo vertebral*, da qual ele fica separado por um espaço **7** preenchido por *plexos venosos vertebrais*. A parte côncava de cada festão *corresponde aos pedículos* **10**.

Entre os corpos vertebrais, o **corte sagital (Fig. 7)** mostra o disco intervertebral com o **anel fibroso 8** e o **núcleo pulposo 9**.

Na altura do arco vertebral, a união é firmada por ligamentos segmentares. Cada lâmina é presa à outra por um ligamento espesso, muito resistente, de coloração amarelada, o **ligamento amarelo 11** (visto cortado na **Figura 7**). Ele se insere inferiormente sobre a margem superior da lâmina subjacente e superiormente sobre a face interna da lâmina sobrejacente. Sua margem interna se junta à de seu homólogo contralateral sobre a linha mediana **(Fig. 9)** e fecha, posteriormente, o **canal vertebral 13**. Anterior e lateralmente ele recobre a cápsula e o **ligamento ântero-interno 14** das *articulações dos processos articulares*. A margem ânterolateral do ligamento amarelo forma o *perímetro posterior do forame intervertebral*.

Entre os processos espinhosos **12** há um forte **ligamento interespinal 15**, com seu prolongamento posterior, o **ligamento supra-espinal 16**, cordão fibroso que se insere no *ápice dos processos espinhosos*. No segmento lombar, ele é pouco distinto do intercruzamento das fibras de inserção dos músculos dorso-lombares.

Entre os processos acessórios, a cada lado, estende-se um **ligamento intertransversário 17**, mais desenvolvido no segmento lombar.

Na **vista anterior do arco vertebral (Fig. 9)**, a vértebra superior pôde ser destacada graças à *secção do ligamento amarelo 13*; entre a segunda e a terceira vértebra, o ligamento foi dissecado, deixando aparente **a cápsula articular da articulação entre os processos articulares 14** e o processo espinhoso entre os dois arcos vertebrais.

O conjunto desses sistemas ligamentares forma uma **união extremamente sólida**, não apenas entre dois corpos vertebrais, mas também para o conjunto da coluna. É necessário um *traumatismo considerável* para que ela seja rompida.

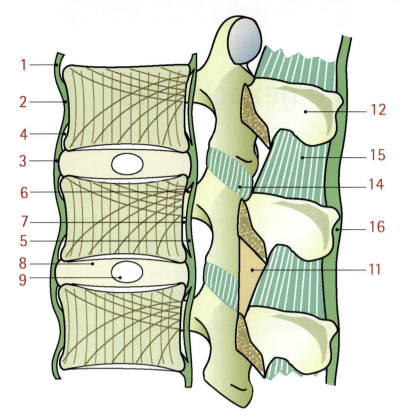

Fig. 7

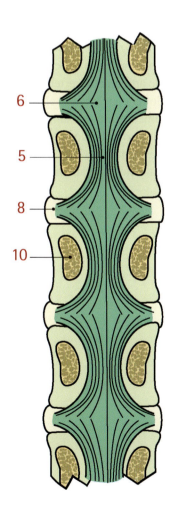

Fig. 8

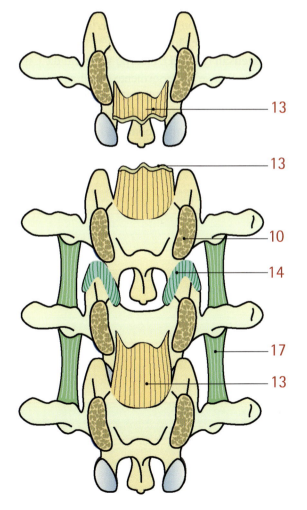

Fig. 9

As legendas são comuns às três figuras.

91

Flexão-extensão e flexão lateral na coluna lombar

No **movimento de flexão (Fig. 10)**, o corpo vertebral da vértebra subjacente se inclina e desliza levemente para a frente no sentido da seta **F**, diminuindo a espessura do disco anteriormente e aumentando posteriormente. O disco intervertebral fica então em formato de cone, com a base posteriormente, e o núcleo pulposo é empurrado para trás. Sua pressão sobre as fibras posteriores do anel fibroso aumenta. Simultaneamente os processos articulares inferiores da vértebra superior deslizam para o alto e tendem a se desarticular dos processos articulares superiores da vértebra inferior **(seta preta)**. A cápsula e os ligamentos dessa articulação entre os processos articulares são, portanto, tensionados ao máximo, assim como todos os ligamentos do arco vertebral: o ligamento amarelo, o ligamento interespinal **2**, o ligamento supra-espinal e o ligamento longitudinal posterior. Essa tensão limita o movimento de flexão.

No **movimento de extensão (Fig. 11)**, o corpo vertebral da vértebra sobrejacente inclina-se posteriormente e desliza no sentido da seta **E**. Ao mesmo tempo, o disco intervertebral tem sua espessura diminuída posteriormente e aumentada anteriormente, tornando-se cuneiforme com sua base anterior. O núcleo pulposo é empurrado para a frente, o que tensiona as fibras anteriores do anel fibroso. Ao mesmo tempo o ligamento longitudinal anterior é tensionado **4**. O ligamento longitudinal posterior, porém, é afrouxado e nós podemos ver simultaneamente os processos articulares inferiores da vértebra superior deslizarem mais profundamente entre os processos articulares superiores da vértebra inferior **3**, enquanto os processos espinhosos se encostam. O movimento de extensão é limitado então pelos obstáculos ósseos no segmento do arco vertebral, assim como pela tensão do ligamento longitudinal anterior.

No **movimento de flexão lateral (Fig. 12)**, o corpo da vértebra sobrejacente se inclina para o lado da concavidade **(seta 1)** da flexão e o disco se torna cuneiforme, mais espesso no lado da convexidade. Nota-se também que o ligamento intertransversário se estica no lado da convexidade **6** e relaxa no lado da concavidade **7**.

Em uma **vista posterior (Fig. 13)**, está ilustrado um deslizamento diferenciado dos processos articulares: no lado da convexidade o processo articular da vértebra superior se eleva **8**, enquanto no lado da concavidade ele abaixa **9**. Existem, então, simultaneamente, um relaxamento dos ligamentos amarelos e da cápsula articular dos processos articulares no lado da concavidade e, por outro lado, um tensionamento destes mesmos elementos no lado da convexidade.

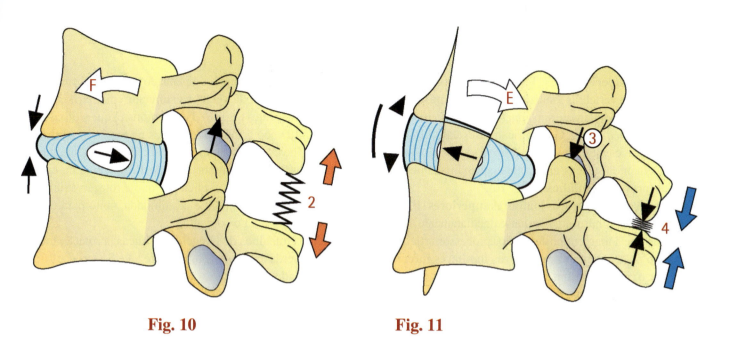

Fig. 10 Fig. 11

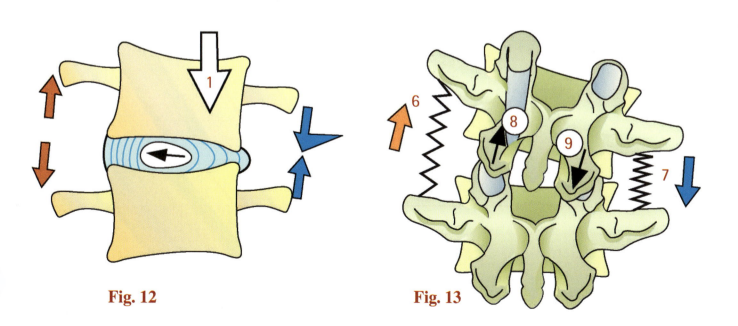

Fig. 12 Fig. 13

Rotação na coluna lombar

Numa **vista superior (Figs. 14 e 15)**, as *faces articulares superiores* das vértebras lombares têm posição **póstero-medial**; elas não são planas e sim *côncavas transversalmente e retilíneas verticalmente*. Geometricamente, elas são talhadas sobre a superfície de um mesmo *cilindro cujo centro 0* se situa posteriormente às faces articulares, aproximadamente **na base do processo espinhoso (Fig. 16)**.

No segmento das **vértebras lombares superiores (Fig. 14)**, o centro desse cilindro situa-se quase imediatamente atrás da linha que une a margem posterior dos processos articulares, enquanto no segmento das **vértebras lombares inferiores (Fig. 15)**, o cilindro tem um diâmetro muito maior, o que torna seu centro mais distante do corpo vertebral.

É importante lembrar que *o centro desse cilindro não se confunde com o centro dos corpos vertebrais*, porém, quando a vértebra superior gira sobre a vértebra inferior **(Figs. 18 e 19)**, este movimento de rotação, efetuado em torno desse centro, deve ser obrigatoriamente acompanhado de um **deslizamento do corpo vertebral da vértebra superior** em relação ao da vértebra subjacente **(Fig. 16)**. Isso demonstra que o disco intervertebral **D** não é solicitado apenas na torção axial **(Fig. 17)**, o que lhe dotaria de uma amplitude de movimento relativamente grande, mas também no deslizamento e no cisalhamento **(Fig. 16)**. Isto explica por que a rotação axial no segmento da coluna lombar é tão limitada, tanto para cada segmento como para o conjunto.

Segundo os trabalhos de Gregersen e Lucas, a rotação total direita-esquerda da coluna lombar entre L1 e S1 seria de 10°, o que, supondo que a rotação segmentar seja igualmente dividida, equivaleria a 2° por segmento, sendo 1° de cada lado para cada segmento.

Podemos então concluir que a coluna lombar não é **muito eficiente quanto à rotação axial**, por causa da posição das faces articulares dos processos articulares.

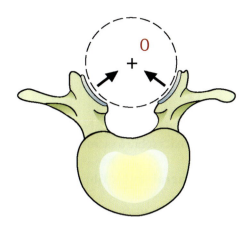

Fig. 14

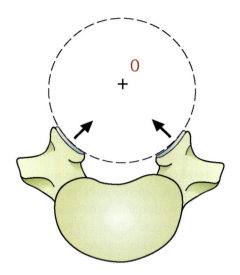

Fig. 15

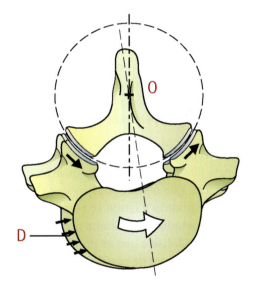

D

Fig. 16

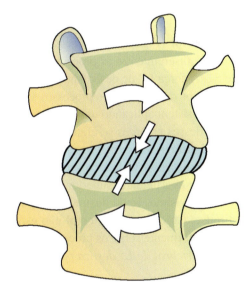

Fig. 17

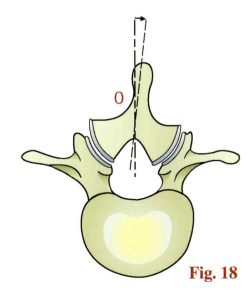

Fig. 18

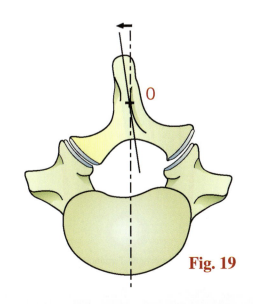

Fig. 19

Articulação lombossacral e espondilolistese

A articulação lombossacral representa um *ponto fraco na arquitetura da coluna vertebral*.

Numa **vista lateral (Fig. 20)** constata-se que, por causa da inclinação da superfície superior do corpo da primeira vértebra sacral (S1), o corpo da quinta vértebra lombar (L5) tende a deslizar para baixo e para a frente. O peso **P** pode ser decomposto em duas forças elementares:
- uma força **N** perpendicular à superfície superior do sacro;
- uma força **G** paralela à superfície superior do sacro que empurra o corpo vertebral de L5 para a frente.

Esse deslizamento é impedido pela fixação sólida do arco vertebral de L5.

Numa **vista superior (Fig. 22)**, os processos articulares inferiores de L5 se inserem entre os processos articulares superiores de S1. A força **G'** de deslizamento empurra fortemente os processos de L5 sobre os processos superiores do sacro, os quais resistem aplicando uma força **R**.

A transmissão desses esforços se efetua por um **ponto de passagem obrigatório** no segmento do **istmo[1] vertebral (Fig. 21)**: é o nome da porção do arco vertebral compreendida entre os processos articulares superior e inferior. A ruptura ou destruição do istmo, como ilustrado na figura, chama-se **espondilólise**. Com o arco vertebral não estando mais sustentado posteriormente sobre os processos superiores do sacro, *o corpo vertebral de L5 desliza para baixo e para a frente*, criando uma **espondilolistese**. Neste caso, os únicos elementos que seguram L5 sobre o sacro e o impedem de deslizar mais ainda são:
- o **disco lombossacral**, cujas fibras oblíquas ficam tensionadas;
- e os **músculos paravertebrais**, cujas *contrações permanentes* causam as *dores da espondilolistese*.

A amplitude do deslizamento pode ser medida anteriormente pela *distância percorrida pela superfície inferior* de L5 em relação à margem anterior da superfície superior de S1. Nas **radiografias oblíquas (Fig. 23)**, aparece claramente a imagem clássica do cachorrinho:
- o focinho é formado pelo processo transverso;
- o olho pelo pedículo visto em fuga;
- a orelha pelo processo articular superior;
- a pata da frente pelo processo articular inferior;
- o rabo pela lâmina e pelo processo articular superior do lado oposto;
- a pata traseira pelo processo articular inferior do lado oposto;
- o corpo pela lâmina do lado de três quartos.

É importante notar que o *pescoço representa exatamente o istmo vertebral*: **quando o istmo se rompe, o pescoço do cachorrinho é cortado**. Isto permite que se faça um **diagnóstico de espondilólise** e que se procure o deslizamento de L5, visível na imagem de perfil.

---

[1] N.R.T.: A Comissão Federativa da Terminologia Anatômica não denomina essa região.

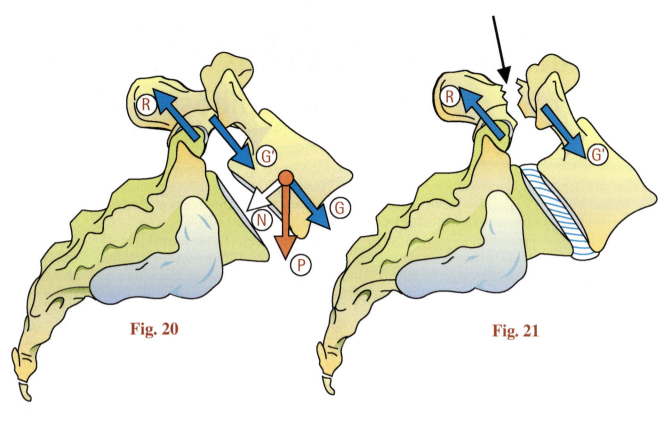

Fig. 20

Fig. 21

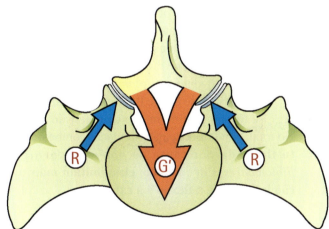

Fig. 22

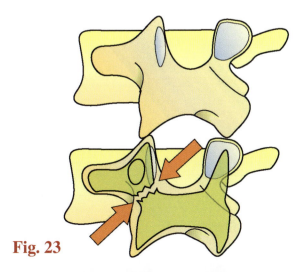

Fig. 23

Os ligamentos iliolombares e os movimentos na articulação lombossacral

Numa **vista anterior da articulação lombossacral (Fig. 24)**, as duas últimas vértebras lombares são unidas diretamente ao osso do quadril pelos **ligamentos iliolombares**. Dois feixes diferentes podem ser percebidos:

- o **feixe superior 1**, chamado também de *feixe ílio-transversal lombar superior*. Ele desce do ápice do processo transverso da quarta vértebra lombar e se dirige póstero-lateralmente na direção da crista ilíaca, onde se insere.
- o **feixe inferior 2**, chamado também de *feixe ílio-transversal lombar inferior*. Ele desce tanto do ápice quanto da margem inferior do processo transverso da quinta vértebra lombar e se dirige lateralmente para se inserir na crista ilíaca *ântero-medialmente em relação ao feixe superior*.

Por vezes, podem ser diferenciadas duas partes fibrosas mais ou menos bem individualizadas:

- um feixe estritamente **ilíaco 2**;
- um feixe **sacral 3**, mais nitidamente *vertical*, dirigindo-se levemente para a frente. Ele termina na parte anterior da articulação sacro-ilíaca e sobre a parte mais externa da asa do sacro.

Esses ligamentos iliolombares se tensionam ou relaxam seguindo os movimentos da articulação lombossacral. Assim, eles intervêm para limitá-los:

- no momento da **flexão lateral (Fig. 25)**, os ligamentos iliolombares são tensionados no lado da convexidade e limitam a inclinação da quarta vértebra lombar sobre o sacro a 8°. No lado da concavidade os ligamentos se relaxam;
- no momento da **flexão-extensão (Fig. 26)**, numa vista lateral (a asa do ílio sendo, supostamente, transparente), pode-se diferenciar que:
  - a partir da posição neutra **N**, a distribuição dos ligamentos mostra que, no momento da **flexão F**, vemos *o feixe superior do ligamento iliolombar se tensionar* **(em vermelho)**, pois ele se dirige obliquamente para baixo, póstero-lateralmente. Porém, ele se relaxa no momento da extensão **E**.
  - inversamente, no momento da **flexão F**, o *feixe inferior do ligamento iliolombar* **(em azul)** está relaxado, pois ele se dirige ligeiramente para a frente, mas se tensiona no momento da extensão **E**.

No total, a mobilidade na articulação lombossacral é **muito limitada** por causa da *potência dos ligamentos iliolombares*. Em conjunto, **eles limitam mais a inclinação lateral que a flexão e a extensão**.

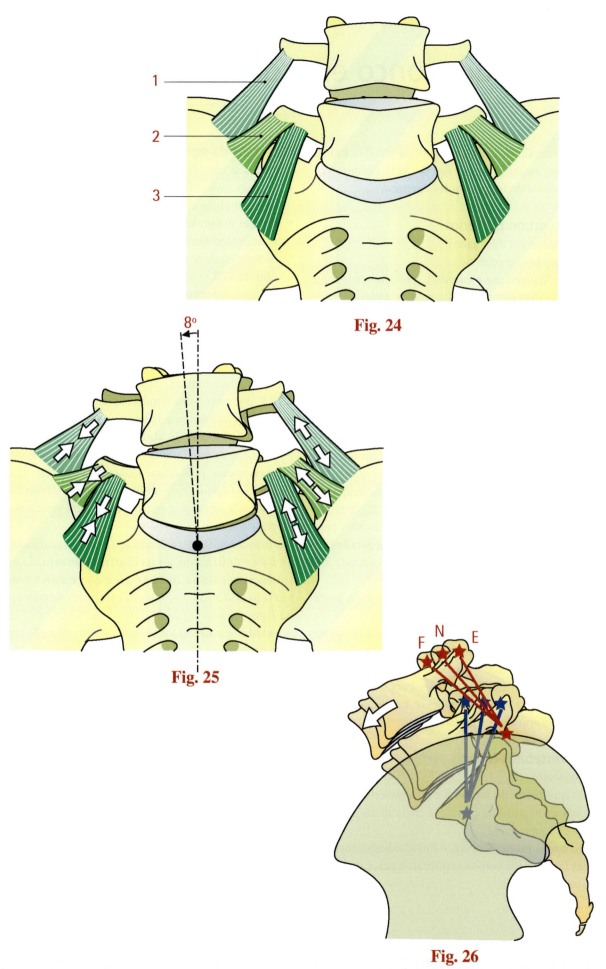

Fig. 24

Fig. 25

Fig. 26

Músculos do tronco em corte horizontal

Um corte horizontal, passando pela terceira vértebra lombar **(Fig. 27)** e mostrando a parte inferior do corte, permite a divisão dos músculos do tronco em **três grupos**.

Músculos do grupo posterior
Eles são repartidos em três planos.
O **plano profundo** compreende:
- os músculos **transverso-espinais 1**, que ocupam o ângulo diedro formado entre a face lateral dos processos espinhosos e a face dorsal dos processos transversos, moldando-se estreitamente sobre as lâminas vertebrais;
- o músculo **longuíssimo 2**, que recobre o precedente e continua lateralmente;
- a porção lateral do músculo **eretor da espinha 3**, massa muscular volumosa que se situa lateralmente ao precedente;
- finalmente, os músculos **interespinais 4**, que se inserem sobre os processos espinhosos e se situam posteriormente aos músculos transverso-espinais e ao músculo longuíssimo.

Esses músculos formam uma massa volumosa que ocupa, dos dois lados dos processos espinhosos, as goteiras paravertebrais; por esse motivo eles são chamados de músculos paravertebrais ou músculos das goteiras. Eles estão separados, externamente, pela **depressão lombar**, que corresponde à **linha dos processos espinhosos**.

O **plano médio** é formado pelos músculos **serráteis posterior e inferior 5**.

O **plano superficial** é formado, na região lombar, por um único músculo, o **latíssimo do dorso 6**. Ele se insere pela espessa aponeurose lombar **7** que se fixa, entre outras, sobre a linha dos processos espinhosos; seu **corpo muscular 6** forma uma cobertura muscular espessa, recobrindo *toda a parte póstero-lateral da região lombar*.

Músculos vertebrais laterais
São dois músculos.
O músculo **quadrado do lombo 8** é uma cobertura muscular estendida entre a última costela, a crista ilíaca e o ápice dos processos transversos.
O músculo **psoas maior 9** ocupa o ângulo diedro formado pelas faces laterais dos corpos vertebrais e pelos processos transversos.

Músculos da parede abdominal
Dividem-se em dois grupos:
- Os músculos **retos do abdome 13**, situados anteriormente, de um lado e de outro da linha mediana;
- Os **três músculos largos do abdome**. Eles formam a *parede ântero-lateral* do abdome, podendo-se perceber, da profundidade para a superfície, o músculo **transverso do abdome 10**, o músculo **oblíquo interno 11** e o músculo **oblíquo externo 12**.

Anteriormente a esses três músculos formam-se aponeuroses que constituem a **bainha dos retos do abdome** e a **linha alba** da seguinte maneira: a aponeurose do músculo oblíquo interno *divide-se na margem externa do músculo reto do abdome* em duas lâminas, uma **superficial 14** e outra **profunda 15**, que envolvem o músculo reto do abdome. Na linha média eles se *cruzam* e formam um tecido, uma *rafe muito sólida*: a **linha alba do abdome 16**. As lâminas anteriores e posteriores da bainha dos retos do abdome são reforçadas posteriormente pela *aponeurose do transverso* e, anteriormente, pela *aponeurose do oblíquo externo*. Isto ocorre apenas na parte superior e, mais adiante, será vista a disposição na parte inferior.

Os músculos látero-vertebrais e os músculos largos do abdome delimitam a **cavidade abdominal**, onde faz saliência a **coluna lombar 20** e os **grandes vasos pré-vertebrais** (aorta e veia cava inferior, que não aparecem na figura).

A **cavidade abdominal propriamente dita 18** é recoberta pelo **peritônio 21 (em vermelho)**. O peritônio recobre a face posterior dos músculos retos do abdome, a face profunda dos músculos largos e a parede posterior na qual estão presos os órgãos retroperitoneais, os rins, contidos em um *tecido frouxo celular e gorduroso*, o **espaço retroperitoneal 19**. Entre o peritônio parietal e a parede do abdome há uma *fina camada de tecido fibroso*: a **fáscia transversal 17**.

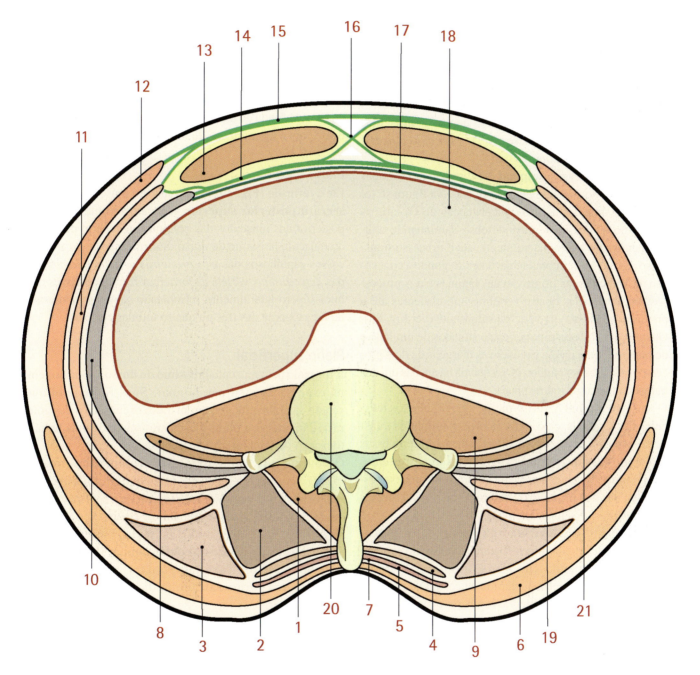

Fig. 27

Músculos posteriores do tronco

Os músculos posteriores do tronco estão dispostos em três planos, da profundidade para a superfície.

Plano profundo

Ele é formado por músculos espinais. Diretamente dispostos sobre a coluna **(Figs. 28 e 29)**, daí seus nomes de **músculos das goteiras paravertebrais**, seus feixes são *mais curtos à medida que se aprofundam*.

- O músculo **transverso-espinal 1** é formado por lâminas dispostas como as telhas em um telhado. Na figura só foi desenhada uma das lâminas na concepção de Trolard: as fibras vão da lâmina de uma vértebra, caminhando obliquamente para baixo, lateralmente, até o processo transverso das quatro vértebras subjacentes. Segundo a concepção de Winckler, as fibras vão das lâminas e dos processos espinhosos das quatro vértebras sobrejacentes até o processo transverso da vértebra subjacente (ver Fig. 85).
- Os músculos **interespinais 2** estão situados de um lado e de outro da linha média e reúnem as margens de dois processos espinhosos vizinhos. No esquema há apenas um dos pares de músculos interespinais.
- O músculo **espinal 3**, fusiforme, se alonga sobre os músculos interespinais, e posteriormente aos músculos transverso-espinais. Ele se insere inferiormente nos processos espinhosos das duas primeiras vértebras lombares e das duas últimas vértebras torácicas, e termina no processo espinhoso das dez primeiras vértebras torácicas. Os feixes mais curtos são os mais internos.
- O músculo **longuíssimo do tórax 5**, longo feixe muscular que se situa imediatamente lateral ao músculo espinal, sob a face posterior do tórax para se fixar nas costelas até a segunda costela (feixes externos ou costais) e nos processos transversos das vértebras lombares e torácicas (feixes internos ou transversários).
- A parte torácica do músculo **iliocostal do lombo 6**, espessa massa muscular em forma de prisma localizada pósterolateralmente aos músculos longuíssimos do tórax, sobe pela face posterior do tórax formando feixes que terminam na face posterior das dez últimas costelas, perto de seus ângulos. Essas fibras são, em seguida, substituídas por fibras que sobem até o processo transverso das últimas vértebras cervicais (ver Fig. 89).

Nas suas porções inferiores todos esses músculos se confundem, formando a **massa comum dos músculos lombares 6**, visível na parte reta da Figura 29. Suas inserções se efetuam na face profunda de uma espessa lâmina tendínea confundindo-se com a **aponeurose do músculo latíssimo do dorso 7**.

Plano médio

Ele é formado **(Fig. 29)** por apenas um músculo: o músculo **serrátil posterior superior 4**, localizado imediatamente posterior aos músculos das goteiras e recoberto pelo plano do músculo latíssimo do dorso. Sua inserção se faz nos processos espinhosos das *três primeiras vértebras lombares* e das *duas últimas vértebras torácicas* formando feixes oblíquos súpero-lateralmente, terminando na margem inferior e na face externa das três ou quatro últimas costelas.

Plano superficial

É formado pelo músculo **latíssimo do dorso 7**. Sua origem é na espessa aponeurose lombar. Suas fibras, oblíquas súpero-lateralmente, recobrem todos os músculos das goteiras e dão origem a fibras musculares seguindo uma linha de transição oblíqua ínfero-lateralmente.

O conjunto da **aponeurose toracolombar** forma um *losango com um grande eixo vertical*. As fibras musculares formam um manto que *envolve a parte póstero-externa da base torácica* e terminam no úmero (ver Volume 1 p. 73, Fig. 115). A ação dos músculos posteriores é essencialmente a **extensão da coluna lombar (Fig. 30)**. Apoiando-se no sacro, eles puxam *para trás* a coluna lombar e torácica, em torno das "dobradiças" lombossacral e toracolombar.

Eles são então responsáveis pela **hiperlordose lombar (Fig. 31)**, pois constituem as *cordas parciais ou totais do arco* formado pela coluna lombar.

Não podemos dizer que eles retificam a coluna lombar. Eles a puxam para trás, curvando-a.

Veremos mais adiante que esses músculos posteriores têm função na expiração.

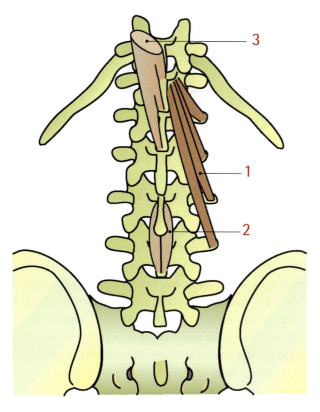

Fig. 28

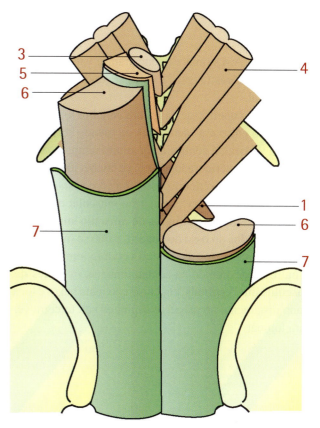

Fig. 29

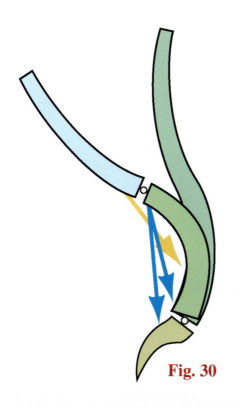

Fig. 30

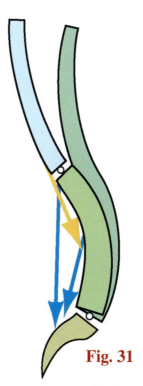

Fig. 31

103

Papel da terceira vértebra lombar e da décima segunda vértebra torácica

Os trabalhos de A. Delmas evidenciaram o valor funcional de algumas vértebras **(Figs. 32 e 33,** segundo Delmas) na postura vertical.

A característica cuneiforme da quinta vértebra lombar, que faz a transição entre um sacro mais ou menos horizontal e uma coluna vertical, é conhecida há muito tempo. Porém, a função da terceira vértebra lombar **L3** é conhecida há pouco tempo **(Fig. 32)**. Essa vértebra possui um *arco posterior mais desenvolvido*, pois ele serve de ligação muscular entre:

- de um lado, os **feixes lombares do músculo longuíssimo do tórax** vindos do osso do quadril, e que se inserem nos processos transversos da terceira vértebra lombar;
- do outro lado, subindo na coluna torácica, os **feixes dos músculos interespinais,** cuja inserção mais baixa é localizada justamente no processo espinhoso da terceira vértebra lombar.

Assim sendo **(Fig. 33)**, a terceira vértebra lombar é *puxada para trás pelos músculos de inserção sacral e ilíaca* atuando como um ponto de aplicação da ação dos músculos dorsais.

Ela tem, então, um papel fundamental de **eixo**, de **ligação** na estática vertebral, principalmente pelo fato de se situar no ápice da lordose lombar e de suas faces intervertebrais serem paralelas entre si e horizontais. É a *primeira vértebra realmente móvel da coluna lombar*, pois pode-se considerar que a quarta e a quinta vértebra, fortemente presas por ligamentos ao osso do quadril e ao sacro, formam uma *transição mais estática que dinâmica* entre a coluna e a pelve.

A **décima segunda vértebra torácica D12**, por sua vez, constitui o *ponto de inflexão entre a cifose torácica e a lordose lombar*. É uma **vértebra de transição** cujo corpo vertebral é relativamente importante em relação ao arco posterior, atrás do qual os músculos das goteiras passam formando uma ponte, ou seja, sem se inserir nele. A. Delmas a compara a *"uma verdadeira articulação do eixo vertebral"*.

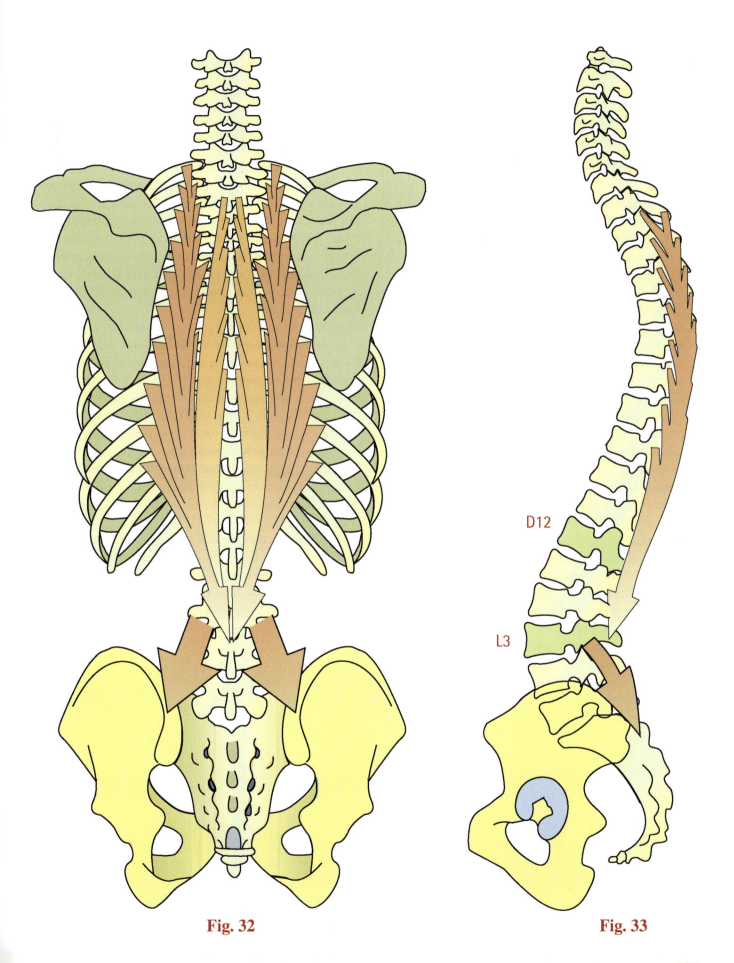

Fig. 32 Fig. 33

Músculos laterais do tronco

O grupo dos músculos laterais do tronco é formado por **dois músculos:** o músculo quadrado do lombo e o músculo psoas.

O músculo **quadrado do lombo (Fig. 34, vista anterior)** forma, como seu nome indica, um revestimento muscular *quadrilátero* estendido entre a última costela, a crista ilíaca e a coluna, apresentando uma margem livre lateralmente. Ele é formado por três tipos de fibras **(lado direito da figura)**:
- fibras que unem *diretamente* a última costela à crista ilíaca **(setas alaranjadas)**;
- fibras que unem a última costela aos processos transversos das cinco vértebras lombares **(setas vermelhas)**;
- fibras que unem os processos transversos das quatro primeiras vértebras lombares à crista ilíaca **(setas verdes)**. Elas se continuam com as que provêm do músculo transverso-espinal **(setas roxas)**, as quais aparecem no espaço entre os processos transversos.

As três categorias das fibras do músculo quadrado do lombo estão dispostas seguindo três planos, o plano mais posterior é formado pelas fibras diretas costo-ilíacas, recobertas pelas fibras transversoilíacas, e pelas **fibras costotransversárias 1**. Quando se **contrai unilateralmente**, o músculo quadrado do lombo promove uma flexão homolateral do tronco **(Fig. 35)**. Os músculos oblíquo interno e externo do abdome ajudam o quadrado do lombo nesse tipo de movimento.

O músculo **psoas maior 2 (Fig. 36)** está localizado anteriormente ao músculo quadrado do lombo. Seu corpo se insere em dois mantos musculares:
- de um lado, **uma parte posterior** que se fixa nos *processos transversos das vértebras lombares*;
- de outro, uma **parte anterior** inserida nos *corpos vertebrais da décima segunda vértebra torácica e das cinco vértebras lombares*.

Essas inserções são feitas nas margens inferiores e superiores de duas vértebras adjacentes, assim como na margem lateral do disco situado entre essas duas vértebras. Existem arcadas tendíneas que unem, entre elas, as áreas de inserção muscular. O corpo muscular fusiforme, achatado da frente para trás, desce obliquamente ínfero-lateralmente. Ele segue o estreito superior, *passa pela margem anterior do osso do quadril*, na região da eminência iliopúbica e, *acompanhada pelo músculo ilíaco*, termina no **ápice do trocanter menor**.

Quando o músculo psoas aciona sua inserção no fêmur, e o quadril é bloqueado pela contração dos outros músculos periarticulares, este músculo tem uma **ação muito potente sobre a coluna lombar (Fig. 37)**. Ele a faz efetuar ao mesmo tempo *uma inclinação para o lado da contração* e uma *rotação para o lado oposto* à contração. Como este músculo se insere no *ápice da lordose lombar*, ele leva a uma **flexão da coluna lombar** em relação à pelve, e, ao mesmo tempo, a uma **hiperlordose lombar**, que aparece nitidamente na pessoa em decúbito dorsal, com os membros inferiores repousando estendidos no plano de apoio **(Fig. 38)**.

No total, os dois músculos do grupo lateral *inclinam o tronco para o lado de sua contração*, mas, enquanto o músculo quadrado do lombo não tem ação na lordose lombar, o músculo psoas determina uma *hiperlordose* e ao mesmo tempo uma *rotação do tronco para o lado oposto*.

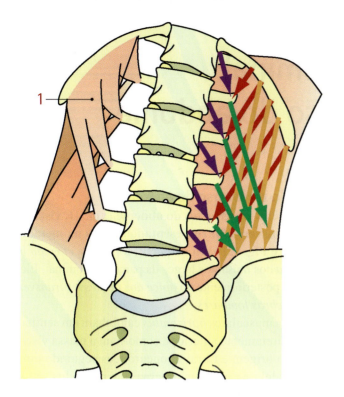

Fig. 34

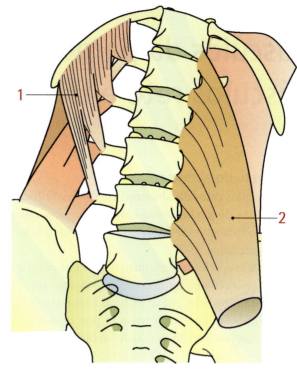

Fig. 36

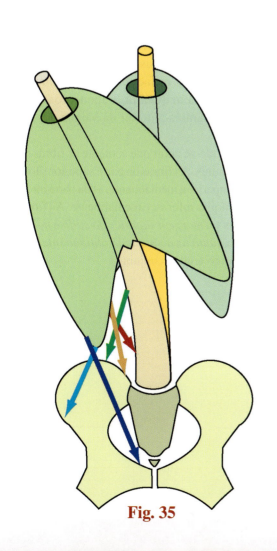

Fig. 35

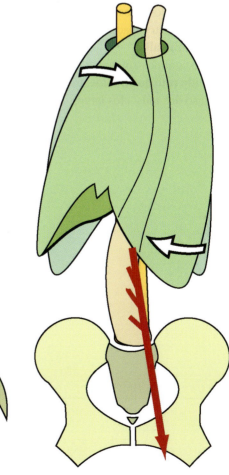

Fig. 38

Fig. 37

107

Músculos da parede abdominal: músculos reto e transverso do abdome

Músculo reto do abdome

Os dois músculos **retos do abdome (Fig. 39, vista frontal, e Fig. 40, vista de perfil)** formam *duas faixas musculares* estendidas na face anterior do abdome, de um lado e de outro da linha mediana.

Suas inserções superiores se efetuam nas *quinta, sexta e sétima cartilagens costais*, assim como no *processo xifóide*.

A espessa faixa muscular que se segue às suas inserções, estreita-se gradualmente, intercalada por *intersecções tendíneas*: duas intersecções acima do umbigo, uma na altura do umbigo e uma abaixo. O músculo reto do abdome é então um *músculo poligástrico*. A largura do corpo muscular é nitidamente menor abaixo do umbigo para dar origem a um *potente tendão* que se fixa na *margem superior do púbis*, na sínfise púbica, enviando *expansões para o lado oposto* e *em direção aos adutores*.

Os dois músculos retos do abdome são separados, na linha mediana, por um espaço mais largo acima do umbigo que abaixo: a **linha alba**.

Eles estão contidos em uma *bainha aponeurótica*, a **bainha do músculo reto do abdome**, formada pelas aponeuroses de terminação dos músculos largos da parede abdominal.

Músculo transverso do abdome

Os músculos **transversos do abdome (Fig. 41, vista frontal, o transverso foi representado apenas na metade esquerda, e Fig. 42, vista de perfil)** formam a *camada mais profunda* dos músculos largos da parede abdominal. Eles se inserem posteriormente no *ápice dos processos transversos das vértebras lombares*.

As fibras musculares *horizontais* caminham em sentido lateral e diretamente anterior e contornam a massa visceral. Elas dão origem a fibras aponeuróticas seguindo uma linha paralela na margem externa dos músculos retos do abdome. Essa aponeurose de terminação do músculo transverso *encontra a do lado oposto na linha mediana*. Ela passa, em sua maior parte, posteriormente ao músculo reto do abdome, fazendo parte da lâmina posterior da bainha dos retos do abdome. Porém, *abaixo do umbigo*, a aponeurose do transverso passa anteriormente ao músculo reto do abdome, *que a perfura* para passar posteriormente. A partir deste segmento, marcado na face posterior do músculo reto do abdome pela **linha arqueada**, a aponeurose do transverso participa da lâmina anterior da bainha dos retos do abdome.

Nesse esquema pode-se notar que somente as fibras da parte média são horizontais. As fibras da parte superior são ligeiramente oblíquas superior e medialmente, as da parte inferior são ligeiramente oblíquas inferior e medialmente. As fibras mais baixas terminam na *margem superior da sínfise púbica e do púbis* formando, *junto às do músculo oblíquo interno*, a **foice inguinal** (antigo tendão conjunto).

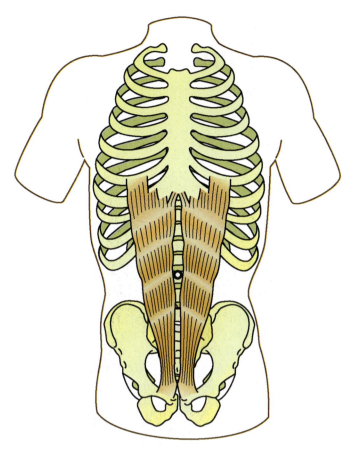

Fig. 39

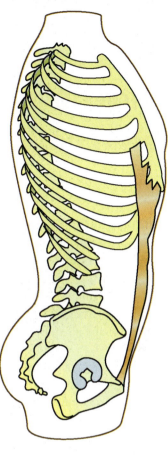

Fig. 40

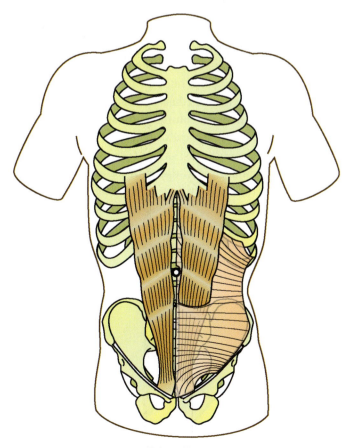

Fig. 41

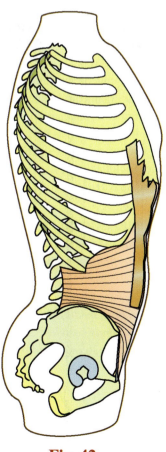

Fig. 42

Músculos da parede abdominal: músculos oblíquos interno e externo do abdome

Músculo oblíquo interno do abdome

O músculo **oblíquo interno do abdome (Figs. 43 e 44)** forma a *camada intermediária* dos músculos largos da parede abdominal.

A direção geral de suas fibras é *oblíqua de baixo para cima e de lateral para medial*, fixando-se na *crista ilíaca*. Suas fibras formam um revestimento muscular na parede lateral do abdome:

- algumas terminam diretamente nas *décima primeira e décima segunda costelas*;
- outras terminam por intermédio de uma *aponeurose* que se forma em continuação ao ventre muscular, seguindo uma linha primeiramente horizontal a partir do ápice da décima primeira costela, depois vertical ao longo da margem externa do músculo reto do abdome.

As fibras aponeuróticas terminam na *décima cartilagem costal* e no *processo xifóide*; elas entram na formação da *lâmina anterior* da bainha dos retos e, por isso, se entrecruzam na linha mediana com suas homólogas contralaterais formando a *linha alba*.

A parte baixa do músculo oblíquo interno se insere *diretamente na parte externa do ligamento inguinal*. Suas fibras são horizontais e, posteriormente, oblíquas inferior e medialmente; elas formam **a foice inguinal** com as fibras do transverso e terminam na **margem superior da sínfise púbica** e **tubérculo púbico**. A foice inguinal limita assim, com a parte interna do ligamento inguinal, o *orifício profundo do canal inguinal*.

Músculo oblíquo externo do abdome

O músculo **oblíquo externo do abdome (Figs. 45 e 46)** forma *a camada superficial* dos músculos largos da parede abdominal.

A direção geral de suas fibras é *oblíqua de superior para inferior e de lateral para medial*. Suas camadas musculares se inserem nas *sete últimas costelas*; elas se recobrem de inferior para superior e estão *intrincadas com as digitações do serrátil anterior*.

Os feixes musculares estão localizados na parede lateral do abdome e dão origem a uma *aponeurose* seguindo uma linha de transição primeiramente vertical, paralela à margem externa do músculo reto do abdome, e em seguida oblíqua inferior e posteriormente. Esta aponeurose faz parte da *lâmina anterior da bainha dos retos* e se entrecruza na linha mediana com sua homóloga oposta para contribuir na formação da **linha alba**.

As fibras oriundas da porção inserida na nona costela inserem-se *no púbis* e enviam *expansões aponeuróticas em direção aos adutores do mesmo lado e do lado oposto*. As fibras oriundas da porção que se insere na décima costela terminam *no ligamento inguinal*. Esses dois feixes tendíneos delimitam o *orifício superficial do canal inguinal*, triangular com o ápice súpero-lateral, e cuja base inferior medial é formada pelo púbis e tubérculo púbico, no qual se insere o **ligamento inguinal**.

Da descrição desses músculos da parede abdominal, formando o grupo anterior dos músculos motores da coluna, deve-se guardar as seguintes noções:

- os músculos retos do abdome, na parte anterior do abdome, formam duas faixas musculares **agindo a longa distância da coluna**, entre as partes anteriores do orifício inferior do tórax do cíngulo dos membros inferiores;
- os músculos largos formam três camadas sucessivas cuja direção das fibras é entrecruzada, como em um tecido: *transversal na camada profunda* do músculo transverso, *oblíqua superior e medialmente* para a camada média do músculo oblíquo interno, *oblíqua inferior e medialmente* para a camada superficial do músculo oblíquo externo.

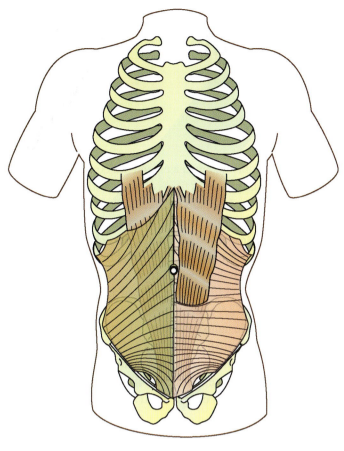

Fig. 43

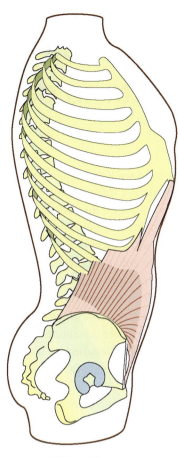

Fig. 44

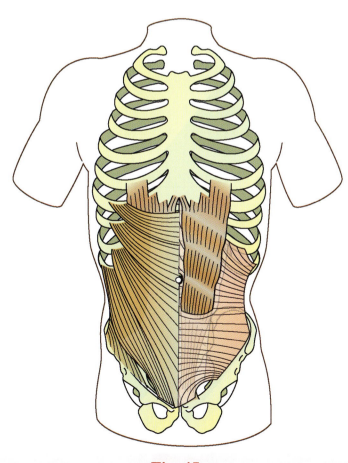

Fig. 45

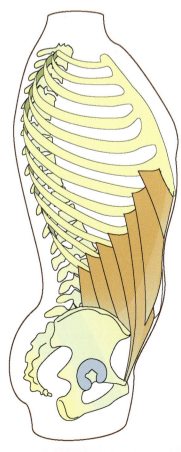

Fig. 46

111

Músculos da parede abdominal: o contorno da cintura

As fibras dos músculos largos, prolongadas pelas fibras de suas aponeuroses, formam uma tecelagem, um **verdadeiro espartilho em torno do abdome (Fig. 47)**. Na verdade, a direção das fibras do músculo oblíquo externo de um lado se prolonga na direção das fibras do músculo oblíquo interno de outro lado e vice-versa. Considerando o conjunto, os músculos oblíquo interno e externo formam uma trama não retangular, e sim **em forma de losango**: as costureiras diriam que este tecido está **enviesado**. Isto permite a ele adaptar-se ao aspecto da cintura. Pode-se até dizer que **este "viés" determina literalmente a concavidade da cintura**. Uma demonstração pode facilmente ser feita a partir de um **modelo**:
- se, entre dois círculos, tendermos fios ou elásticos **(Fig. 48)**, quando suas direções forem paralelas ao eixo que une o centro dos dois círculos, teremos uma *superfície cilíndrica*;
- se, por outro lado, girarmos o círculo superior com o inferior parado **(Fig. 49)**, os fios ficam estendidos em direção oblíqua e a superfície que "engloba" todas essas linhas é um **hiperbolóide de revolução** cuja superfície está moldada no formato de uma *curva hiperbólica*.

Esse mecanismo ajuda a entender a concavidade da cintura, mais nítida quando as fibras oblíquas estão *mais tensionadas*, e mais natural quando o *panículo adiposo é menos espesso*. Para reconstituir o formato da cintura, deve-se então **restabelecer a tonicidade dos músculos oblíquos do abdome**. O formato da parte inferior do abdome depende também dos músculos largos que formam uma **verdadeira cinta abdominal (Fig. 50)**, que poderíamos classificar como "subventral". A eficácia dessa cinta é determinada pela tonicidade, não tanto dos músculos retos anteriores quanto dos *músculos largos*:
- músculo oblíquo externo **(verde)**;
- principalmente, músculo oblíquo interno **(azul)**;
- especialmente o músculo **transverso (amarelo)**, em sua parte inferior.

Estes músculos têm uma função importante no *parto*, na **fase de expulsão**.

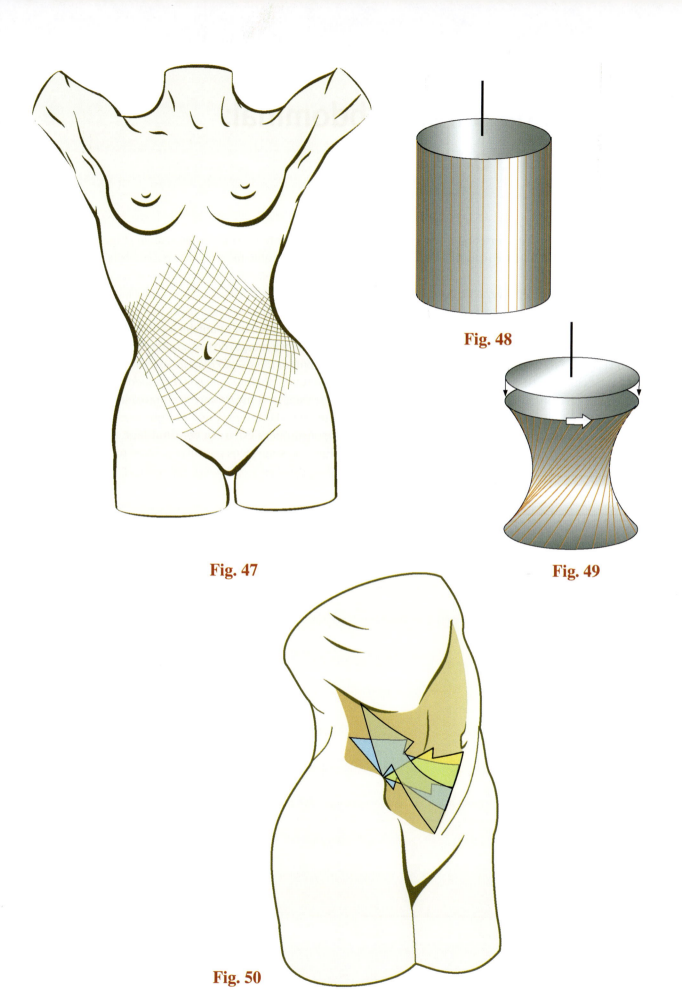

Fig. 47

Fig. 48

Fig. 49

Fig. 50

113

Músculos da parede abdominal: rotação do tronco

A rotação no eixo da coluna vertebral é feita pelos músculos da *goteira paravertebral* e pelos *músculos largos do abdome*.

Em uma **visão superior** de duas vértebras lombares **(Fig. 51)**, verificamos que a contração unilateral dos músculos da goteira paravertebral tem um leve efeito rotatório. Mas a camada muscular mais profunda, a dos **músculos transverso-espinais TS**, tem uma ação de rotação maior: apoiando-se nos processos transversos subjacentes, os músculos transverso-espinais puxam lateralmente o processo espinhoso da vértebra sobrejacente, levando assim a uma *rotação em direção ao lado oposto* de sua contração, em torno do centro de rotação situado na base do processo espinhoso **(cruz preta)**.

No momento da **rotação do tronco (Fig. 52)**, os músculos oblíquos do abdome têm um papel essencial. Na verdade, seus trajetos *enrolados em espiral em volta da cintura* lhes conferem grande eficácia, assim como suas inserções na caixa torácica, *distantes da coluna*, mobilizando não somente a coluna lombar, mas também a coluna torácica inferior.

Para obter a rotação do tronco para a esquerda **(Fig. 52)**, deve-se contrair o *músculo oblíquo externo OE do lado direito*, e o *músculo oblíquo interno OI do lado esquerdo*. Percebe-se que estes dois músculos estão enrolados no mesmo sentido em volta da cintura **(Fig. 53)** e que suas fibras musculares e aponeuróticas estão **em continuidade na mesma direção**. Eles são **sinérgicos** para esta ação de rotação.

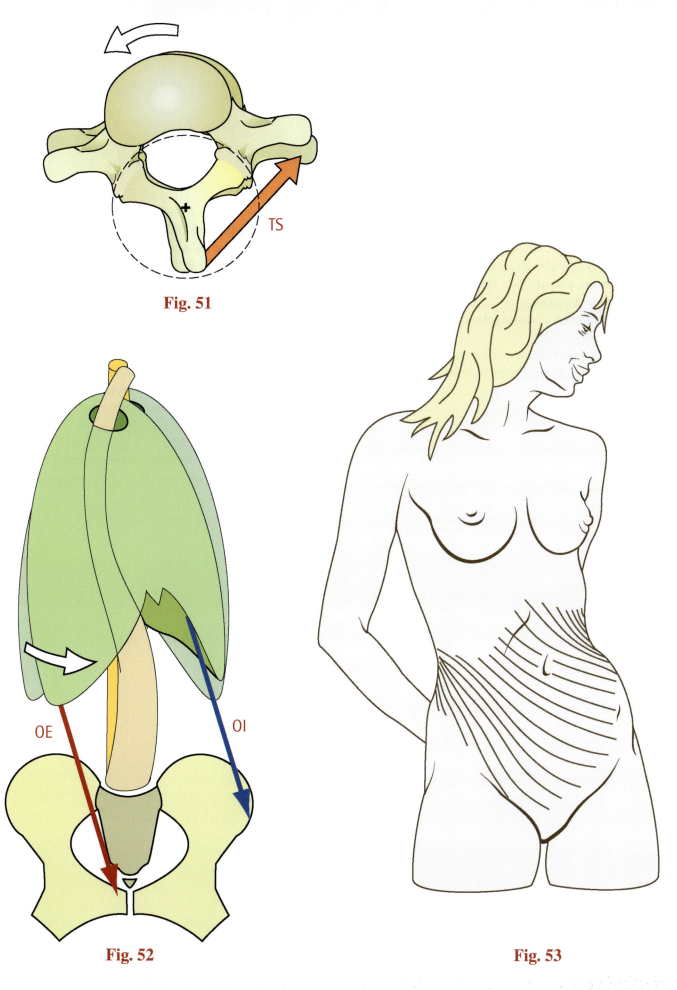

Fig. 51

Fig. 52

Fig. 53

Músculos da parede abdominal: flexão do tronco

Os músculos da parede abdominal são **potentes flexores do tronco (Fig. 54)**. Estando localizados *muito anteriormente ao eixo da coluna*, eles mobilizam o conjunto da coluna *para a frente* sobre as *articulações lombossacral e toracolombar*. Sua ação é **muito potente**, pois ela é efetuada por intermédio de *duas grandes alavancas*:
- a **alavanca inferior**, formada pela *distância promontório-púbica*;
- a **alavanca superior**, esquematizada pela *distância ântero-posterior do tórax inferior*, representando a sua espessura inferior.

O tamanho desta alavanca é a **distância dorso-xifóide**. O músculo **reto do abdome GD**, que une diretamente o processo xifóide à sínfise púbica, tem uma ação muito potente de flexão da coluna. Ele é *ajudado por dois músculos largos*, o músculo **oblíquo interno OI** e o músculo **oblíquo externo OE**, que unem a abertura inferior do tórax à margem superior da pelve.

Enquanto o músculo reto do abdome constitui um *tensor direto*, o músculo *oblíquo interno* constitui um *tensor oblíquo inferior e posteriormente*, e o músculo *oblíquo externo* um *tensor oblíquo inferior e anteriormente*. Eles executam também a *função de cabos de sustentação*, tanto mais quanto mais estiverem oblíquos.

Estes músculos têm dupla ação:
- por um lado eles fletem o tronco anteriormente **F**;
- por outro lado eles retificam de forma potente a lordose lombar **R**.

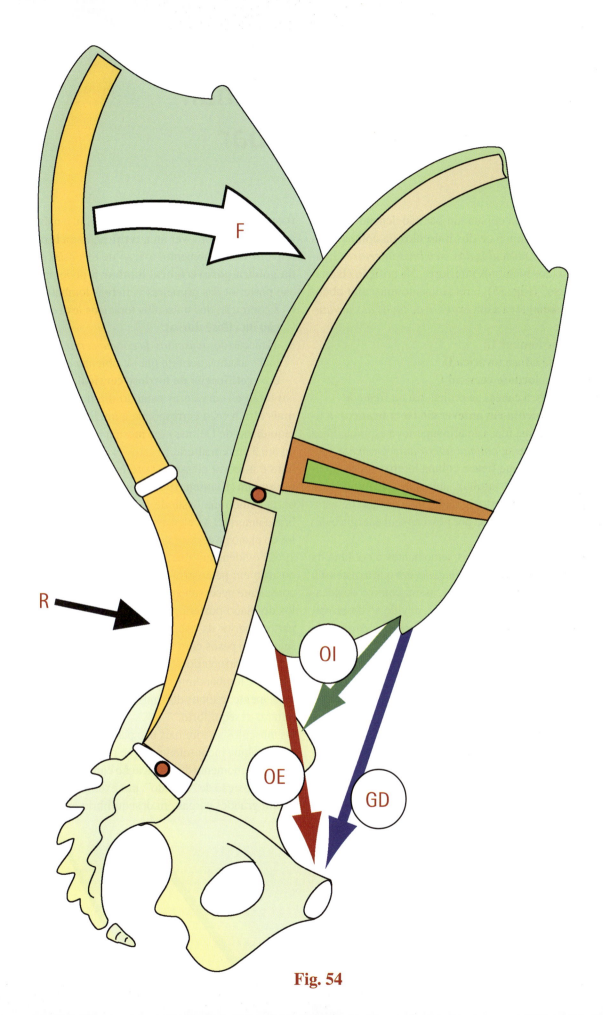

Fig. 54

Músculos da parede abdominal: retificação da lordose lombar

O grau de curvatura da coluna lombar não depende apenas dos músculos abdominais e dos músculos da coluna, mas também de *alguns músculos dos membros inferiores* ligados ao cíngulo dos membros inferiores. Na posição chamada "**de repouso**" **(Fig. 55)**, o relaxamento muscular abdominal **(setas azuis)** leva a um *exagero de todas as curvaturas da coluna*:

- **hiperlordose lombar L**;
- acentuação da **cifose torácica D**;
- acentuação da **lordose cervical C**.

Por esses motivos, a cabeça se projeta para a frente **b**.
A pelve se movimenta em anteversão (seta branca): a linha que une a espinha ilíaca ântero-superior à espinha ilíaca póstero-inferior torna-se *oblíqua ínfero-anteriormente*.
O músculo **psoas P**, que flete a coluna lombar sobre a pelve e **acentua a lordose lombar**, aumenta ainda mais essa deformação por sua hipertonicidade; essa atitude de astenia é freqüentemente adotada por pessoas sem energia e desanimadas.

Observamos também curvaturas semelhantes na coluna da mulher em estado de *gravidez avançada*, em que a distensão dos músculos da parede abdominal, assim como o deslocamento anterior do centro de gravidade, devido ao desenvolvimento do feto, *perturbam consideravelmente a estática da pelve e da coluna*.

A retificação das curvaturas da coluna, atitude chamada de "estenia" **(Fig. 56)**, tem sua origem *na pelve*.
A correção da anteversão da pelve é obtida pela ação dos **músculos extensores da articulação do quadril**:

- a contração dos músculos **posteriores da coxa IJ** e, principalmente, do **glúteo máximo G,** causa um movimento de *retroversão* da pelve **(seta branca)** e *reestabelece o aspecto horizontal do plano interespinal*. O sacro fica vertical, diminuindo a curvatura da coluna lombar;
- o papel mais importante na correção da hiperlordose lombar volta aos músculos do abdome, particularmente aos músculos **retos do abdome D**, que agem por intermédio de duas grandes alavancas.

Basta, portanto, contrair os músculos glúteo máximo e reto do abdome para promover uma **retificação da lordose lombar**. A partir deste momento, a ação de extensão dos **músculos da goteira paravertebral lombar S** pode promover a tração posterior das primeiras vértebras lombares:

- a contração dos músculos torácicos leva a uma **diminuição da cifose dorsal**;
- a atuação dos *músculos da coluna cervical*, como veremos mais adiante, permite que se obtenha da mesma maneira uma **retificação da lordose cervical**.

No total, as curvaturas estando diminuídas, **a coluna fica mais alta h** (isto corresponde a um leve aumento do índice raquidiano de Delmas) e a mesma pessoa pode ganhar 1, 2 ou até 3 cm em altura.

Esta é a teoria clássica, porém, estudos de "clinometria" mostraram (Klausen, 1965) que o conjunto da coluna se comporta como uma haste de guindaste, em posição desequilibrada anterior. As eletromiografias simultâneas dos músculos do plano posterior e dos abdominais (Asmussen e Klausen, 1962) evidenciam que em quatro de cada cinco pessoas, a posição em pé controlada pelo simples reflexo postural inconsciente necessita apenas da contração tônica dos músculos do plano posterior. Quando uma pessoa sobrecarrega a parte superior da coluna carregando um peso na cabeça ou segurando pesos com a mão pendendo ao longo do corpo, o desequilíbrio anterior da coluna aumenta levemente, enquanto a lordose lombar diminui e a cifose torácica aumenta. Simultaneamente, o tônus dos músculos espinais aumenta para limitar o desequilíbrio.

Os músculos abdominais não participariam, então, da estática da coluna inconsciente, o que não quer dizer que eles não atuem no momento de **retificação consciente** da lordose lombar, na posição de "sentido", por exemplo, ou quando se carregam grandes cargas em desequilíbrio anterior.

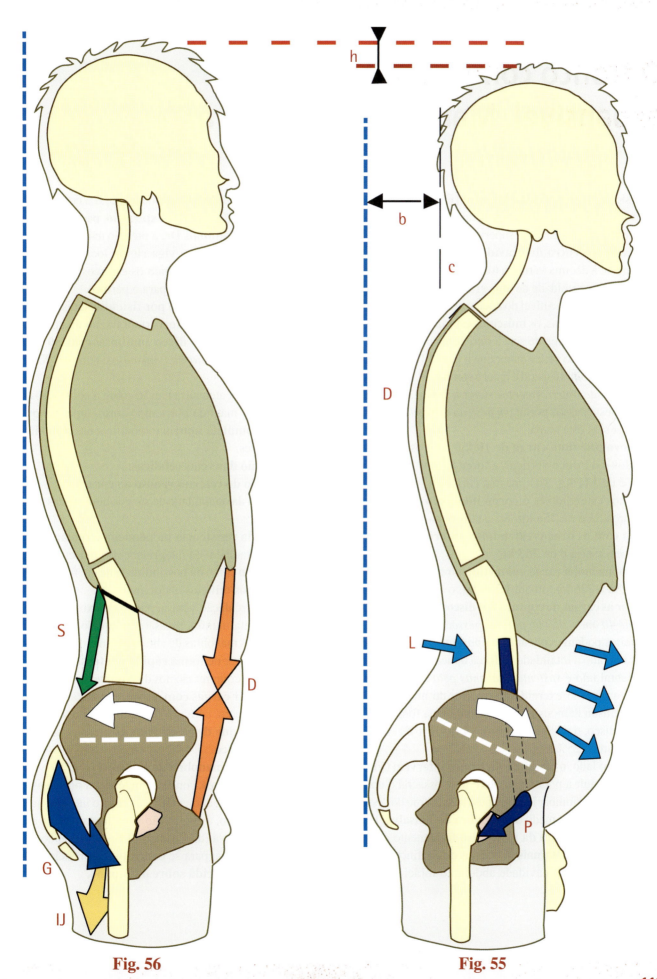

Fig. 56 **Fig. 55**

O tronco como uma estrutura expansível. Manobra de Valsalva

Na posição **inclinada para a frente (Fig. 57)**, os esforços exercidos sobre o disco lombossacral são consideráveis.

Na verdade, o peso da parte superior do tronco com a cabeça é aplicado ao **centro de gravidade parcial P** situado anteriormente à décima vértebra torácica. Este peso **P1** vai ser aplicado na extremidade de uma grande alavanca, cujo ponto de apoio se situa no nível do núcleo pulposo de **L5-S1**. Para equilibrar essas forças, os **músculos espinais S1** devem exercer um braço de força de sete a oito vezes menor, com uma força de sete a oito vezes maior que o peso P1. A força que é feita no disco lombossacral é igual à **soma** de P1 e S1. Quanto *mais inclinada anteriormente* estiver a pessoa, e, principalmente, se esta pessoa portar *um peso na extremidade do braço*, maior será esta soma.

Para levantar uma carga de 10 kg, com os joelhos flexionados e o tronco vertical, a força S1 dos músculos espinais é de **141 kg**. Se a mesma carga for levantada com os joelhos estendidos e o **corpo inclinado anteriormente**, a força S1 é de **256 kg**. Se esta mesma **carga for carregada com os braços estendidos anteriormente**, a força S1 necessária é de **363 kg**.

Neste momento, **a carga submetida ao núcleo** pulposo seria de 282 a 726 kg, ou até **1.200 kg**, o que é **nitidamente superior às cargas de ruptura dos discos vertebrais**: *800 kg antes de 40 anos, 450 kg para as pessoas idosas.*

Dois feitos podem explicar essa *aparente contradição*:

- por um lado a totalidade da força aplicada ao disco intervertebral *não é sustentada apenas pelo núcleo pulposo*. Para a pressão exercida no interior do núcleo pulposo Nachemson demonstrou que quando uma força é aplicada no disco, *o núcleo pulposo suporta 75% da carga*, e o anel fibroso 25%;
- por outro lado, **o conjunto do tronco intervém (Fig. 58)** para diminuir a pressão no disco lombossacral e nos discos da coluna lombar inferior, pelo mecanismo do "**esforço abdominal**", chamado de **manobra de Valsalva**. Ela associa o **fechamento da glote G** ao fechamento de **todos os orifícios abdominais F**, do ânus e do esfíncter vesical. Isto transforma a cavidade abdomino-torácica em uma **cavidade fechada A + T**, onde, graças à **contração sustentada dos músculos da expiração**, particularmente os **músculos abdominais Dr**, a pressão aumenta e transforma o conjunto em uma **viga rígida** localizada *anteriormente à coluna*, transmitindo os esforços para o cíngulo dos membros inferiores e para o períneo.

Esse mecanismo, utilizado por fisiculturistas, diminui a compressão nos discos intervertebrais: no disco **D12-L1**, ele diminui **50%** e no **disco lombossacral 30%**. Pela mesma razão, *a tensão dos músculos espinais S2 diminui 55%*.

Bastante útil para atenuar a tensão sobre a coluna, essa manobra pode ser mantida por tempo curto, uma vez que ela impõe uma **completa apnéia** e modificações hemodinâmicas importantes:

- **hipertensão das veias cefálicas**;
- **diminuição do retorno venoso ao coração**;
- diminuição da quantidade de sangue contida nas **paredes alveolares**;
- **aumento da resistência na pequena circulação**.

Ela necessita também da integridade dos músculos da cinta abdominal, bem como da possibilidade de um fechamento da glote e de outros orifícios abdominais.

O desvio da circulação venosa para os **plexos venosos vertebrais** aumenta muito a pressão do líquido cerebrospinal. Dessa forma, as manobras de abrandamento das grandes cargas devem ocorrer de forma **rápida e intensa**.

Para diminuir a compressão nos discos intervertebrais, é preferível **sustentar cargas com o tronco vertical**, e não inclinado anteriormente, com um desequilíbrio importante. **É a recomendação que deve ser feita às pessoas portadoras de hérnias de disco.**

Uma **variante da manobra de Valsalva (Fig. 59)**, utilizadas por mergulhadores, consiste em fechar **a boca e as narinas N**, e não a glote, aumentando a pressão na parte nasal da faringe. Nesse caso, a deglutição simultânea facilita a abertura da tuba auditiva (de Eustáquio) **E**, aumentando a pressão na orelha média, para se **contrapor à pressão externa que está sendo exercida sobre o tímpano**.

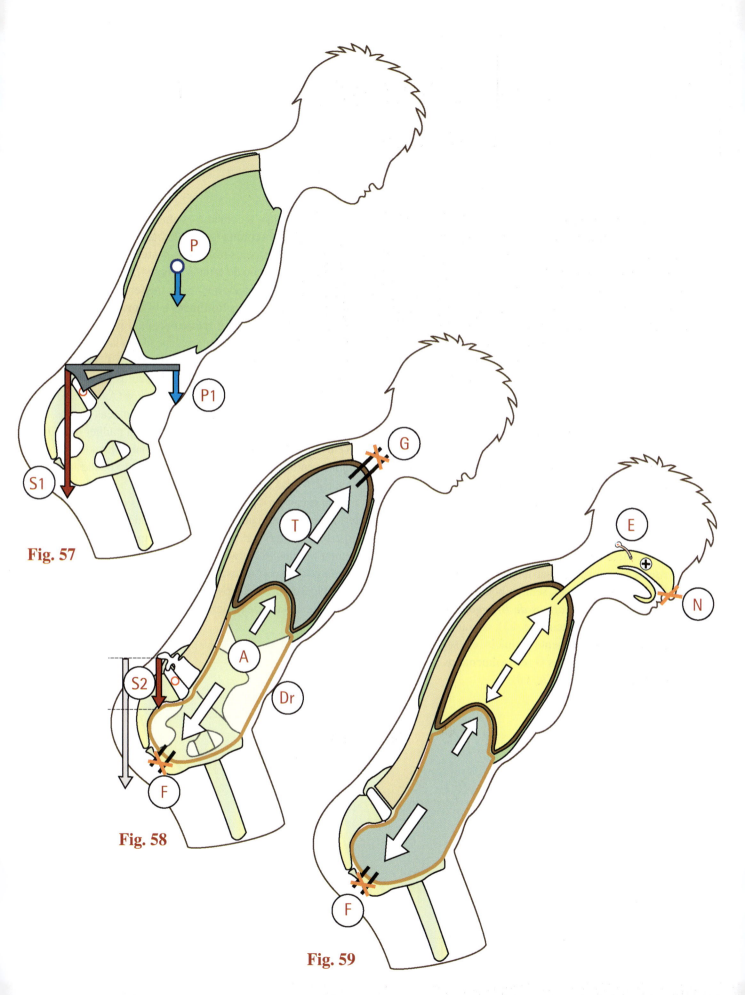

Fig. 57

Fig. 58

Fig. 59

Estática da coluna lombar na posição ortostática

Apoiada de forma simétrica sobre os dois membros inferiores, a **coluna lombar vista em perfil (Fig. 60)** apresenta, como já vimos, uma curvatura de concavidade posterior denominada **lordose lombar L**.

Em **vista posterior (Fig. 61), ainda apoiada simetricamente**, a coluna lombar é retilínea; entretanto, numa **posição inclinada lateralmente (Fig. 62)**, portanto em apoio assimétrico sobre um membro apenas, a coluna lombar apresenta uma *concavidade do lado do apoio*, devida à báscula da pelve **P**, uma vez que o osso do quadril de apoio está mais elevado que o de repouso.

Para compensar essa inclinação lateral lombar, *a curvatura torácica assume uma curvatura de concavidade oposta*, ou seja, do lado do membro sem carga. Dessa forma, a linha dos ombros **E** se inclina para o lado do membro de apoio.

Finalmente, a **coluna cervical** apresenta uma curvatura de *concavidade para o lado do apoio*, ou seja, na *mesma direção da curvatura lombar*.

Em posição simétrica **(Fig. 61)**, a linha dos ombros **E** é horizontal e paralela a uma linha pélvica **P** que passa na altura das fossetas sacrais (depressão na pele na altura das espinhas ilíacas póstero-superiores), sempre bem visíveis.

Os *estudos eletromiográficos de Brügger* mostraram que durante a **flexão do tronco (Fig. 63)**, os músculos **espinais D** contraem-se energicamente no início, em seguida contraem-se os músculos **glúteos G**, e finalmente os **posteriores da coxa IJ** e os **sóleos T (Fig. 60)**.

No final da flexão, a coluna é estabilizada pela ação passiva dos **ligamentos da coluna L** apoiados na pelve, cuja anteversão é contrabalançada pelos **músculos posteriores da coxa IJ**. Durante a **retificação do tronco (Fig. 64)**, os músculos agem em ordem inversa: inicialmente os **posteriores da coxa IJ**, depois os **glúteos G**, os **lombares** e os **torácicos D**.

Em **posição de pé com o tronco ereto (Fig. 60)**, o ligeiro desequilíbrio anterior é contrabalançado pela contração tônica dos músculos posteriores: **tríceps sural T**, **posteriores da coxa IJ**, músculos **espinais D** e músculos cervicais **C**, *os abdominais, ao contrário, estão relaxados* (Asmussen).

Algumas vezes, nas praias, observamos moças jovens em **atitude astênica (Fig. 65)** – é a debacle da mulher imaginada em boa postura: os músculos abdominais relaxados **1** acentuam o ventre, o peito é encovado **2** e a cabeça pende anteriormente **3**. Todas as curvaturas da coluna se acentuam: região lombar escavada **4** pela hiperlordose, tórax arredondado posteriormente **5** pelo aumento da cifose, nuca escavada **6** pela hiperlordose cervical. Nesse caso o remédio é simples; aumentar o tônus! Contrair os músculos posteriores da coxa e os glúteos, mover as escápulas posteriormente contraindo os músculos posteriores do tórax e olhar em direção ao horizonte... Nada de moleza!

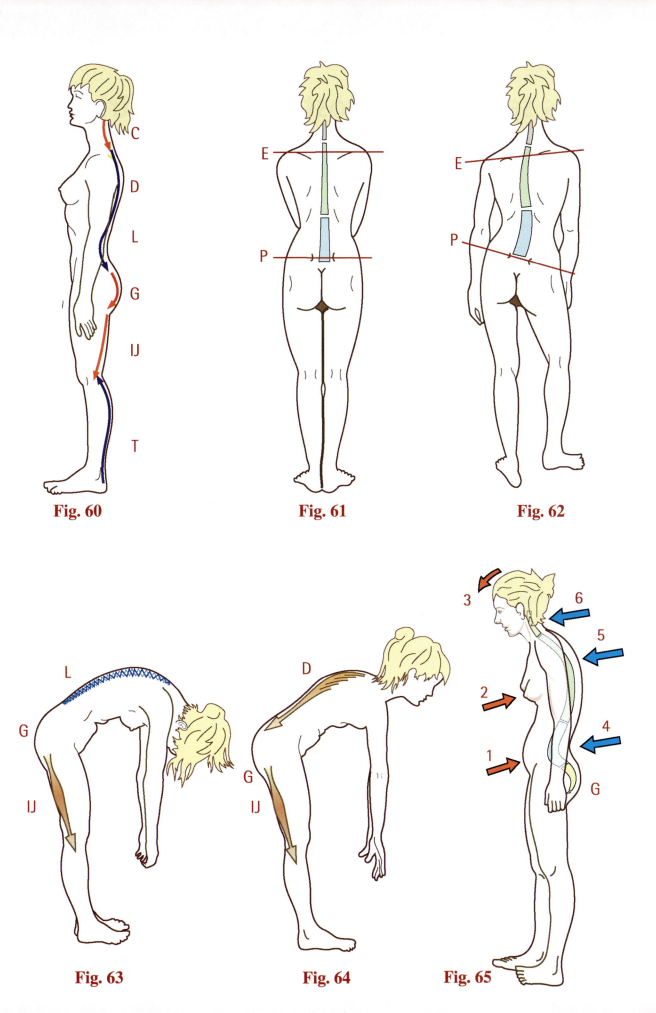

Fig. 60

Fig. 61

Fig. 62

Fig. 63

Fig. 64

Fig. 65

123

Posições sentada e ortostática assimétricas: a coluna dos músicos

Na estatuária grega, é notável a evolução entre os **curos (Fig. 66)**, de pé em posição simétrica, sem flexibilidade, herdados das estátuas egípcias, e o **Apolo de Praxíteles (Fig. 67)**, cuja leveza torna o mármore ou o bronze mais vivos. Foi esse genial escultor que inventou a **posição praxiteliana,** posição inclinada, com apoio assimétrico, que em seguida inspirou toda a arte da escultura. Antes dos nossos militares, os escultores gregos já haviam inventado as posições de "sentido" e "à vontade"...!

Essa posição praxiteliana é usada em muitas atividades cotidianas, particularmente entre os artesãos e os músicos. Nos **violinistas (Fig. 68)**, a posição da pelve é, na maior parte do tempo, simétrica, porém o cíngulo dos membros superiores deve adotar uma posição completamente assimétrica, levando assim a uma postura totalmente anormal da coluna cervical. Os distúrbios funcionais são bastante freqüentes nesses artistas, algumas vezes repercutindo de forma importante em suas carreiras e demandando a intervenção de profissionais de reabilitação bastante especializados.

Todos os instrumentos de corda impõem uma posição assimétrica. Os **violonistas (Fig. 69)** estão não somente em posição assimétrica do cíngulo dos membros superiores, como também, freqüentemente em assimetria pélvica, com o pé esquerdo elevado por um calço.

Os **pianistas** precisam de uma boa postura sentada, sendo muito importante para isso o posicionamento de seu assento:
- sentado em um **assento a uma boa distância e altura (Fig. 70)**, a coluna vertebral não forma curvaturas anormais e o cíngulo dos membros superiores fica numa posição que permite alcançar o teclado *sem esforço ou contorção*;
- se o assento está **muito distante (Fig. 71)**, a coluna trabalha em condições anormais, sendo necessário o desenvolvimento de uma *hipercifose torácica* e uma *hiperlordose cervical*. Além disso, a distância importante das mãos causa *fadiga do cíngulo dos membros superiores*.

Mesmo se o assento estiver bem regulado, o pianista deve saber controlar a curvatura da coluna lombar **(Fig. 72)**, pois uma hiperlordose permanente acaba provocando lombalgias. Resumindo, é fácil constatar que **entre os músicos**, sobretudo entre aqueles que tocam um **instrumento de cordas, é fundamental um bom controle da postura da coluna vertebral**. Realmente, grande parte dos distúrbios no exercício de sua profissão e de sua arte pode ter origem em **vícios de má postura**, muitas vezes difíceis de corrigir, mesmo com tratamento prolongado conduzido por **fisioterapeutas especializados**. A coluna vertebral também tem uma grande importância na **suspensão do cíngulo dos membros superiores** que trabalham freqüentemente em **condições de assimetria**, e sobre os quais *um vício de postura permanente também pode ter conseqüências desastrosas*. Os músicos devem, portanto, ter *muito cuidado com sua coluna*...

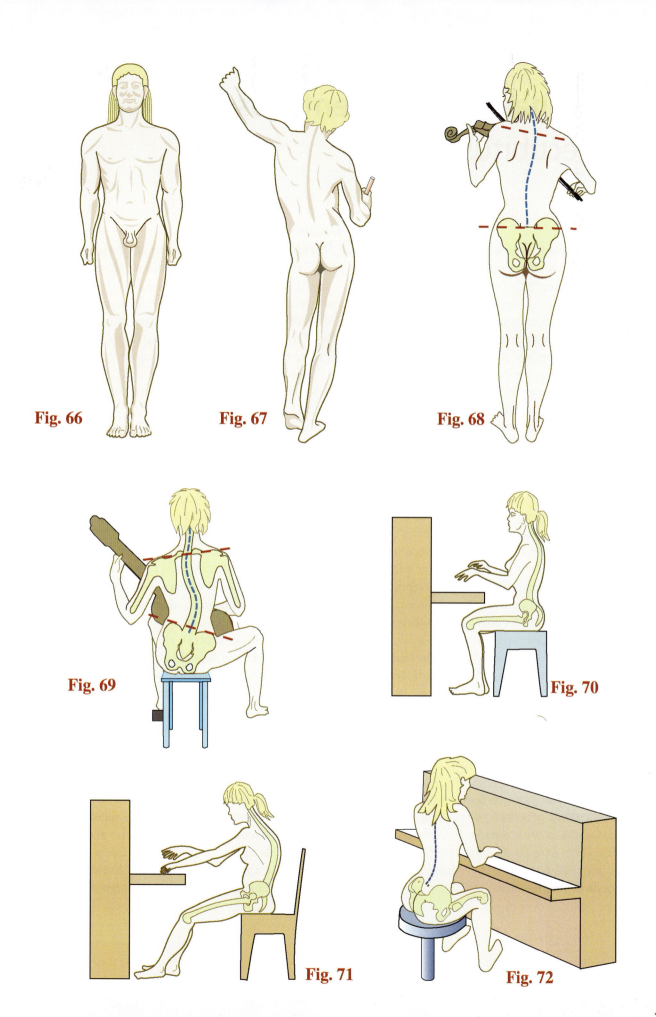

Fig. 66

Fig. 67

Fig. 68

Fig. 69

Fig. 70

Fig. 71

Fig. 72

A coluna nas posições sentadas e nos decúbitos

Posições sentadas

Na **posição sentada com apoio isquiático (Fig. 73)**, numa postura dita *de digitação* sem apoio sobre o encosto, o peso do corpo repousa unicamente sobre os ísquios e a pelve permanece com um equilíbrio instável, mais solicitado na direção da anteversão, provocando uma *hiperlordose lombar* e uma acentuação das curvaturas torácica e cervical. Os músculos do cíngulo dos membros superiores e, especialmente, o **trapézio**, que eleva o cíngulo e os membros superiores, são *solicitados* para manter a estática da coluna vertebral. Em longo prazo, essa postura causa **dores** conhecidas como "**síndrome do digitador**" ou **síndrome dos trapézios**.

Na **posição sentada em apoio isquiofemoral (Fig. 74)**, conhecida como *posição de cocheiro*, com o tronco inclinado anteriormente, algumas vezes repousando sobre os joelhos com os membros superiores, o apoio se faz sobre os *túberes isquiáticos* e a *face posterior das coxas*. A pelve fica em *anteversão* e o aumento da curvatura torácica leva a uma *retificação da lordose lombar*. Com os membros superiores estabilizando o tronco com um esforço muscular mínimo, é possível até dormir (o cocheiro...). Posição de repouso dos músculos da goteira paravertebral, ela é comumente adotada de forma instintiva pelos doentes **com espondilolistese**, pois *diminui o efeito de cisalhamento sobre o disco lombossacral*, permitindo o *relaxamento dos músculos do plano posterior*.

Em **posição de apoio isquiossacral (Fig. 75)**, o tronco completamente *deslocado posteriormente* repousa sobre o encosto da cadeira e o apoio se faz nos *túberes isquiáticos* e *face posterior do sacro e do cóccix*. **A pelve fica em retroversão**, **lordose lombar se retifica**, a cifose torácica aumenta e a cabeça pode se inclinar anteriormente sobre o tórax, ao mesmo tempo que a lordose cervical se inverte. Essa também é uma **posição de repouso**, *podendo levar ao sono*, porém, *a respiração é dificultada* pela flexão do pescoço e pelo peso da cabeça repousando sobre o esterno. Essa posição, *reduzindo o deslizamento anterior* da quinta vértebra lombar e relaxando os músculos posteriores da coluna lombar, **ameniza as dores da espondilolistese**.

Decúbito

O **decúbito dorsal com os membros inferiores estendidos (Fig. 76)** é a posição mais comumente adotada para repouso: a tração dos músculos psoas causa uma hiperlordose lombar e produz um vazio sob a região lombar.

No **decúbito dorsal com os membros inferiores em flexão (Fig. 77)**, o **relaxamento do psoas** provoca uma *retroversão da pelve* e uma **diminuição da lordose lombar**: a *escavação lombar* se assenta no plano de apoio, determinando um melhor relaxamento dos músculos da coluna vertebral e do abdome.

Na **posição dita de "relaxamento" (Fig. 78)**, obtida com auxílio de almofadas ou em certas cadeiras especiais, o plano de apoio torácico é *côncavo*, provocando uma *retificação das lordoses lombar e cervical*; um **apoio sob os joelhos** flete o quadril, relaxando os músculos psoas e posteriores da coxa.

No **decúbito lateral (Fig. 79)**, a coluna forma uma *curvatura sinuosa*: a partir de uma convexidade lombar inferior, a linha das fossetas sacrais e a linha dos ombros se unem acima da pessoa. A coluna torácica forma uma curvatura convexa superiormente. Essa postura *não permite um relaxamento muscular geral* e acarreta algumas *dificuldades respiratórias durante anestesias*.

Quanto ao **decúbito ventral**, ele apresenta todos os inconvenientes do decúbito dorsal (hiperlordose lombar), agravados pelas dificuldades respiratórias devidas ao apoio sobre a caixa torácica. O abdome empurrando seu conteúdo em direção ao diafragma faz com que ele diminua sua excursão, provocando uma possível obstrução do corredor respiratório pelo plano de apoio ou corpos estranhos. Entretanto, numerosas pessoas adotam essa posição para dormir, embora a trocando logo em seguida. De uma maneira geral, *durante o sono não se conserva uma mesma posição durante muito tempo*, o que permite um **relaxamento sucessivo de todos os grupos musculares** e, sobretudo, uma **troca constante dos pontos de apoio**, já que sabemos que **a permanência de pontos de apoio por mais de três horas pode causar escaras** por falta de vascularização do tegumento.

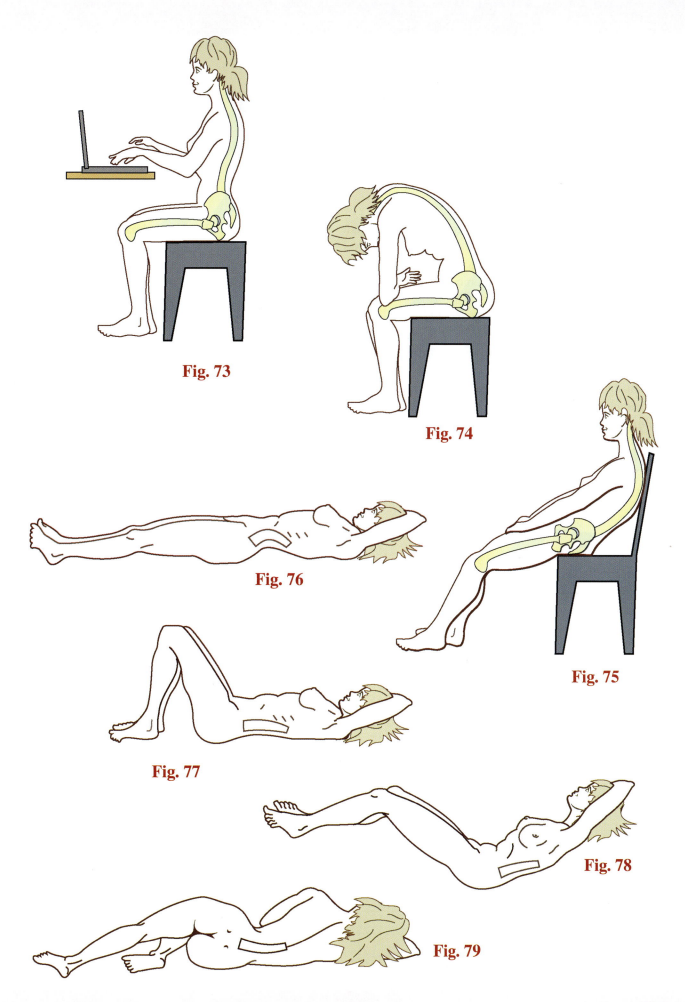

Fig. 73

Fig. 74

Fig. 76

Fig. 75

Fig. 77

Fig. 78

Fig. 79

Amplitude da flexão-extensão na coluna lombar

As amplitudes de flexão-extensão na coluna lombar variam bastante de acordo com o indivíduo e com a idade. Dessa forma, todos os números informados são de casos particulares ou médios. Apesar disso, podemos guardar o seguinte **(Fig. 80)**:
- a **extensão**, que se acompanha de uma *hiperlordose* lombar, tem uma amplitude de 30°;
- a **flexão**, que se acompanha de uma *retificação da lordose* lombar, tem uma amplitude de 40°.

Os trabalhos de David e Allbrook **(Fig. 81)** permitem conhecer a amplitude individual de flexão-extensão de cada nível **(coluna da direita)** e a amplitude total e acumulada de flexão-extensão **(coluna da esquerda)**: 83°, ou seja, bem perto dos 70° citados anteriormente.

Por outro lado, a **amplitude máxima de flexão-extensão** se situa **entre L4 e L5**: 24°, em seguida, em ordem decrescente de amplitude, vêm as interlinhas L3-L4 e L5-S1, ambas com 18°, e praticamente com o mesmo valor as interlinhas L2-L3, com 12°, e L1-L2, com 11°. A coluna lombar inferior parece para esses autores, *muito mais móvel no plano da flexão-extensão que a coluna lombar superior*.

Como era de se esperar, as amplitudes da flexão variam segundo a faixa etária, como mostra o **quadro (Fig. 82,** segundo Tanz). Ele permite constatar que a mobilidade da coluna lombar **decresce com a idade** e é *máxima entre dois e treze anos*. A mobilidade máxima ocorre na *parte baixa do segmento lombar*, com uma predileção pelo espaço L4-L5.

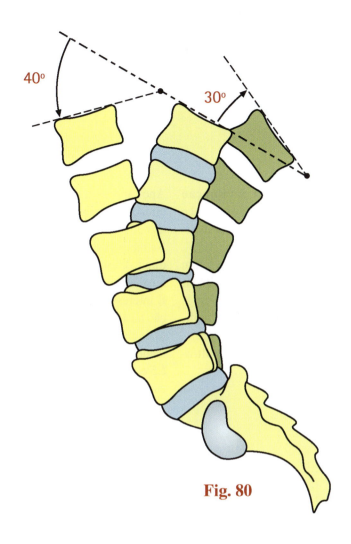

Fig. 80

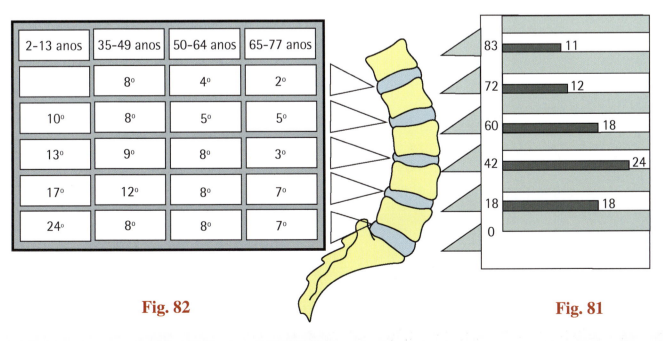

Fig. 82

Fig. 81

129

Amplitude de inclinação (flexão lateral) da coluna lombar

Como na flexão-extensão, a **amplitude de inclinação (Fig. 83)** da coluna lombar tem uma variação individual e etária: entretanto, podemos dizer que em média esta inclinação é de 20 a 30°.

As **amplitudes de inclinação (Fig. 84**, segundo Tanz) foram estudadas **em cada nível**. Elas diminuem consideravelmente com a idade:

- são **máximas entre 2 e 13 anos**, quando atingem amplitude de **62°** de um lado para o outro da posição neutra;
- entre 35 e 49 anos a amplitude a cada lado não ultrapassa 31°;
- cai para 29° entre 50 e 64 anos;
- é de 22° entre 65 e 77 anos.

Após apresentar considerável importância até 13 anos, a inclinação permanece *relativamente estável, em torno de 30°, dos 35 aos 64 anos*, em seguida caindo para 20°.

Na meia-idade, a amplitude total de inclinação entre os lados direito e esquerdo é então de **60°**, ou seja, aproximadamente igual a amplitude total de flexão-extensão da coluna lombar. É interessante notar que a amplitude segmentar de inclinação na altura do disco L5-S1 é muito pequena, pois, de 7° na infância, ela cai rapidamente a 2° e 1°, chegando até a 0° em idade avançada. **A amplitude máxima se situa entre L4 e L5 e, sobretudo entre L3 e L4**, onde ela é de 16° na infância, permanecendo relativamente estabilizada em 8° dos 35 aos 64 anos, para cair até 6° na idade avançada.

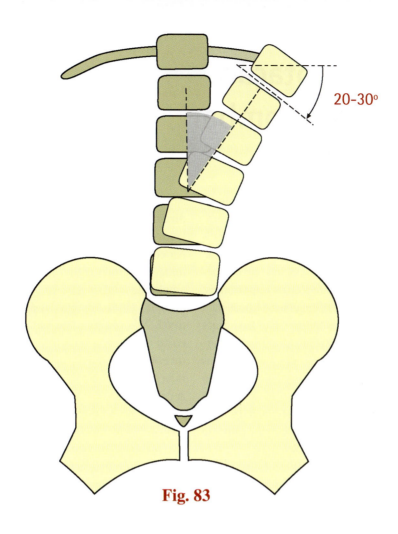

Fig. 83

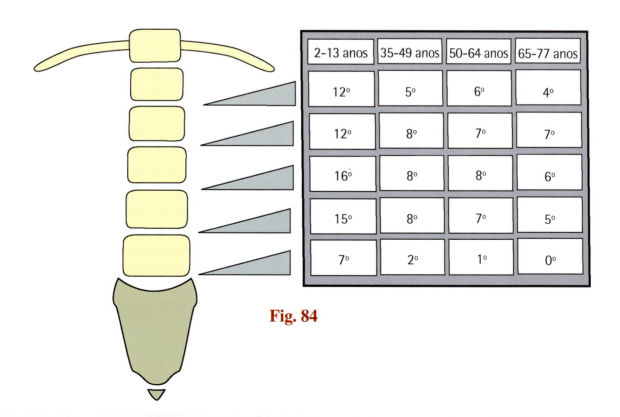

Fig. 84

	2-13 anos	35-49 anos	50-64 anos	65-77 anos
	12°	5°	6°	4°
	12°	8°	7°	7°
	16°	8°	8°	6°
	15°	8°	7°	5°
	7°	2°	1°	0°

Amplitude de rotação da coluna toracolombar

A amplitude de **rotação segmentar e total nas porções lombar e torácica da coluna vertebral** foi durante muito tempo desconhecida. Realmente é muito difícil imobilizar a pelve e observar a rotação na extremidade torácica da coluna, pois o cíngulo dos membros superiores em sua parte superior é muito móvel, levando facilmente a erros importantes. Foi necessário esperar os trabalhos de Gregersen e Lucas para dispor de números confiáveis. Esses autores não hesitaram em *implantar marcadores radiológicos metálicos sob anestesia local*, nos processos espinhosos das vértebras torácicas e lombares, e medir seu deslocamento angular utilizando *receptores eletrônicos bastante sensíveis*. Eles puderam, dessa forma, medir a **rotação dos segmentos torácico e lombar da coluna durante a marcha (Fig. 85)** e em **amplitude total nas posições sentada e de pé (Fig. 86)**.

Durante a **marcha (Fig. 85)**, o lado esquerdo do gráfico mostra que o disco D7-D8 permanece no seu lugar, enquanto a rotação é máxima entre as duas vértebras adjacentes (lado direito do gráfico). É, portanto, em torno desse **andar-pivô** que as amplitudes de rotação são maiores, diminuindo em seguida regularmente para cima e para baixo, tornando-se bem pequenas na altura da coluna lombar (0,3°) e torácica superior (0,6°), como mostrado na curva **D**. **A rotação da coluna lombar é, então, duas vezes mais fraca que nas partes menos móveis da coluna torácica**; nós vimos anteriormente as razões anatômicas dessa limitação. Estudando em seguida a **rotação total e máxima direita-esquerda (Fig. 87)**, Gregersen e Lucas evidenciaram uma pequena diferença entre as medidas tomadas na posição sentada **A** ou de pé **D**. A **posição sentada** apresenta amplitudes menores, pois *a pelve é imobilizada com maior facilidade* quando o quadril está em flexão, permitindo fixar o plano frontal **F** de referência.

No que diz respeito à **coluna lombar** isolada, a **rotação total direita-esquerda** é de apenas **10°**, correspondendo a 5° de cada lado, ou seja, em média, 1° de rotação em cada nível.

Na **coluna torácica**, a rotação é visivelmente *mais importante*, atingindo, entre as rotações direita e esquerda, uma amplitude total de 85°–10°, ou seja, 75°, sendo **37° de cada lado**, ou ainda uma média de **34° de cada lado e em cada nível**. Nós observamos, então, que *apesar da presença da caixa torácica*, a rotação é **quatro vezes mais importante na coluna torácica considerada em seu conjunto,** comparada à coluna lombar.

A comparação das duas curvas permite reconhecer que, sentado ou de pé, a amplitude total da *rotação direita-esquerda é idêntica*. Somente *as proporções variam* entre essas duas curvas; realmente, a curva da posição de pé mostra **quatro pontos de inflexão**, em particular um **na parte inferior da coluna lombar, onde a rotação é mais ampla na posição de pé**. Parece que o mesmo acontece na zona transicional **toracolombar**.

Na prática, como é impossível implantar marcadores radiológicos metálicos nos processos espinhosos das pessoas nas quais queremos medir a rotação da coluna toracolombar, temos de nos contentar com **métodos clínicos antigos de avaliação da pessoa sentada (Fig. 87)**, tentando manter a linha dos ombros estável em relação ao tórax. Solicitamos que a pessoa faça uma rotação para um lado e para o outro e medimos o ângulo **F** formado entre a linha dos ombros e o plano frontal. Esse ângulo, de 15 a 20°, não representa a amplitude máxima de rotação unilateral, que, segundo Gregersen e Lucas, aproxima-se de 45°. Um meio simples para fixar o cíngulo dos membros superiores em relação ao tórax consiste em manter os membros inferiores na horizontal, sobre um *cabo de vassoura apoiado na altura das escápulas*. Ele materializa a **linha do ombro**.

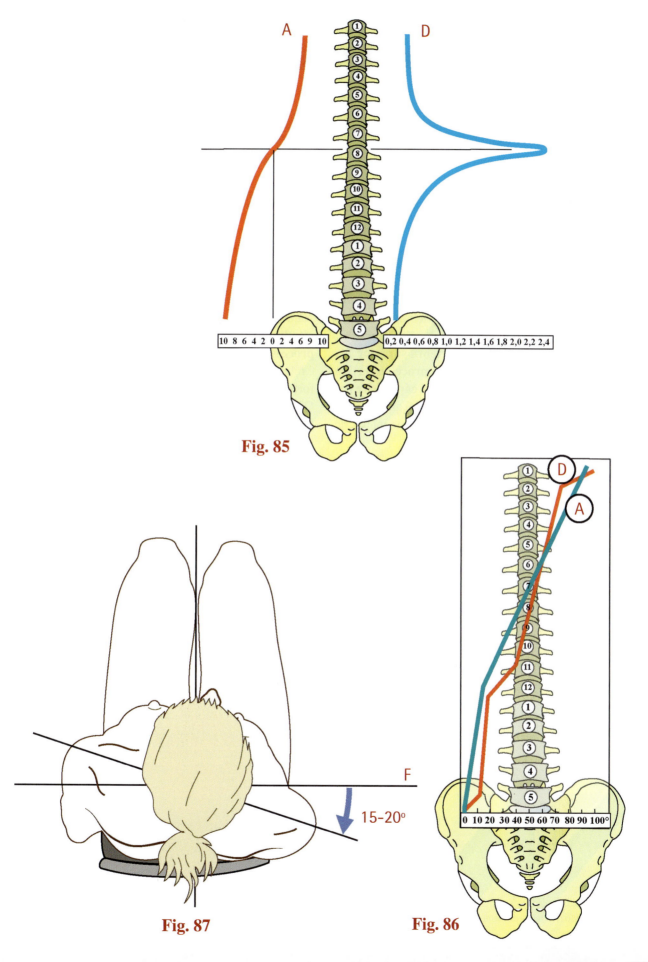

Fig. 85

Fig. 87

Fig. 86

O forame intervertebral e o anel radicular

É impossível terminar este capítulo de anatomia funcional da coluna lombar sem fornecer algumas informações sobre a fisiopatologia radicular, extremamente rica nesse segmento da coluna.

São indispensáveis algumas noções sobre anatomia para compreender o mecanismo dos comprometimentos radiculares. Cada **nervo espinal NR** conecta-se ao canal vertebral por meio de um **forame intervertebral (Fig. 88)**. Esse **forame intervertebral 2** é delimitado:
- anteriormente pelo **contorno posterior do disco intervertebral 1** e parte adjacente do corpo vertebral;
- inferiormente pelo **pedículo da vértebra inferior 10**;
- superiormente pelo **pedículo da vértebra superior 11**;
- posteriormente pelas **articulações dos processos articulares 9**, reforçadas anteriormente por sua **cápsula 8** e pela **margem externa do ligamento amarelo 6** que recobre a cápsula e vem *invadir ligeiramente* o forame intervertebral, como se vê na **Figura 90**.

No interior do **forame intervertebral 2**, o nervo espinal deverá perfurar o saco dural **(Fig. 89)**: esta vista lateral mostra como o **nervo espinal 3**, inicialmente situado no **interior do saco dural 14**, vai se aproximar da parede interna do **saco dural 4** e perfurá-lo na altura do **colar radicular 5**[2] que representa um ponto fixo, ponto de passagem obrigatória do nervo espinal, onde ele é *mantido pelo saco dural*.

Saco dural é uma outra *denominação no canal medular* da **dura-máter**, o envoltório mais externo e mais resistente do sistema nervoso.

Em uma **vista superior (Fig. 90)**, encontramos todas as relações entre o eixo nervoso e o canal vertebral. A **medula**, vista *em corte* com a **substância cinzenta** ao centro e a **substância branca** periférica, envolvida pelo **saco dural 4**, está contida no **canal vertebral** revestido:
- anteriormente pelo **ligamento longitudinal posterior 12**;
- posteriormente pelo **ligamento amarelo 7**.

Anteriormente ao corpo vertebral, é visível o **ligamento longitudinal anterior 13**. A face anterior das **articulações dos processos articulares 9** está recoberta pela cápsula articular e reforçada por um "**ligamento articular" 8**, ele mesmo reforçado por um **prolongamento do ligamento amarelo 6**. O **nervo espinal NR**, repousando sobre o **pedículo da vértebra inferior 10**, passa, dessa forma, por um **estreito desfiladeiro** entre:
- o disco anteriormente, reforçado pelo ligamento longitudinal posterior;
- a articulação dos processos articulares posteriormente, reforçada por um prolongamento do ligamento amarelo.

É no **interior do forame intervertebral**, formado por componentes sólidos, e, portanto, inextensíveis, que o nervo espinal pode ser ameaçado e comprimido por uma **hérnia de disco**.

---

[2] N.R.T.: A Comissão Federativa da Terminologia Anatômica não denomina essa região.

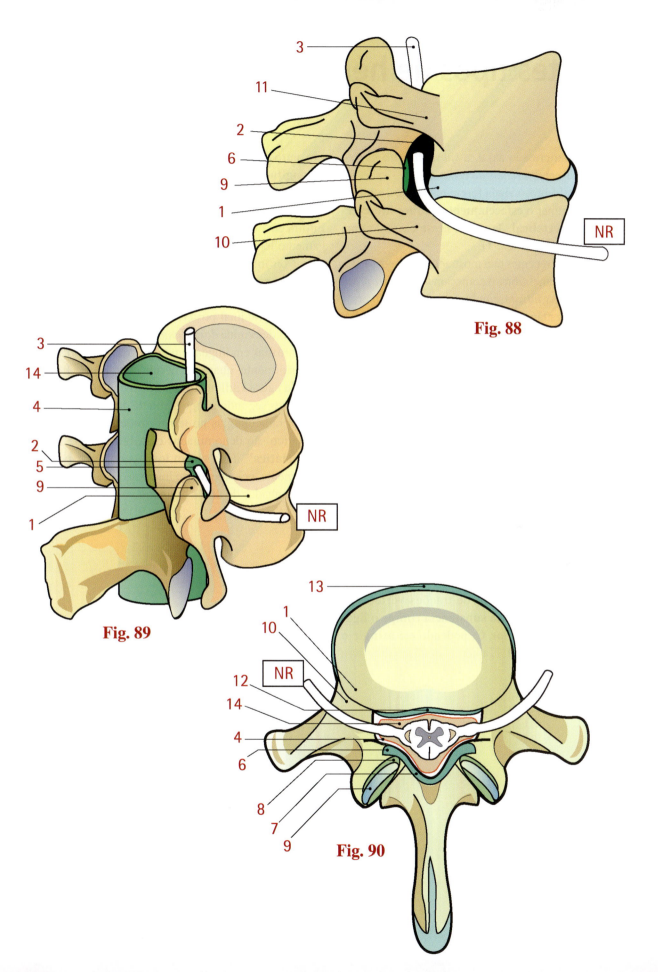

Fig. 88

Fig. 89

Fig. 90

As legendas são comuns às três figuras.

Diferentes tipos de hérnia de disco

Sob o efeito da compressão axial, a *substância do núcleo pulposo pode fluir em diferentes direções*.
Se as fibras do anel fibroso ainda forem resistentes, a hipertensão pode determinar o **esfacelamento da face intervertebral do corpo vertebral**. Trata-se, nesse caso, de uma **hérnia intra-esponjosa (Fig. 91)**.
Entretanto, trabalhos recentes têm mostrado que, *a partir dos 25 anos*, as fibras do anel fibroso começam a *degenerar*, podendo haver *rupturas intrafasciculares* entre suas diversas camadas. Podemos então verificar, sob pressão axial, a **substância do núcleo pulposo se difundir através das fibras do anel fibroso (Fig. 92)**.
Essas difusões da substância do núcleo podem ser **concêntricas**, embora, mais freqüentemente, sejam **radiais**. As difusões anteriores são mais raras. Por outro lado, as difusões posteriores são, geralmente, na **direção póstero-lateral**.
Assim, quando o **disco se rompe (Fig. 93)**, uma parte da substância do núcleo se difunde anteriormente ou, principalmente, posteriormente. Ela pode, dessa forma, alcançar a margem posterior do disco e aflorar **sob o ligamento longitudinal posterior (Fig. 94)**.
A partir de uma simples fissura **A**, num primeiro estágio, permanecendo presa ao núcleo pulposo, essa substância do núcleo pode permanecer bloqueada sob o ligamento longitudinal posterior **B**. Nesse caso ainda é possível reintegrá-la ao núcleo pulposo, por meio de trações vertebrais. Porém, muito comumente, **essa substância rompe o ligamento longitudinal posterior C**, podendo até **atingir o interior do canal vertebral**. É a hérnia de disco dita livre **D**, migratória.

Em outros casos ela permanece **bloqueada sob o ligamento longitudinal posterior E**, já que as fibras do anel fibroso se fecharam posteriormente, impedindo qualquer possibilidade de retorno.
Enfim, em outros casos, após atingir a face profunda do ligamento longitudinal posterior, a hérnia pode deslizar superior ou inferiormente **F**. Trata-se, nesse caso, de uma hérnia migratória subligamentar.
É quando a hérnia de disco atinge a face profunda do ligamento longitudinal posterior que a tensão das suas fibras nervosas determina *dores lombares* ou **lombalgias**, que são denominadas em linguagem popular como *dores nos rins*. Posteriormente, quando a hérnia *comprime o nervo espinal*, ela causa **radiculalgias**, que recebem denominações diferentes segundo a topografia da dor. A título de exemplo, as radiculalgias no território de inervação do nervo isquiático são denominadas **ciatalgias**, nome clínico da **"dor ciática"**. Fala-se em **lombociatalgia**, pois, muito comumente, pelo menos no início, as dores radiculares são acompanhadas de dores lombares.

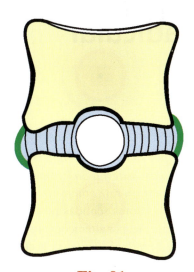

Fig. 91

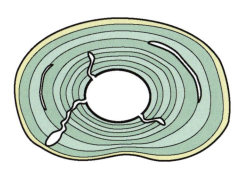

Fig. 92

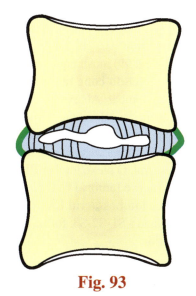

Fig. 93

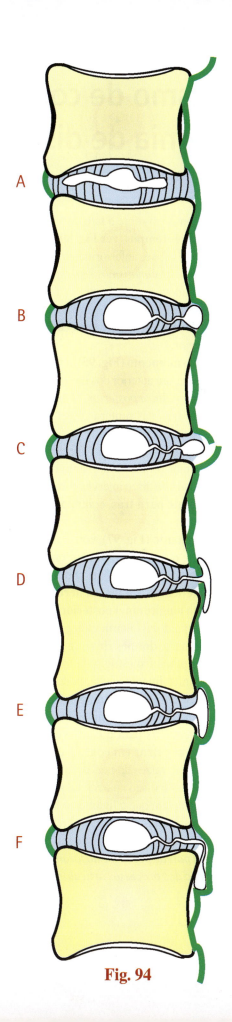

Fig. 94

Mecanismo de compressão radicular pela hérnia de disco

Parece haver um consenso sobre o fato de **a hérnia de disco ser produzida em três tempos (ver Fig. 80)**. Entretanto, sua instalação só é possível se, anteriormente, *o disco tiver se deteriorado por microtraumatismos repetidos* e as fibras do anel fibroso começado a *se degenerar*.

O aparecimento de uma hérnia de disco é, em geral, precedido por esforço de **levantamento de uma carga**, com o tronco em *flexão anterior*.

- Em um **primeiro momento (Fig. 95)**, a flexão anterior do tronco diminui a altura anterior dos discos, ao mesmo tempo que *amplia sua altura posterior*. O núcleo é *empurrado para trás*, através das rupturas preexistentes no anel fibroso.
- Durante um **segundo momento (Fig. 96)**, no início do esforço de levantar o peso, o aumento da pressão axial esmaga a totalidade do disco intervertebral e **desloca o núcleo violentamente para trás**, contra o ligamento longitudinal posterior.
- No **terceiro momento (Fig. 97)**, com o tronco já praticamente retificado, o trajeto sinuoso por onde passou o pedículo hernial se fecha novamente sob a pressão das superfícies intervertebrais e **a massa hernial é bloqueada sob o ligamento longitudinal posterior**. É nesse momento que ocorre uma **dor violenta** na região lombar, denominada popularmente **dor nos rins** ou ainda **lumbago**, que corresponde ao **primeiro estágio da lombociatalgia**.

Essa dor lombar, inicialmente aguda, pode *regredir espontaneamente*, ou *mediante tratamento*, mas à medida que episódios idênticos se repetem, a hérnia *aumenta de volume* e se desloca cada vez mais para o canal vertebral. É nesse momento que **ela vai entrar em contato com um dos nervos espinais**, uma das raízes do nervo isquiático **(Fig. 98)**. Geralmente a hérnia de disco aparece na **parte póstero-lateral do disco**, região em que o ligamento longitudinal posterior é menos espesso. Ela comprime progressivamente a raiz do nervo isquiático, até o ponto em que seu deslocamento é *interrompido pela parede posterior do forame intervertebral*, a saber, *articulação dos processos articulares, reforçada por sua cápsula, por sua vez reforçada por um ligamento anterior e pela parte externa do ligamento amarelo*. A partir desse momento, a raiz comprimida vai manifestar seu sofrimento pelas dores sentidas **no território dessa raiz** e até posteriormente, por alterações dos reflexos, por exemplo, *abolição do reflexo aquileu* pela **compressão da raiz S1**. Após isso, aparecem as **desordens motoras, na lombociatalgia paralisante**.

De acordo com a altura da hérnia de disco e da compressão radicular, a sintomatologia clínica será diferente **(Fig. 99)**:

- quando a hérnia de disco aparece no nível L4-L5 **1**, ela comprime a quinta raiz lombar **L5** e a radiculalgia seguirá a seguinte topografia: **face póstero-lateral da coxa, do joelho e da perna, face dorsal lateral do tornozelo e dorso do pé até o hálux**;
- quando a hérnia de disco aparece no nível L5-S1 **2**, ela comprime a primeira raiz sacral **S1** e a radiculalgia abrangerá a seguinte topografia: **face posterior da coxa, do joelho e da perna, calcanhar e margem lateral do pé até o quinto dedo**.

Entretanto, é necessário precisar melhor essa sistematização, pois uma hérnia de disco L4-L5 localizada mais perto da linha mediana pode **comprimir simultaneamente L5 e S1 ou até, às vezes, somente S1**. Se a exploração cirúrgica se limita ao espaço L5-S1 por causa da topografia S1 da radiculalgia, *há o risco de não se perceber a lesão no nível superior*.

O corte sagital **(Fig. 99)** mostra que, na realidade, **a medula termina no nível do cone medular CT**, na altura da segunda vértebra lombar. Abaixo do cone medular, o saco dural contém apenas as raízes que formam a **cauda eqüina** e saem par a par pelos forames intervertebrais em cada nível. O saco dural termina em um recesso **D** na altura da terceira vértebra sacral. O plexo lombar **PL**, formado por L3-L4-L5, forma o **nervo femoral C**. O plexo sacral **PS**, constituído do **tronco lombossacral LS** (L5 + uma anastomose de L4) associado a S1-S2-S3, forma os nervos isquiático **S** e glúteo inferior.

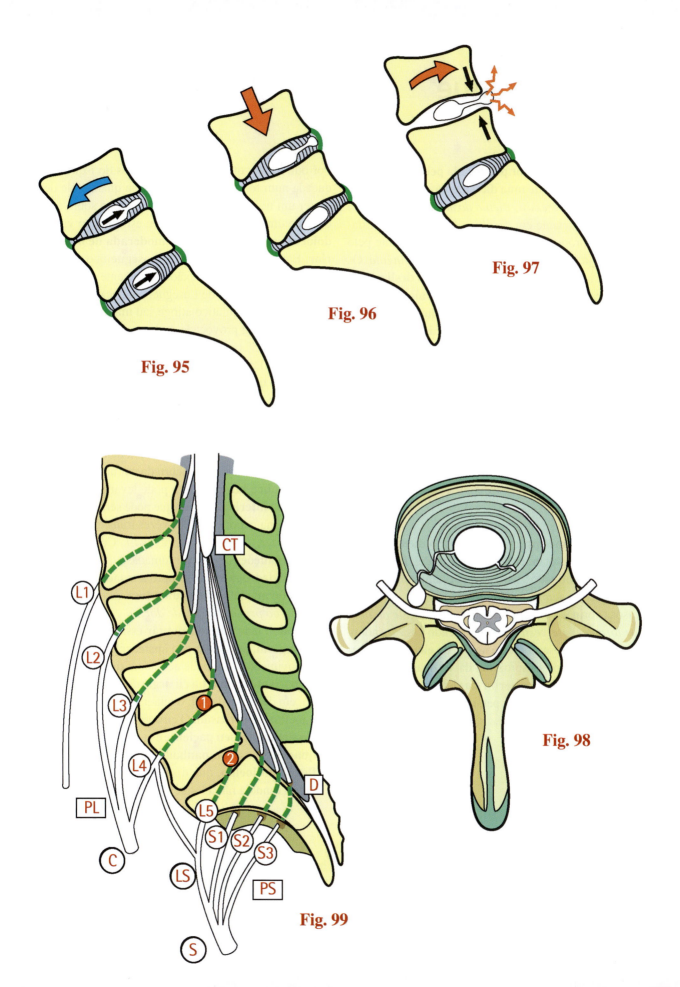

Fig. 95

Fig. 96

Fig. 97

Fig. 98

Fig. 99

Sinal de Lasègue

O sinal de Lasègue é uma **dor provocada pelo estiramento do nervo isquiático ou de uma das suas raízes**. Ele é testado pela elevação *progressiva e lenta do membro inferior em extensão* com o paciente em *decúbito dorsal*. A manifestação dolorosa reproduz a dor sentida espontaneamente pelo paciente, ou seja, *seguindo a topografia da raiz atingida*. Os trabalhos de Charnley mostraram que **as raízes deslizam livremente através dos forames intervertebrais** e durante a elevação do membro inferior em extensão, **elas são deslocadas para fora dos forames intervertebrais** seguindo um trajeto que pode estender-se por **12 mm** na altura da quinta raiz lombar **(Fig. 100)**.

Vejamos como se pode interpretar o sinal de Lasègue:

- quando a pessoa está em **decúbito dorsal, com os membros inferiores repousando sobre o plano de apoio (Fig. 101)**, o nervo isquiático e suas raízes estão *perfeitamente relaxados*;
- quando **elevamos o membro inferior com o joelho flexionado (Fig. 102)** o nervo isquiático e suas raízes permanecem *ainda relaxados*;
- entretanto, se nesse momento colocamos o joelho em extensão e **elevamos progressivamente o membro inferior, mantendo essa extensão do joelho (Fig. 103)**, o nervo isquiático, obrigado a percorrer um caminho mais longo, é submetido a *uma tensão crescente*.

Nas pessoas normais, *as raízes deslizam livremente no interior dos forames intervertebrais*, não sendo essa manobra absolutamente dolorosa; somente **no fim da elevação**, quando o membro inferior se aproxima da vertical **(Fig. 104)**, aparece uma **dor na face posterior da coxa** devido à **tensão dos músculos aí presentes** nas pessoas que diminuíram sua elasticidade. Trata-se de um *falso sinal de Lasègue*.

Por outro lado, quando uma das raízes do isquiático é bloqueada num forame intervertebral ou quando ele deve percorrer um trajeto ligeiramente mais longo sobre a convexidade de uma hérnia de disco, seu estiramento vai se tornar **doloroso com uma elevação moderada de membro inferior**. É o **verdadeiro sinal de Lasègue** que aparece geralmente antes dos 60° de flexão. Certamente acima de 60° não se trata mais de sinal de Lasègue, uma vez que a tensão máxima do nervo isquiático atinge seu **máximo a 60°**.

A dor isquiática provocada pode aparecer com uma elevação de 10°, 15° ou 20° do membro inferior, caracterizando um sinal de Lasègue a 10, 15, 20 ou 30°, permitindo assim uma **noção quantitativa**.

Um detalhe deve ser particularmente sublinhado: durante a elevação forçada do membro inferior em extensão, a **força de tração sobre as raízes atinge 3 kg**. A resistência à tração dessas raízes é de 3,2 kg. Se uma delas se encontra bloqueada ou relativamente encurtada por uma hérnia de disco, uma **manobra intempestiva** pode levar a uma **ruptura de axônios no interior da raiz**, que pode ser traduzida por uma **paralisia**, na maior parte das vezes transitória, mas que, *algumas vezes, demora para regredir*. Conseqüentemente, **duas precauções** devem ser tomadas:

- por um lado, executar sempre a manobra de Lasègue **de uma forma delicada e cuidadosa**, *interrompendo a elevação ao primeiro sinal de dor*;
- por outro lado, **jamais efetuar essa manobra sob anestesia geral**, pois a dor não aparecerá para se interromper o movimento. Isso pode acontecer **durante a instalação do paciente para uma cirurgia** de hérnia de disco, quando, em decúbito dorsal, o quadril é fletido, **mantendo-se o joelho em extensão**. O cirurgião **deve sempre instalar pessoalmente seu paciente** e cuidar para que **a flexão do quadril seja acompanhada simultaneamente de uma flexão do joelho**, que distensionará o nervo isquiático, preservando a raiz bloqueada.

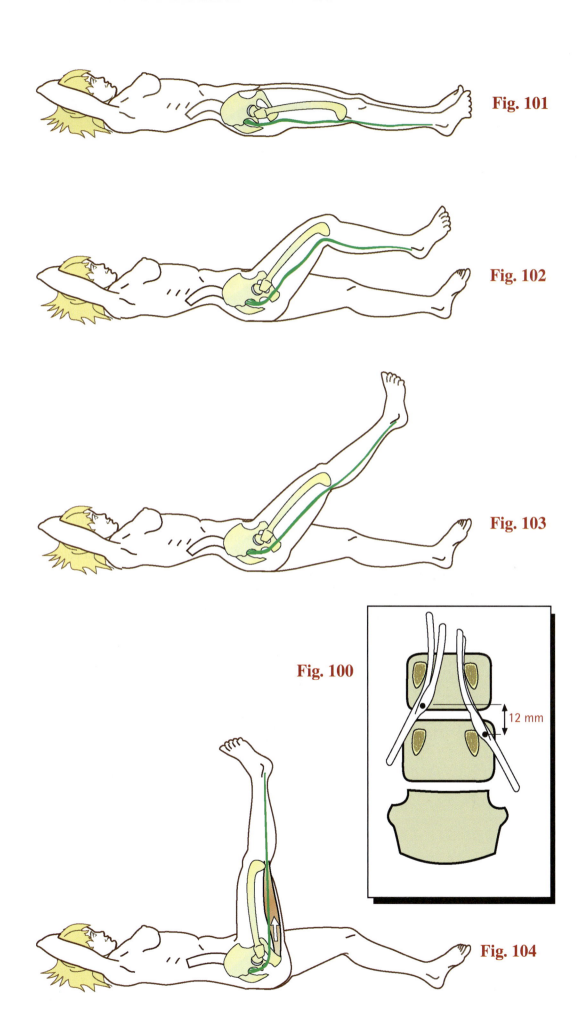

Fig. 101

Fig. 102

Fig. 103

Fig. 100

Fig. 104

141

Capítulo 4

COLUNA TORÁCICA E TÓRAX

A coluna torácica é o segmento raquidiano situado entre os segmentos lombar e cervical da coluna vertebral. Ela representa o **eixo da parte superior do tronco** e é o **suporte do tórax**. O tórax, composto por doze pares de costelas articuladas às vértebras, formando um *volume de capacidade variável*, está relacionado à **respiração**, sendo ocupado pelo **aparelho cardiorrespiratório.** Por meio da caixa torácica, a coluna torácica suporta o **cíngulo dos membros superiores**, ao qual se articulam os **membros superiores**.

Contrariamente às aparências, a coluna torácica é **mais móvel no sentido da rotação** do que a coluna lombar. Ela é **bem menos afetada pelos esforços** e sua patologia se constitui essencialmente de deformações adquiridas.

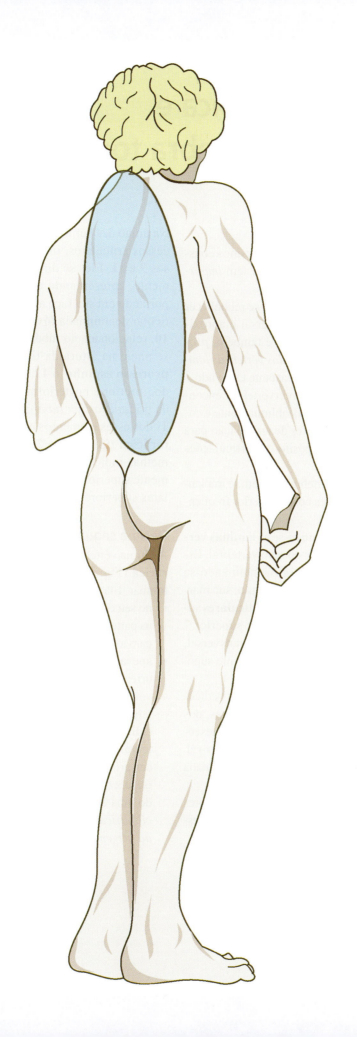

Vértebra torácica típica e décima segunda vértebra torácica

Vértebra torácica típica

A **vértebra torácica típica** é composta pelos mesmos constituintes que a vértebra lombar. Entretanto, existem *importantes diferenças morfológicas e funcionais*.

Em uma **vista "fragmentada" (Fig. 1)**, pode-se reconhecer o **corpo vertebral 1**, cujo diâmetro transversal é aproximadamente igual ao ântero-posterior. Ele é também, *proporcionalmente mais alto do que o corpo das vértebras lombares*. Seu contorno anterior e lateral é bastante escavado.

Na parte póstero-lateral da superfície intervertebral encontram-se as **fóveas costais 13**, esculpidas obliquamente e cobertas por cartilagem: são as superfícies de articulação para as costelas, que iremos rever a propósito das articulações costovertebrais (ver adiante).

Na parte póstero-lateral do corpo vertebral também se implantam os **dois pedículos 2 e 3**. A fóvea costal superior freqüentemente alcança a raiz do pedículo.

Posteriormente aos pedículos implantam-se as **lâminas vertebrais 4 e 5**, formando a maior parte do arco vertebral. Essas lâminas são *mais altas do que largas*, inclinando-se como *telhas em um telhado*. Próximo ao pedículo, sua margem superior serve de inserção aos **processos articulares superiores 6**, moldados com uma face articular superior **7** oval, plana ou ligeiramente convexa no sentido transversal, coberta por cartilagem e voltada posterior, levemente superior e lateralmente.

Na margem inferior da lâmina, também próximo ao pedículo, implantam-se os **processos articulares inferiores**, dos quais só visualizamos aqui a **parte inferior 8**. Eles apresentam, em suas faces anteriores, uma face articular inferior oval, plana ou ligeiramente côncava transversalmente, orientada anterior e ligeiramente inferior e medialmente.

Essas faces articulares inferiores articulam-se às superiores da vértebra subjacente, formando as articulações dos **processos articulares ou zigapofisárias**.

Na união das lâminas com os pedículos, na altura dos processos articulares, implantam-se os **processos transversos 9 e 11**. Eles se dirigem lateral e um pouco posteriormente, apresentando uma extremidade livre espessada, portando em sua face anterior uma pequena superfície articular denominada **fóvea costal do processo transverso 10**, relacionada ao tubérculo da costela. As duas lâminas se unem na altura da linha mediana, de onde surge um **processo espinhoso 12**, volumoso, longo e bem inclinado, inferior e posteriormente, cuja extremidade é ocupada por *apenas um tubérculo*.

Todos esses elementos associados formam uma **vértebra torácica típica (Fig. 2)**. Nesta figura, as duas setas vermelhas indicam a orientação posterior, lateral e ligeiramente superior das faces articulares dos processos articulares superiores.

Décima segunda vértebra torácica

A última vértebra torácica ou **décima segunda vértebra torácica (Fig. 3)**, é uma vértebra de transição para a coluna lombar. Ela apresenta certas particularidades:

- no seu corpo existem **apenas duas fóveas costais**, situadas na parte póstero-lateral da *superfície intervertebral superior* para as *cabeças do décimo segundo par de costelas*;
- apesar de os processos articulares superiores estarem orientados (**setas vermelhas**) como aqueles de todas as vértebras torácicas, posterior e ligeiramente superior e lateralmente, suas faces articulares inferiores devem coincidir com as faces articulares superiores da primeira vértebra lombar. Elas são, portanto, orientadas como as faces articulares inferiores de todas as vértebras lombares (**seta azul**), ou seja, *lateral e anteriormente*, apresentando uma curvatura transversal inscrita em *uma superfície cilíndrica*, cujo eixo se situa aproximadamente *na altura da origem do processo espinhoso*.

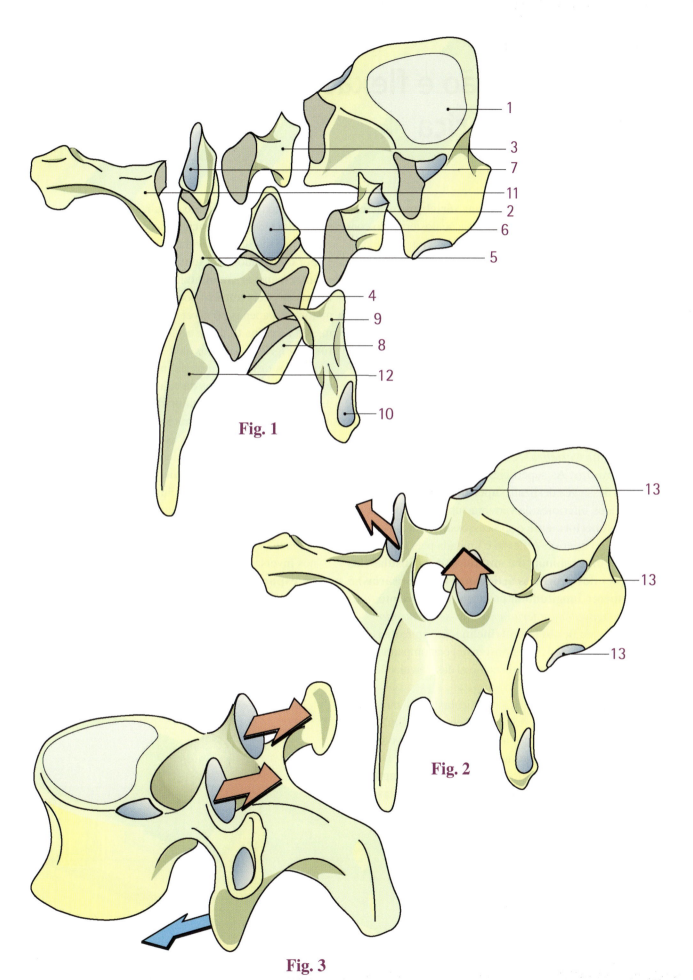

Fig. 1

Fig. 2

Fig. 3

145

Flexão-extensão e flexão lateral na coluna torácica

O movimento de **extensão entre duas vértebras torácicas (Fig. 4)** é acompanhado de uma inclinação posterior do corpo vertebral da vértebra sobrejacente. Simultaneamente, o disco intervertebral *é comprimido posteriormente e se expande anteriormente*, deslocando o núcleo pulposo *anteriormente*, como acontece na coluna lombar. A limitação do movimento de extensão é determinada pelo **maciço dos processos articulares 1** e dos **processos espinhosos 2**, bastante inclinados inferior e posteriormente e já quase em contato entre si. Além disso, observa-se a tensão do **ligamento longitudinal anterior 3** enquanto se afrouxam os **ligamentos longitudinal posterior, amarelos e interespinais**.

Ao contrário, o movimento de **flexão entre duas vértebras torácicas (Fig. 5)** é acompanhado de *uma abertura posterior do espaço intervertebral*, com deslocamento do núcleo pulposo *para trás*. As superfícies articulares dos processos articulares dessa vez deslizam **superiormente**, e os processos articulares inferiores da vértebra superior tendem a **ultrapassar superiormente** os processos articulares superiores da vértebra inferior. A flexão é limitada pela **tensão dos ligamentos interespinais 4** e **amarelos**, das **cápsulas das articulações dos processos articulares (zigapofisárias) 5** e do **ligamento longitudinal posterior 6**. Entretanto, *o ligamento longitudinal anterior encontra-se afrouxado*.

O movimento de **flexão lateral (inclinação)** entre duas vértebras torácicas **(Fig. 6, vista posterior)** é acompanhado de um **deslizamento diferenciado** no nível das articulações dos processos articulares:

- do lado da convexidade, as faces articulares deslizam como na flexão, ou seja, superiormente **(seta vermelha)**;
- do lado côncavo, as faces articulares deslizam como na extensão, ou seja, inferiormente **(seta azul)**.

A linha **mm'** dos processos transversos forma um **ângulo de inclinação i** com a linha **nn'** dos processos transversos da vértebra subjacente.

A limitação do movimento é realizada:
- por um lado, pelo **maciço ósseo dos processos articulares** no lado da concavidade;
- por outro lado, pela **tensão dos ligamentos amarelos e intertransversários** no lado da convexidade.

Entretanto, será um erro considerar os movimentos da coluna torácica apenas no nível das próprias vértebras. Efetivamente, a coluna torácica está articulada à caixa torácica ou **tórax (Fig. 7)**, e todos os elementos ósseos, cartilaginosos e articulares dessa caixa óssea intervêm para dirigir e limitar os movimentos isolados da coluna. No cadáver, constata-se uma **mobilidade bem maior da coluna torácica isolada**, comparada à da coluna torácica integrada à caixa torácica. Então, é necessário estudar as **repercussões torácicas** dos movimentos da coluna torácica:

- durante a **flexão lateral da coluna torácica (Fig. 8)**, no lado da convexidade da coluna, o tórax **se eleva 1**, os espaços intercostais **aumentam 3**, o tórax **dilata 5** e o **ângulo condrocostal** da décima costela tende a **se abrir 7**. No lado da concavidade da coluna observam-se fenômenos inversos: o tórax **se abaixa 2** e **se retrai 6**, enquanto **os espaços intercostais diminuem 4** e o ângulo **costocondral se fecha 8**;
- durante o movimento de **flexão da coluna torácica (Fig. 9)** observa-se a abertura de todos os ângulos onde se articulam os diferentes segmentos do tórax entre si e com a coluna: **ângulo costovertebral 1**, **ângulos esternocostais superior 2 e inferior 3** e **ângulo condrocostal 4**. Inversamente, durante a extensão, todos *esses ângulos se fecham*.

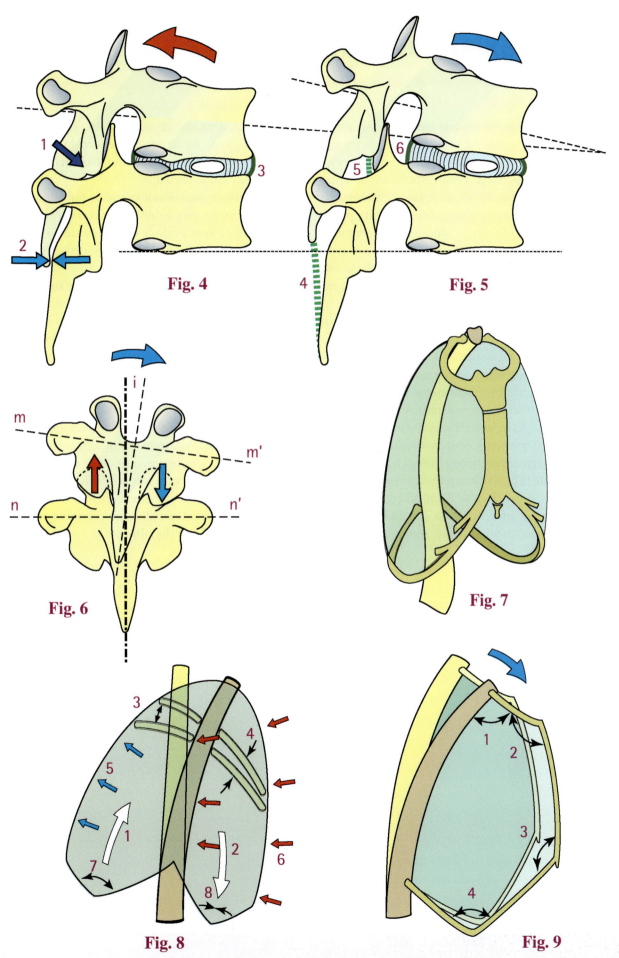

Rotação axial na coluna torácica

Como se efetua a rotação simples de uma vértebra sobre a outra na coluna torácica? Ela é bem diferente da rotação na coluna lombar. Efetivamente, em uma **vista superior (Fig. 10)**, as articulações dos processos articulares são orientadas de forma totalmente diferente. A entrelinha também está contida em uma *superfície cilíndrica* **(círculo pontilhado)**, mas o eixo do cilindro se situa aproximadamente **no centro do corpo vertebral O**.

Durante a rotação de uma vértebra sobre a outra, o deslizamento das superfícies articulares dos processos articulares será acompanhado da rotação de um corpo vertebral sobre o outro em torno do seu eixo comum, ou seja, de uma **rotação-torção do disco intervertebral** *e não apenas de um cisalhamento*, como na coluna lombar. A rotação-torção do disco pode ter uma amplitude maior do que o seu cisalhamento: a rotação simples entre duas vértebras torácicas é **pelo menos três vezes maior** do que aquela entre duas vértebras lombares.

Entretanto, essa rotação seria ainda *maior se a coluna torácica não estivesse firmemente conectada ao tórax ósseo*. Realmente, cada segmento vertebral carrega o **par de costelas correspondente (Fig. 11)**, mas o deslizamento de um par de costelas sobre o par subjacente é limitado pela **presença do esterno**, ao qual se articulam todas as costelas por intermédio das *cartilagens costais*, que são, entretanto, flexíveis.

Dessa forma, a rotação de uma vértebra será acompanhada da deformação do par de costelas associado, **graças à flexibilidade das costelas e, sobretudo, das cartilagens**. Essas deformações são as seguintes:

- **aumento da concavidade costal do lado da rotação 1 e diminuição da concavidade costal contralateral 2**;
- **aumento da concavidade condrocostal do lado oposto** ao da rotação 3 e **diminuição** da concavidade condrocostal **do lado da rotação 4**.

Durante esse movimento, **o esterno sofre uma tensão de cisalhamento**, tendendo a assumir uma direção oblíqua de cima para baixo, para acompanhar a rotação do corpo vertebral. Essa obliquidade, entretanto, deve *permanecer bem suave e praticamente despercebida* pelos meios de observação clínica. Mesmo radiologicamente ela deve ser dificilmente observada por causa da superposição de imagens. *A resistência mecânica torácica então intervém para limitar consideravelmente a amplitude dos movimentos da coluna torácica*. Enquanto o tórax permanece ainda bastante flexível, como *no jovem*, os movimentos da coluna torácica são bastante amplos. Por outro lado, no *indivíduo idoso, as cartilagens costais se ossificam* e a elasticidade condrocostal diminui. O **tórax forma um bloco quase rígido** e as **amplitudes diminuem proporcionalmente**.

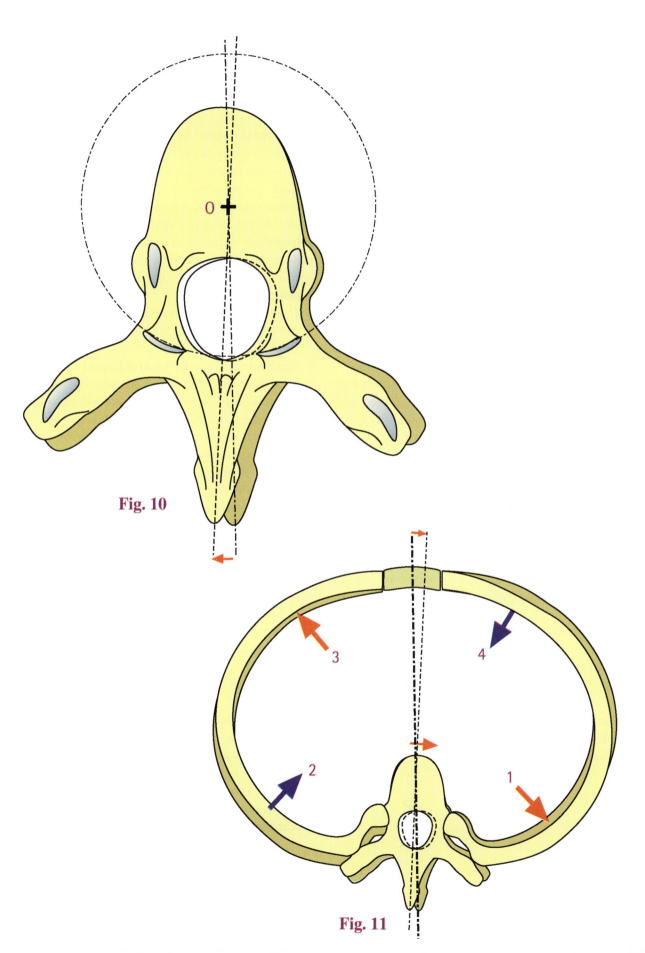

Fig. 10

Fig. 11

Articulações costovertebrais

Em cada nível da coluna torácica, um par de costelas articula-se com a vértebra por meio de **duas articulações costovertebrais por costela**:
- articulação **da cabeça da costela** entre a *cabeça da costela*, o *disco intervertebral* e os *corpos vertebrais*;
- articulação **costotransversária** entre o *tubérculo costal* e o *processo transverso* da vértebra subjacente.

Em uma **vista lateral (Fig. 12)**, uma das costelas foi retirada após a secção de diversos ligamentos, permitindo visualizar as superfícies articulares do lado vertebral. No segmento inferior a costela permaneceu com os seus ligamentos.

Em uma **vista superior (Fig. 13)**, a costela foi mantida no lado direito, mas as articulações foram abertas; no lado esquerdo a costela foi retirada após secção dos ligamentos.

Em um **corte frontal (Fig. 14)**, passando pela articulação entre a cabeça da costela e o corpo vertebral, foi retirada a costela do lado oposto, após a secção dos ligamentos. Os elementos são descritos simultaneamente e com a mesma numeração nas três figuras.

A **articulação da cabeça da costela** é uma *dupla articulação plana*. É constituída do lado vertebral pelas **duas fóveas costais**, uma na *margem superior* da vértebra inferior **5**, e a outra na *margem inferior* da vértebra superior **6**. Elas formam entre si um *ângulo diedro* **(linha tracejada vermelha)**, bem visível ao corte **(Fig. 14)**, cujo *fundo* é ocupado pelo anel fibroso **2** do *disco intervertebral*. As superfícies correspondentes **11 e 12** da **cabeça da costela 10** são ligeiramente convexas e formam entre elas o mesmo ângulo diedro que vem se *incrustar exatamente* naquele das fóveas costais da vértebra.

Um **ligamento intra-articular da cabeça da costela 8**, partindo da crista da cabeça da costela, *fixa-se no disco intervertebral,* dividindo esta articulação em *duas cavidades articulares distintas*, uma superior e outra inferior **13**, envolvidas por uma **cápsula articular única 9**.

A articulação da cabeça da costela é reforçada por um **ligamento radiado**, onde se distinguem três fascículos:

- **fascículo superior 14** e **fascículo inferior 15**, que se inserem nos corpos das vértebras adjacentes;
- **fascículo médio 16**, que se insere **no anel fibroso 2** do disco intervertebral.

A **articulação costotransversária** também é uma articulação plana formada por *duas superfícies articulares ovais*, uma na **extremidade do processo transverso 18** e outra no **tubérculo da costela 19**. A articulação costotransversária é reforçada por uma **cápsula 20**, e, sobretudo, por **três ligamentos costotransversários**:

- ligamento **costotransversário 23**, bem curto e resistente, estendendo-se do processo transverso até a face posterior do colo da costela;
- ligamento **costotransversário lateral 21**, pequena fita retangular com 1,5 cm de comprimento e 1 cm de largura, estendendo-se do ápice **22** do processo transverso até a parte lateral do tubérculo da costela;
- ligamento **costotransversário superior 24**, bastante espesso e resistente, achatado, quadrilátero, com 8 mm de largura, 10 mm de comprimento, estendendo-se da margem inferior do processo transverso à margem superior do colo da costela subjacente.

Descreve-se ainda um **ligamento costotransversário inferior** ocupando a face inferior da articulação costotransversária (não ilustrado).[1]

Nas figuras distinguem-se ainda detalhes do *disco intervertebral* com o **núcleo pulposo 1** e o **anel fibroso 2**, o **canal vertebral C**, o **forame intervertebral F**, o **pedículo do arco vertebral P**, as **articulações zigapofisárias** com suas **faces articulares 3** e suas **cápsulas articulares 4** e o **processo espinhoso 7**.

Ao todo, a costela articula-se com a coluna por duas articulações planas:
- uma **articulação plana simples**, a articulação costotransversária;
- uma **articulação plana dupla**, encaixada mais firmemente, a articulação da cabeça da costela.

Essas duas articulações são reforçadas por possantes ligamentos e não podem funcionar isoladamente: estão **associadas mecanicamente**.

---
[1] N.T.: A Comissão Federativa da Terminologia Anatômica não lista esse ligamento.

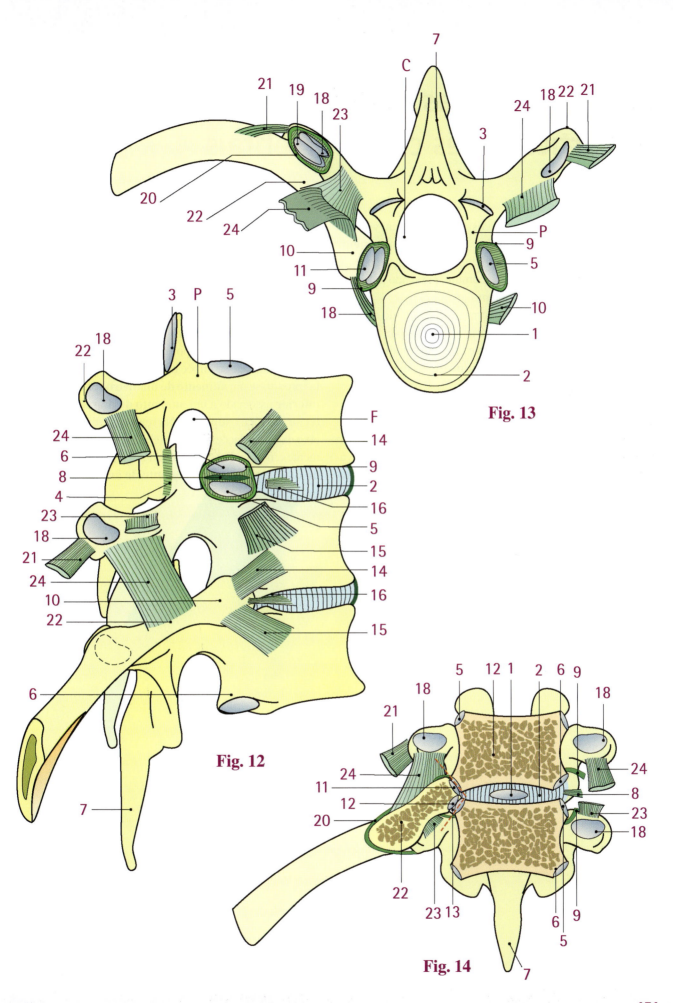

Fig. 13

Fig. 12

Fig. 14

As legendas são comuns às três figuras.

151

Movimentos das costelas nas articulações costovertebrais

As articulações da cabeça da costela e costotransversária formam um **par de articulações planas mecanicamente relacionadas (Fig. 15)**, cujo movimento comum só pode ser a **rotação**, em torno de um eixo comum, passando pelo centro dessas duas articulações planas.

Dessa forma pode-se descrever um eixo **xx'** unindo o centro **o'** da articulação costotransversária ao centro **o** da articulação da cabeça da costela. Ele serve como **dobradiça** para a costela, que dessa forma está **literalmente suspensa** em relação à coluna por dois pontos **o e o'**.

A orientação desse eixo em relação ao plano sagital *determina a direção do movimento* da costela. No nível das costelas mais baixas **(parte direita inferior)**, o eixo **xx'** *se aproxima do plano sagital*; conseqüentemente, o movimento de elevação da costela acarreta, sobretudo, um **aumento do diâmetro transverso** do tórax **t**. Efetivamente, quando a costela roda em torno do eixo **o' (Fig. 16)**, sua margem externa descreve um arco de círculo de centro **o'**. Sua obliqüidade diminui, *tornando-se mais transversal*, e seu ponto mais externo é projetado **lateralmente** em uma distância **t**, que representa o **aumento do diâmetro transverso** da base do tórax.

Ao contrário, as costelas mais superiores **(Fig. 15, parte esquerda superior)** articulam-se sobre um eixo **yy'** situado quase no *plano frontal*. Nesse caso, o movimento de elevação da costela determina um **aumento importante do diâmetro ântero-posterior** do tórax **a**. Realmente, quando **a extremidade anterior da costela se eleva (Fig. 17)** em uma **altura h**, ela descreve um arco de círculo que a leva a se deslocar anteriormente por uma **distância a**.

A conclusão que se impõe é que durante a elevação das costelas produz-se um **aumento do diâmetro transverso do tórax inferior** associado a um **aumento do diâmetro ântero-posterior do tórax superior**. Na região média do tórax, onde o eixo das articulações costovertebrais está situado aproximadamente em uma **direção oblíqua a 45°**, ocorre aumento **tanto do diâmetro transverso quanto do ântero-posterior**.

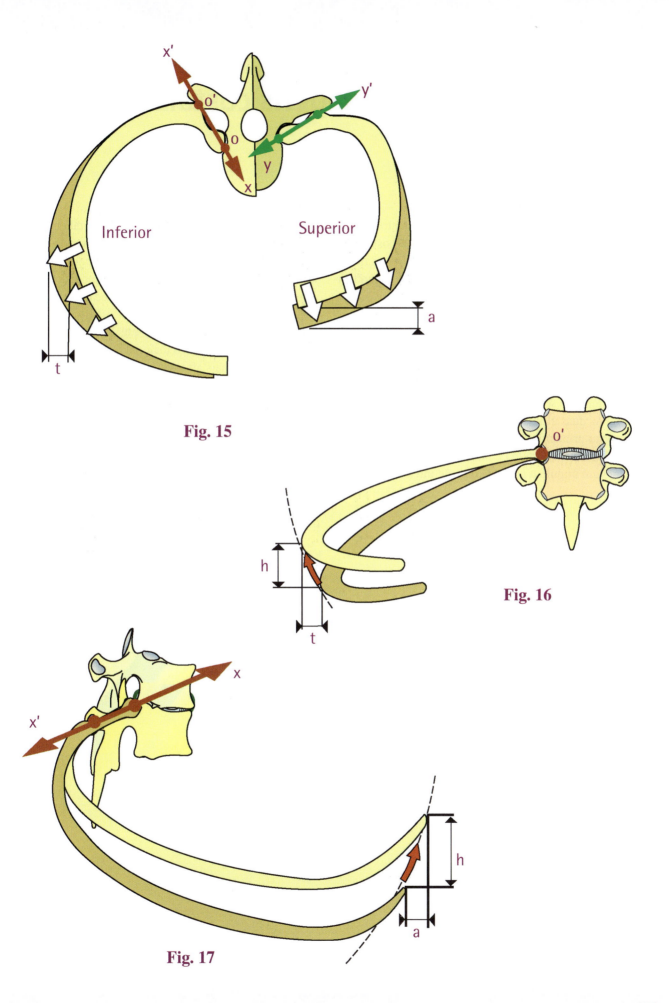

Fig. 15

Fig. 16

Fig. 17

Movimentos das cartilagens costais e do esterno

Até agora consideramos unicamente o movimento das costelas nas articulações da cabeça da costela e costotransversária, porém, devemos também considerar os **movimentos das costelas em relação ao esterno e às cartilagens costais**.

Ao se comparar uma **vista superior** do movimento das costelas **(Fig. 18)** com uma **vista anterior** desse mesmo movimento **(Fig. 19)**, constata-se que, enquanto a parte lateral da costela **se eleva de uma altura h'** e se afasta do eixo do corpo a uma distância **t**, a extremidade anterior da costela se eleva de uma altura **h** e se afasta do plano de simetria a uma distância **t'**. As duas últimas distâncias são ligeiramente maiores do que as primeiras. Simultaneamente, o esterno se eleva e a **cartilagem costal** toma uma **direção mais horizontal**, formando um **ângulo a** com sua direção inicial.

Esse movimento angular da cartilagem costal em relação ao esterno se efetua **na articulação esternocostal**. Simultaneamente, ocorre um outro movimento angular de rotação no eixo da cartilagem na articulação costocondral. Nós falaremos sobre isso mais adiante (ver Mecanismo de elasticidade das cartilagens costais).

Durante a **elevação da costela (Fig. 18, lado esquerdo)**, o ponto **m**, onde se produz o maior aumento do diâmetro torácico, é o ponto mais afastado do eixo **yy'**. Essa constatação geométrica explica o deslocamento desse ponto da costela quando varia a obliquidade do eixo **xx'**.

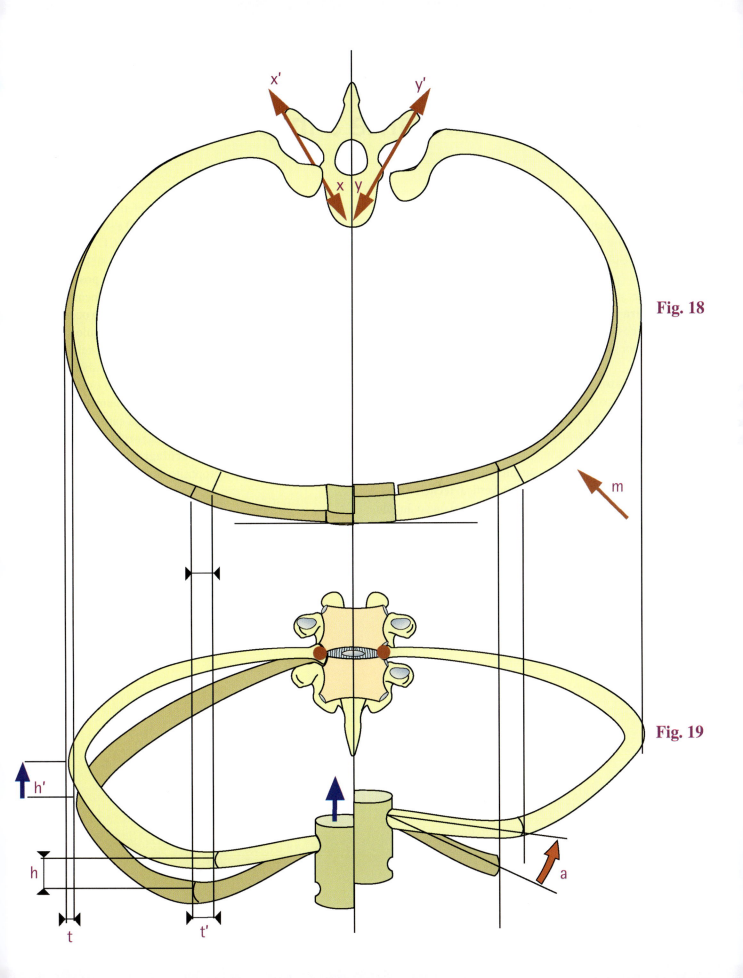

Fig. 18

Fig. 19

Modificações do tórax no plano sagital durante a inspiração

Considerando a coluna estática e sem qualquer deformação, durante o movimento de inspiração, e considerando que o **pentágono deformável** é formado, de um lado, pela **coluna (Fig. 20)**, e de outro, pela *primeira costela, esterno, décima costela* e sua *cartilagem costal*, o movimento de inspiração determina as seguintes modificações:

- a **primeira costela**, móvel em torno da articulação da cabeça da costela **O**, sofre uma **elevação (seta azul)** que produz, por sua extremidade anterior, um **arco de círculo AA'**;
- essa elevação da primeira costela determina a **elevação do esterno**, que passa **da posição AB à posição A'B'**;
- nesse movimento, *o esterno não permanece exatamente paralelo a sua posição inicial*. Efetivamente, vimos que, na região superior do tórax, o diâmetro ântero-posterior aumenta mais do que na região inferior. Isso determina que o **ângulo a** que ele formava com a vertical **feche-se** ligeiramente; simultaneamente nota-se também que o ângulo **OA'B'** *entre a primeira costela e o esterno* fecha-se ligeiramente. Esse fechamento do ângulo esternocostal acompanha-se obrigatoriamente de uma rotação longitudinal, a **torção da cartilagem costal** (ver adiante);
- quanto à **décima costela**, ela também efetua um movimento de *elevação em torno do seu centro* **Q** e sua extremidade anterior descreve um **arco de círculo CC'**;
- finalmente, nesse movimento da décima costela e do esterno, a **décima cartilagem costal passa da posição CB à posição C'B'**, permanecendo aproximadamente *paralela a sua posição inicial*. Como conseqüência ocorre um **aumento do ângulo C** de valor igual ao do **ângulo c**, idêntico ao do ângulo de elevação da décima costela **(setor verde)**. Por outro lado, acontece uma leve abertura do ângulo entre a décima cartilagem costal e o esterno **(ângulo C'B'A')**. Nesse caso, também esse aumento do ângulo produz-se graças a uma rotação da cartilagem sobre o seu eixo longitudinal, ou seja, uma **torção**. **Uma torção idêntica ocorre em cada cartilagem costal**. Veremos adiante sua utilidade a propósito da elasticidade do tórax.

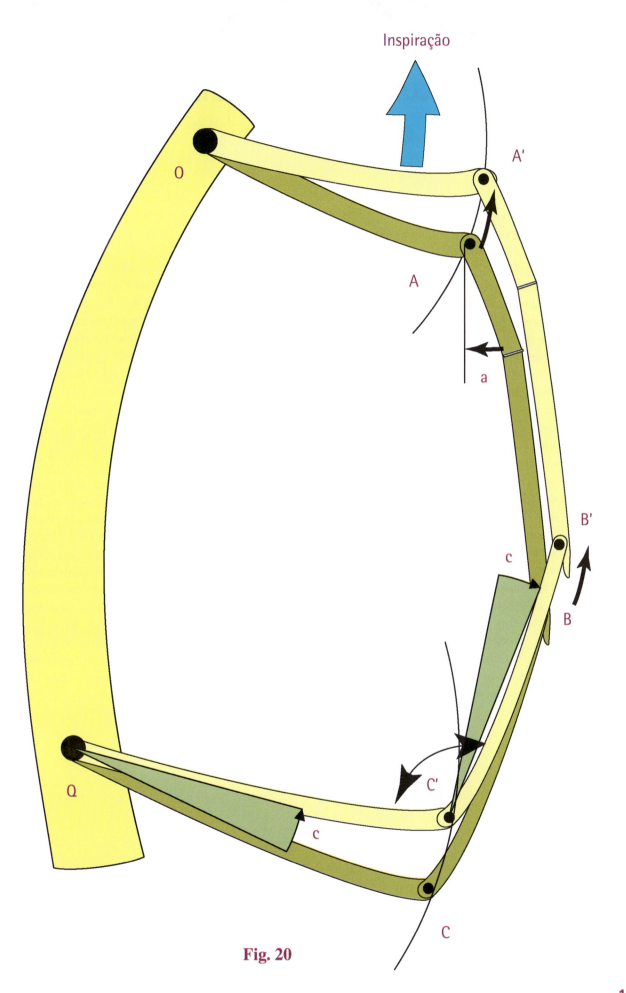

Fig. 20

Ações dos músculos intercostais e do transverso do tórax

Músculos intercostais

Em uma **vista posterior do tórax limitada a coluna e a três costelas direitas (Fig. 21)**, verifica-se a existência de **três tipos de fibras musculares:**

- os pequenos **levantadores das costelas EC** que, partindo da extremidade do processo transverso, vêm terminar na margem superior da costela subjacente. Quando se contraem, levantam essa costela, daí o seu nome;
- os **músculos intercostais externos E**, cujas fibras *oblíquas superior e medial* têm uma *direção paralela à das fibras dos levantadores das costelas.* Os músculos intercostais externos são, da mesma forma que os levantadores das costelas, *elevadores das costelas*, ou seja, **inspiratórios**;
- os **músculos intercostais internos I**, cujas fibras são *oblíquas superior e lateralmente*, causam o *abaixamento das costelas*, conseqüentemente a **expiração**.

O **mecanismo de ação dos músculos intercostais** é bem explicado pelo **modelo de Hamberger (Figs. 22 e 23):**

- a ação dos músculos **intercostais externos (Fig. 22)** é entendida se for constatado que a direção das fibras é a da *maior diagonal do paralelogramo* $OO'B_1A_1$, formado pelas costelas articuladas com a coluna vertebral e o esterno. Quando o músculo intercostal externo **E** se contrai, essa diagonal aumenta de um valor **r**, deformando o paralelogramo e, supondo que **OO'** não se altere, provocando a rotação de A_1 em A_2 e de B_1 em B_2: a contração do músculo intercostal externo provoca *elevação das costelas*, sendo, portanto, um músculo **inspiratório**;
- a ação dos músculos **intercostais internos (Fig. 23)** é compreendida de forma análoga, mas, nesse caso, o músculo tem uma direção paralela à da menor diagonal do paralelogramo. Quando o músculo **intercostal interno I** se contrai, essa diagonal $O'A_1$ vai diminuir de um valor **r'**, deslocando A_1 para A_2 e B_1 para B_2. Supondo ainda que o lado **OO'** permaneça fixo, a contração do músculo intercostal interno vai determinar o *abaixamento das costelas*, ou seja, ele é um músculo **expiratório**.

Após ter sido contradito pelas experiências de excitação elétrica de Duchenne de Boulogne, o modelo de Hamberger parece **ter sido reabilitado** *graças aos estudos eletromiográficos.*

Músculo transverso do tórax

O músculo **transverso do tórax** é em geral pouco estudado e tende a ser esquecido, em razão de sua **localização retroesternal (Fig. 24)**. Efetivamente, ele está situado inteiramente *na face posterior do esterno* e suas fibras, que se inserem nas cartilagens da segunda à sexta costela, são *oblíquas inferior e medialmente*. A contração dos seus cinco fascículos determina o abaixamento das cartilagens costais correspondentes, *em relação ao esterno*. Considerando que havíamos concluído que, durante a inspiração, a cartilagem costal se eleva e, ao contrário, durante a expiração, ela se abaixa **(ver Fig. 19, anteriormente)**, podemos deduzir que **o músculo transverso do tórax é expiratório**.

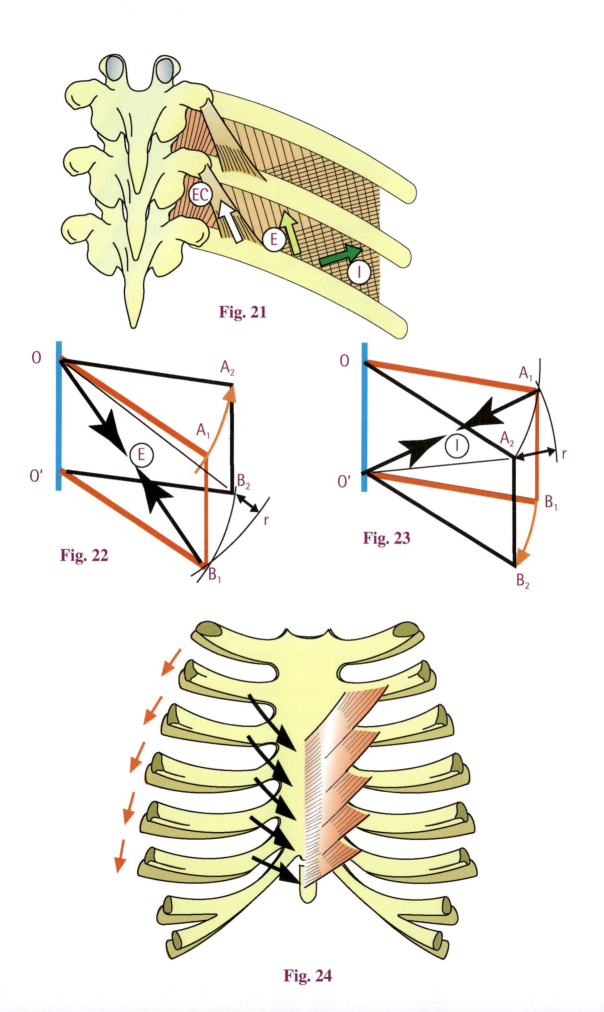

Fig. 21

Fig. 22

Fig. 23

Fig. 24

Funções do diafragma

O diafragma forma uma **cúpula músculo-aponeurótica** que fecha a abertura inferior do tórax, *separando o tórax do abdome*.

Em uma vista de **perfil (Fig. 25)**, essa cúpula é observada mais baixa posterior do que anteriormente; seu ponto mais alto é o **centro frênico 1**. Partindo desse centro, **feixes de fibras musculares 2** irradiam-se para o contorno da abertura inferior do tórax, inserindo-se na *face interna das cartilagens costais,* nas *extremidades da décima primeira e décima segunda costelas,* nas *arcadas formadas pelas extremidades das últimas três costelas,* e, finalmente, na *coluna vertebral* por meio de **pilares**: **pilar esquerdo 3** e **pilar direito 4**, sobre as **arcadas do músculo psoas 7** e do **quadrado do lombo 8**. Essas últimas estruturas são mais visíveis em uma **vista anterior (Fig. 26)**, onde se distinguem, ao mesmo tempo, a *face convexa do diafragma* na parte superior da figura e sua *face côncava* na altura dos pilares. Aí são distinguidos os **hiatos** por onde passam o **esôfago 6** superiormente e a **aorta 5** mais inferiormente. O forame da veia cava inferior não foi demonstrado para simplificar a figura.

Quando as fibras musculares do diafragma se contraem, elas *abaixam o centro frênico*. Assim, *o diâmetro vertical do tórax* encontra-se *aumentado* e se pode comparar grosseiramente o diafragma a um *pistão* que desliza no interior de um corpo de bomba.

Entretanto, esse abaixamento do centro frênico é rapidamente **limitado pela tensão dos elementos do mediastino**, essencialmente por causa da presença da **massa de vísceras abdominais**. A partir desse momento **(Fig. 27)**, o centro frênico torna-se o **ponto fixo (grande seta branca)** e as fibras musculares que agem a partir da periferia do centro frênico **(pequena seta branca dupla)** vão se tornar **elevadoras das costelas inferiores**. Efetivamente, se considerarmos o **ponto P como fixo** e a **costela rodando em torno do centro O**, sua extremidade vai descrever um **arco de círculo AB** enquanto a fibra muscular correspondente vai se encurtar da distância **A'B**. Elevando as costelas inferiores, o diafragma *aumenta o diâmetro transverso da abertura inferior do tórax*. Além disso, simultaneamente, por intermédio do esterno, ele *também eleva as costelas superiores, aumentando o diâmetro ântero-posterior*.

Pode-se então dizer que o diafragma é um **músculo essencial à respiração**, *pois, sozinho, ele aumenta os três diâmetros do volume torácico*:

- **aumento do diâmetro vertical**, pelo abaixamento do centro frênico;
- **aumento do diâmetro transverso**, pela elevação das costelas inferiores;
- **aumento do diâmetro ântero-posterior**, pela elevação das costelas inferiores por intermédio do esterno.

Compreende-se, então, a **importância do diafragma na fisiologia da respiração**.

O **soluço** é uma *contração espasmódica, ritmada e repetida do diafragma*. Não se conhece bem a sua etiologia, mas sabe-se que ele pode ter duas origens:

- *central*, por irritação do nervo frênico;
- por irritação da cúpula diafragmática.

Esse distúrbio em geral é passageiro, desaparecendo após um tempo maior ou menor. Quando se prolonga, constitui-se em um difícil problema terapêutico.

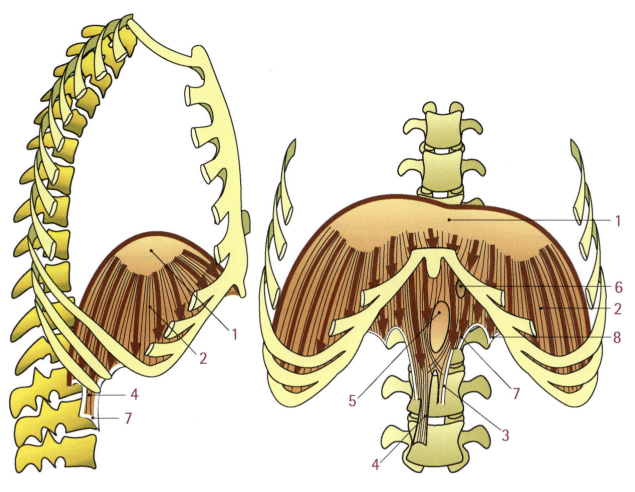

Fig. 25

Fig. 26

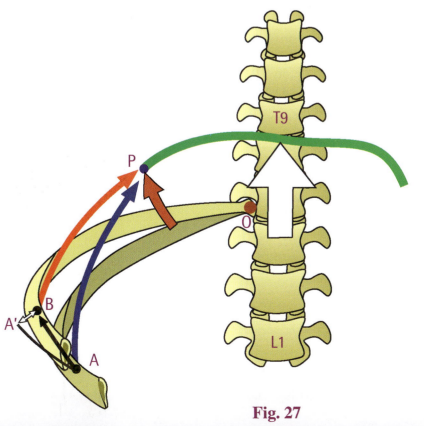

Fig. 27

161

Músculos da respiração

Vimos anteriormente que os músculos respiratórios podem ser classificados em **duas categorias**:
- **músculos inspiratórios**, que elevam as costelas e o esterno;
- **músculos expiratórios**, que abaixam as costelas e o externo.

Dentro dessas categorias, distinguem-se **dois subgrupos**, os **músculos principais** e os **músculos acessórios**, utilizados apenas durante **movimentos anormalmente amplos ou potentes**. Podemos então dividir os músculos da respiração em **quatro grupos**.

Primeiro grupo
O primeiro grupo é aquele dos músculos **inspiratórios principais**. São os músculos **intercostais externos** e os músculos **levantadores das costelas**, e, sobretudo, o **diafragma**.

Segundo grupo
O segundo grupo é o dos músculos **inspiratórios acessórios** (**Figs. 28, 29 e 30**). É constituído por:
- músculos esternocleidomastóideos **1** e músculos escalenos anteriores **2**, médios **3** e posteriores **4**. Todos esses músculos tornam-se inspiratórios *quando agem apoiados na coluna cervical*, fixada por outros músculos (**Fig. 28**);
- músculos peitorais maior **4** e menor **5**, quando eles (**Fig. 30**; inspirada em *L'Âge d'airain* de Rodin) *se apóiam no cíngulo dos membros superiores e nos membros superiores em abdução*;
- feixes inferiores do músculo serrátil anterior **6** e do músculo latíssimo do dorso **10**, quando eles se apóiam (**Fig. 29**) nos *membros superiores em abdução*;
- músculo serrátil posterior superior **11**;
- fibras superiores do músculo iliocostal **12**, apoiadas superiormente nos *cinco últimos processos transversos cervicais* e inseridas inferiormente nos *seis primeiros arcos costais*. Elas têm, dessa forma, uma disposição semelhante àquela dos *músculos levantadores das costelas*.

Terceiro grupo
O terceiro grupo é o dos músculos **expiratórios principais**. Este grupo é representado apenas pelos **músculos intercostais internos**. Efetivamente, *à expiração normal é um fenômeno puramente passivo de retorno do tórax à posição de repouso, pela elasticidade* dos elementos *osteocartilaginosos* e do *parênquima pulmonar*. A energia necessária para a expiração é, na realidade, uma **restituição da energia** desenvolvida na inspiração pelos músculos inspiratórios e *armazenada pelos elementos elásticos do tórax e do pulmão*. Mais adiante veremos o papel essencial que as **cartilagens costais** desempenham nesse processo (ver adiante). Observemos ainda que, em posição vertical, *a gravidade intervém de maneira considerável* para abaixar as costelas pelo seu próprio peso.

Quarto grupo
O quarto grupo é o dos músculos **expiratórios acessórios**. Apesar de acessórios, esses músculos são extremamente potentes e muito importantes, pois são responsáveis pela **expiração forçada** e pela **prensa abdominal**.
Os **músculos do abdome (Fig. 30)**, o músculo reto do abdome **7**, os músculos oblíquos externo **8** e interno **9** *abaixam de forma potente a abertura inferior do tórax*.
Na região tóraco-lombar (**Fig. 29**) encontraremos **outros músculos expiratórios acessórios**: a parte baixa do músculo ileocostal **13**, o músculo longuíssimo **14**, o músculo serrátil posterior inferior **15** e o músculo quadrado do lombo (não demonstrado na figura).

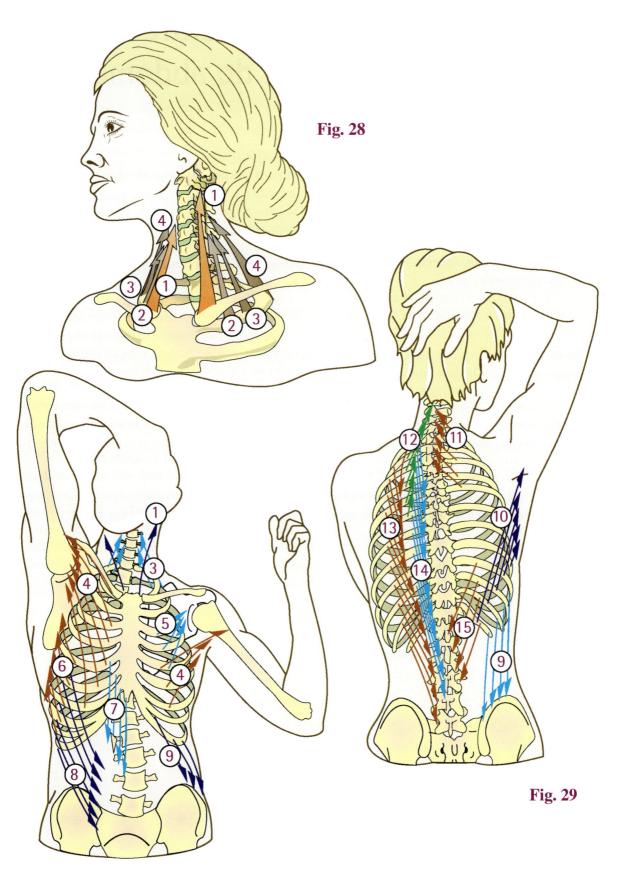

Fig. 28

Fig. 29

Fig. 30

Relação antagônico-sinérgica entre o diafragma e os músculos do abdome

O diafragma é o músculo inspiratório principal. Os músculos do abdome são músculos expiratórios acessórios extremamente potentes, indispensáveis à expiração forçada e aos movimentos de prensa abdominal. *Esses músculos, aparentemente antagonistas, são ao mesmo tempo sinérgicos.* Isso pode parecer paradoxal, e mesmo ilógico, mas, na prática, *eles não podem funcionar independentemente.* É o que caracteriza a **relação antagônico-sinérgica**.

Qual é então a relação funcional entre o diafragma e os músculos do abdome durante os dois tempos da respiração?

Na inspiração

Durante a **inspiração (Fig. 31, vista lateral e Fig. 32, vista anterior)**, a contração do diafragma *abaixa o centro frênico (setas vermelhas), aumentando o diâmetro vertical do tórax.* Entretanto, logo se verifica uma *resistência ao alongamento dos elementos verticais do mediastino* **M** e, sobretudo, uma *resistência da massa de vísceras abdominais* **D**. Essa massa é efetivamente contida pela **cinta abdominal** formada pelos **potentes músculos do abdome**: os músculos **retos do abdome D**, mas também os músculos **transversos T**, oblíquos internos **OI** e oblíquos externos **OE** do abdome. Sem eles o conteúdo abdominal seria empurrado para baixo e para a frente, e *o centro tendíneo não conseguiria um apoio sólido* que permitisse ao diafragma **elevar as costelas inferiores**. A **ação antagônico-sinérgica** dos músculos do abdome, portanto, é indispensável à eficácia do diafragma. Aliás, essa noção é confirmada em patologia nas *paralisias dos músculos do abdome por poliomielite*, onde a eficácia de ventilação do diafragma está diminuída. Em uma vista lateral **(Fig. 31)**, as direções das fibras dos músculos largos formam uma *estrela com seis pontas*, que esquematiza bem a "tecelagem" da cinta abdominal.

Na expiração

Durante a **expiração (Fig. 33, vista lateral e Fig. 34, vista anterior)**, o diafragma relaxa e a contração dos músculos do abdome abaixa a abertura inferior do tórax, *diminuindo simultaneamente os diâmetros transverso e ântero-posterior do tórax.*

Além disso, ao aumentar a pressão intra-abdominal, *eles empurram a massa de vísceras superiormente*, fazendo o centro frênico subir, e, conseqüentemente, **diminuindo o diâmetro vertical** torácico, ao mesmo tempo em que fecha o recesso costodiafragmático (como são denominados os fundos-de-saco pleurais). Os músculos do abdome constituem, então, os **antagonistas perfeitos do diafragma**, pois *diminuem simultaneamente os três diâmetros torácicos.*

O papel respectivo do diafragma e dos músculos do abdome pode ser concebido **em um gráfico (Fig. 35)** da seguinte forma: cada um desses grupos se contrai de modo permanente, mas **seu tônus evolui de modo inverso**.

Durante a **inspiração**, *o estado de tensão do diafragma aumenta, enquanto o tônus dos músculos do abdome decresce.* Entretanto, durante a **expiração**, *a tensão dos músculos do abdome aumenta, enquanto o tônus do diafragma diminui.* Assim, existe um **equilíbrio dinâmico** entre esses dois grupos musculares, *perpetuamente deslocado em um sentido ou outro, ilustrando bem a noção de antagonismo-sinergia.*

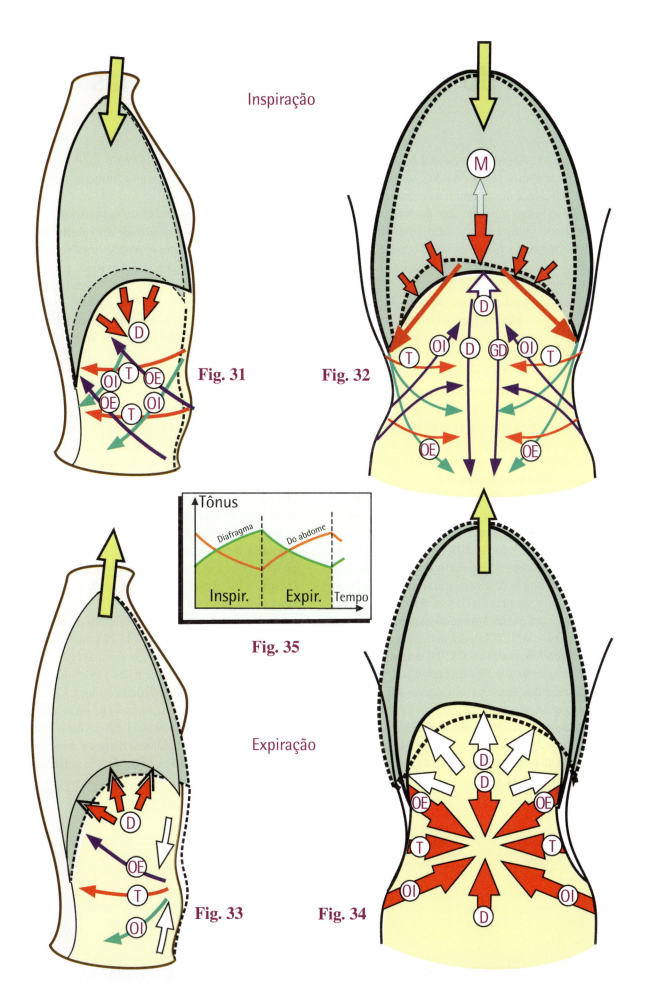

Circulação do ar pelas vias respiratórias

A circulação aérea nas vias respiratórias é ilustrada pela clássica **experiência de Funck (Figs. 36 e 37)**: se substituirmos o fundo de um frasco por uma membrana elástica hermética e introduzirmos na tampa um tubo com um balão de borracha na extremidade interna e com a extremidade externa desobstruída, podemos encher ou esvaziar o balão *simplesmente mobilizando a membrana elástica do fundo*. Efetivamente, se *puxarmos a membrana elástica* **(Fig. 37)**, aumentaremos a capacidade total do frasco de um volume suplementar igual a **V**, diminuindo a pressão interna do frasco. *A pressão atmosférica torna-se superior à pressão interna* e uma quantidade de ar, cujo volume é **exatamente igual ao volume V**, penetra pelo tubo e *enche o balão de borracha*, simbolizando o **mecanismo de inspiração**.

Inversamente, se *liberarmos a membrana elástica* **(Fig. 36)**, ela retornará a sua forma anterior e a capacidade total do frasco diminuirá do mesmo *valor V*, aumentando a pressão no interior do frasco. O ar dentro do balão será expulso através do tubo. É o **mecanismo de expiração**.

Assim, a respiração se baseia no **aumento** ou **diminuição** do volume da cavidade torácica **(Fig. 38)**. Efetivamente, a partir da posição de partida, em que o tórax tem um **volume ovóide truncado** de base **ACBD**, com diâmetros transversal **CD**, ântero-posterior **AB** e vertical **SP**, pode-se considerar que a ação dos músculos respiratórios, particularmente *do diafragma*, aumenta todos os diâmetros e transforma o tórax em um *ovóide truncado maior*, contendo o precedente, com base **A'C'B'D'**, diâmetro ântero-posterior **A'B'** maior do que **AB**, transversal **C'D'** maior do que **CD** e vertical **SP'** maior do que **SP**. A diferença com a experiência de Funck é que nesse caso *todas as dimensões do recipiente aumentaram simultaneamente*.

Existe uma **analogia marcante com a realidade anatômica (Fig. 39)**, pois o *tubo vertical* por onde o ar penetra é a *traquéia*; o *balão de borracha* que se enche são os *pulmões*; e a *membrana elástica* que forma o fundo do frasco é o *diafragma*, que neste caso, porém, aumenta também os outros diâmetros.

Entretanto, **dois pontos** devem ser destacados:

- os pulmões ocupam a **totalidade do volume do interior do tórax** e a ligação entre as paredes torácicas e o pulmão é assegurada pela **pleura**, cuja cavidade permanece virtual. Em estado normal, seus dois folhetos permanecem em contato e deslizam livremente um sobre o outro, o que é importante para uma boa solidariedade mecânica entre os pulmões e a parede torácica, sem limitar os movimentos respiratórios, pois, dilatando-se, *os pulmões deslizam em relação à parede torácica*;

- durante a inspiração, a pressão intratorácica diminui e *se torna negativa*, não somente em relação ao ar externo, *mas também em relação à cavidade abdominal*. Isso tem duas conseqüências: a primeira é a penetração do ar na traquéia, indo até os capilares pulmonares. A segunda é a **aceleração da circulação venosa** em direção ao átrio direito **OD**. A inspiração, então, é um elemento importante para o **bom enchimento do coração**, e, por intermédio da pequena circulação, de uma **boa chegada de sangue venoso** até a parede alveolar em contato com o ar fresco que acabou de penetrar. **Dessa forma, a inspiração assegura as circulações aérea e sangüínea pulmonar**.

A propósito da circulação aérea, falemos do **ronco**, que algumas vezes é bastante desagradável para o companheiro de leito: *quase todos os humanos roncam* (e mesmo alguns outros animais), porém, existem *tipos morfológicos* e *posições* que favorecem essa verdadeira doença. O ronco é produzido pela *vibração do véu palatino* no indivíduo que dorme em decúbito dorsal, durante o sono profundo. Atualmente existem tratamentos médicos, mais ou menos eficazes; algumas vezes, somente a cirurgia do véu palatino é eficaz.

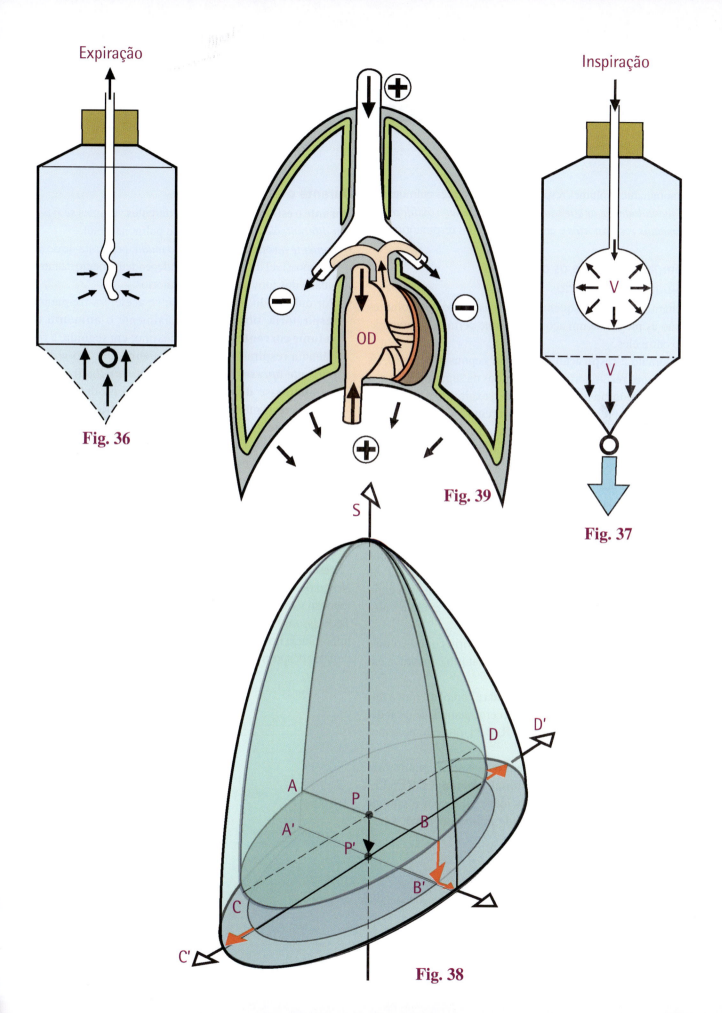

Fig. 36

Fig. 39

Fig. 37

Fig. 38

Volumes respiratórios

Denominamos volumes respiratórios, ou volumes pulmonares, *as quantidades de ar que são mobilizadas durante os diferentes momentos respiratórios* e em diferentes tipos respiratórios.

Comparação entre os diferentes volumes respiratórios

Achamos cômodo esquematizar esses diferentes volumes como as pregas de um acordeão, o que permite a comparação entre eles.

- Durante a **respiração calma, em repouso (Fig. 40)**, os volumes respiratórios são definidos da seguinte forma: o ar colocado em movimento entre a expiração e inspiração normais representa o **volume corrente VC**: 0,5 l. No gráfico, essa amplitude de respiração em repouso está esquematizada pela faixa azulada **2**, no interior da qual estão contidas as *oscilações da espirometria*.
- Se a inspiração normal é prolongada por uma inspiração forçada, uma quantidade de ar suplementar vai penetrar nos pulmões. Ela representa o **volume de reserva inspiratório VRI**: 1,5 l.
- A soma do volume de reserva inspiratório com o volume corrente constitui a **capacidade inspiratória CI**: 2 l. Se após uma expiração normal, continuamos com uma expiração forçada até o seu limite, expulsamos então o **volume de reserva expiratório VRE**: 1,5 l.
- A soma do volume de reserva inspiratório com o volume corrente e o volume de reserva expiratório constitui a **capacidade vital CV**: 3,5 l.
- Mesmo após uma expiração forçada e completa, ainda resta nos pulmões e brônquios uma certa quantidade de ar denominada **volume residual VR**: 0,5 l, que não podemos expulsar.
- A soma dos volumes residual e de reserva expiratório constitui a **capacidade residual funcional CRF**: 2 l.
- Finalmente, a soma da capacidade vital com o volume residual constitui a **capacidade pulmonar total**: 4 l.

Durante o esforço

Durante o esforço (Fig. 41), os diferentes volumes *se repartem diferentemente* na capacidade pulmonar total.
- *Somente o volume residual não muda*, pois trata-se de um ar impossível de ser expulso, independentemente da intensidade dos movimentos respiratórios.
- Por outro lado, à medida que se acelera a freqüência respiratória, observa-se inicialmente o **aumento do volume corrente VC** até o máximo; em seguida, a freqüência respiratória continua a aumentar e o *volume corrente apresenta tendência a baixar ligeiramente*. Denomina-se **débito ventilatório** o produto da freqüência respiratória pelo volume corrente. Pelo exposto, deduz-se que *o débito ventilatório acaba atingindo o máximo*.
- O volume de reserva expiratório aumenta visivelmente, o que significa que a *amplitude de respiração rápida se situa mais perto da dilatação máxima do tórax* do que durante a respiração em repouso.
- A conseqüência do aumento do volume corrente e do volume de reserva expiratório é a **diminuição do volume de reserva inspiratório VRI**.

No gráfico de esforço, foi demonstrada uma espirografia de repouso a título de comparação.

Tudo isso é bastante lógico, fácil de lembrar e de grande importância nos esforços das atividades cotidianas e nas atividades desportivas.

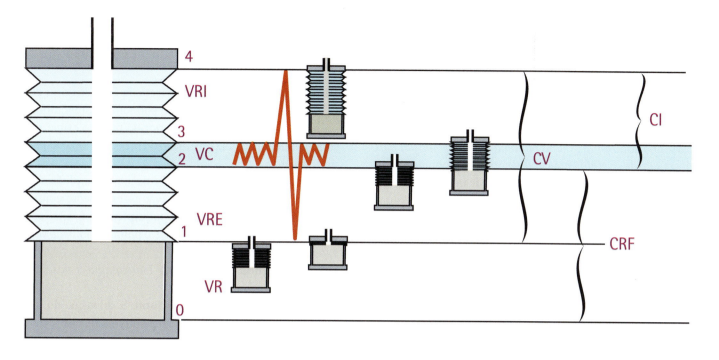

Fig. 40

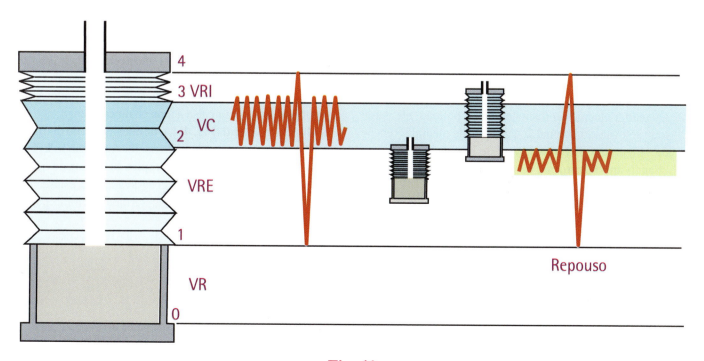

Fig. 41

Fisiopatologia da respiração

Vários fatores podem *perturbar a eficácia da ventilação*. Os distúrbios causados por um **tórax instável** podem ser ilustrados pela **experiência de Funck modificada (Fig. 42)**: uma parte do frasco é *substituída por uma outra membrana elástica*. Quando se efetua uma tração sobre a membrana no fundo, essa membrana parietal se **deprime de um volume v que se subtrai ao volume V**. O balão se enche de um volume menor, igual a **V – v**.

Em patologia, quando existe um **tórax instável**, este é causado por um **violento traumatismo no tórax**: uma superfície maior ou menor da parede torácica **não segue os movimentos e se deprime durante a inspiração**, é a **respiração paradoxal**. O **rendimento da ventilação diminui**, criando um estado de **falência respiratória** caracterizado por diminuição catastrófica da hematose: este termo designa o mecanismo de **recarga do sangue em oxigênio nos alvéolos pulmonares**.

Existem várias outras circunstâncias que vão determinar uma diminuição da eficácia respiratória, podendo chegar até a um estado de **falência respiratória**. Elas estão resumidas na **figura 43**. Em sua maior parte, esses fatores são **ventilatórios**.

- **Pneumotórax 1**, extravasamento gasoso na cavidade pleural. O pulmão se retrai sobre si mesmo, pela sua própria elasticidade **2**. A entrada de ar na cavidade pleural pode ser causada por uma **lesão pleuro-pulmonar (seta preta)** e a cada inspiração o ar penetra pela lesão: é a **traumatopnéia**, causa de grande angústia respiratória. A penetração do ar pode ter como origem a **ruptura de um brônquio** ou de uma **bolha de enfisema**; denomina-se assim uma dilatação enorme de um alvéolo pulmonar. Quando a pleura não traciona mais o pulmão, ele perde todo seu valor funcional **2**, e a cavidade pleural se enche de sangue (um **hemotórax**) ou de líquido inflamatório, criando um **hidrotórax**, ou ainda uma **pleurisia 3**. O líquido se acumula na base do tórax.
- **Tórax instável 4** causa perda funcional maior ou menor, de acordo com sua magnitude.
- **Obstrução brônquica** gera **atelectasia 5**: o território do brônquio não recebe ar e o tecido pulmonar (parênquima) se retrai. Na figura, o lobo superior do pulmão esquerdo sofreu **atelectasia** pela obstrução do brônquio lobar superior esquerdo.
- No prosseguimento de uma inflamação, após pleurisia, piotórax ou hemotórax, pode haver espessamento considerável da pleura denominado **paquipleurite 6**. Ela forma uma **capa fibrosa** que envolve o pulmão e *impede sua expansão inspiratória*.
- **Dilatação aguda do estômago 7** *atrapalha a descida diafragmática*.
- **Meteorismo abdominal importante 8**, dilatação do intestino por oclusão, que desloca o diafragma superiormente, é uma **causa abdominal** de angústia respiratória.
- **Paralisia do nervo frênico (Fig. 44)** pode perturbar a respiração. Na figura, a interrupção do nervo frênico *esquerdo* paralisa a **metade esquerda do diafragma**, que realiza movimentos ditos de *respiração paradoxal*: durante a inspiração, no lugar de descer, a cúpula esquerda se eleva.

O mecanismo respiratório pode ser bastante modificado pela **posição do corpo**:

- em **decúbito dorsal (Fig. 45)**, a massa das vísceras abdominais rebate o diafragma superiormente, a *inspiração é mais difícil*, o volume corrente menor é deslocado para o alto da figura, em detrimento do volume de reserva inspiratório. Isso ocorre **durante as anestesias gerais**, sendo inclusive agravado pelas drogas anestésicas e os curarizantes que diminuem a eficácia dos músculos respiratórios. A mesma coisa acontece no **coma**;
- no **decúbito lateral (Fig. 46)**, o deslocamento do diafragma é mais marcante no lado do apoio. A **porção inferior do pulmão no lado do apoio respira bem pior** do que a porção superior, situação ainda agravada pela estase circulatória. Essa posição é particularmente temida pelos anestesistas.

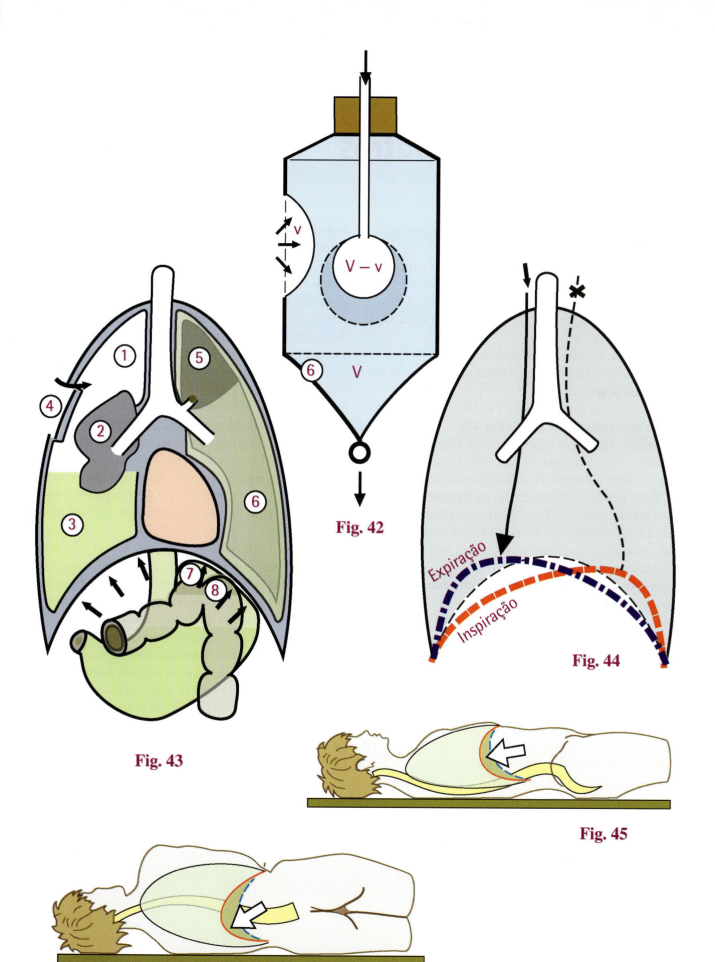

Fig. 42

Fig. 43

Fig. 44

Fig. 45

Fig. 46

Tipos respiratórios: atletas, músicos e outros

Dependendo da idade e do sexo, a mecânica ventilatória é bastante diferente **(Fig. 47)**:

- **na mulher**, a respiração é do **tipo torácica superior** e o máximo de amplitude se situa na parte alta do tórax, pelo aumento do diâmetro ântero-posterior;
- **no homem**, a respiração é do **tipo mista, torácica superior e inferior**;
- **na criança**, ela é do **tipo abdominal**;
- **no idoso**, as condições respiratórias são fortemente modificadas pela cifose.

Para entender essa **fisiopatologia**, é necessário tomar a **imagem de uma lanterna de papel (Fig. 48)**:

- nessa experiência, *de reflexão*, o tórax é representado por uma lanterna, suspensa em um lado por uma haste rígida e retilínea, representando a *coluna torácica*;
- a **inspiração** é feita pela **tração da circunferência superior** da lanterna. Ela é realizada pelos músculos escalenos e esternocleidomastóideos. Simultaneamente, o fundo da lanterna é puxado para baixo: é a **contração do diafragma D**;
- sob essas ações, **o volume da lanterna aumenta** e o ar entra;
- se a tração sobre a circunferência superior e sobre o fundo for relaxada **(Fig. 49)**, **a lanterna se encolhe** ao longo da haste rígida que representa a coluna. O volume da lanterna diminui: é a **expiração**;
- suponhamos agora que, *ao contrário de retilínea*, a haste torácica seja **curva (Fig. 50)**, como uma *coluna torácica com hipercifose*; a lanterna fica permanentemente em posição encolhida, murcha, e é muito mais difícil puxar a circunferência superior para o alto.

Isso ilustra as **dificuldades ventilatórias associadas à hipercifose torácica**.

É exatamente o caso das **pessoas idosas (Fig. 51)**: o aumento da curvatura da coluna torácica superior provoca a convergência das costelas superiores e a diminuição da amplitude dos seus movimentos. Assim, os lobos superiores dos pulmões praticamente não recebem ventilação e a respiração torna-se costal inferior ou mesmo abdominal. Essa situação é ainda agravada pela hipotonia muscular.

Na fisiologia da respiração não se deve esquecer do **suspiro**, que corresponde a uma *ampla inspiração* seguida de uma *expiração prolongada*. Seu papel fisiológico consiste na *renovação do ar do espaço morto e do volume de reserva*. No plano psicológico, esse ato quase inconsciente corresponde à *liberação de tensão afetiva*, particularmente a ansiedade, cujo "*suspiro de alívio*" marca, em geral, o seu fim.

Existem profissões em que a respiração tem uma função muito importante: os **atletas**, evidentemente, e, entre eles, os **nadadores**, mas também os **músicos**. Esse papel é evidente nos **músicos que tocam instrumentos de sopro e nos cantores**, para os quais a **capacidade respiratória** deve ser máxima, assim como **o controle do fluxo aéreo**, pelo **controle dos músculos expiratórios**. Entretanto, nos músicos em geral, a respiração tem um papel muito importante, além da sua função ventilatória, pois *é no seu ritmo que se modela o estilo do músico*: a respiração transparece em determinados adágios, de forma que se pode dizer que *a respiração é como um metrônomo interno para os músicos*.

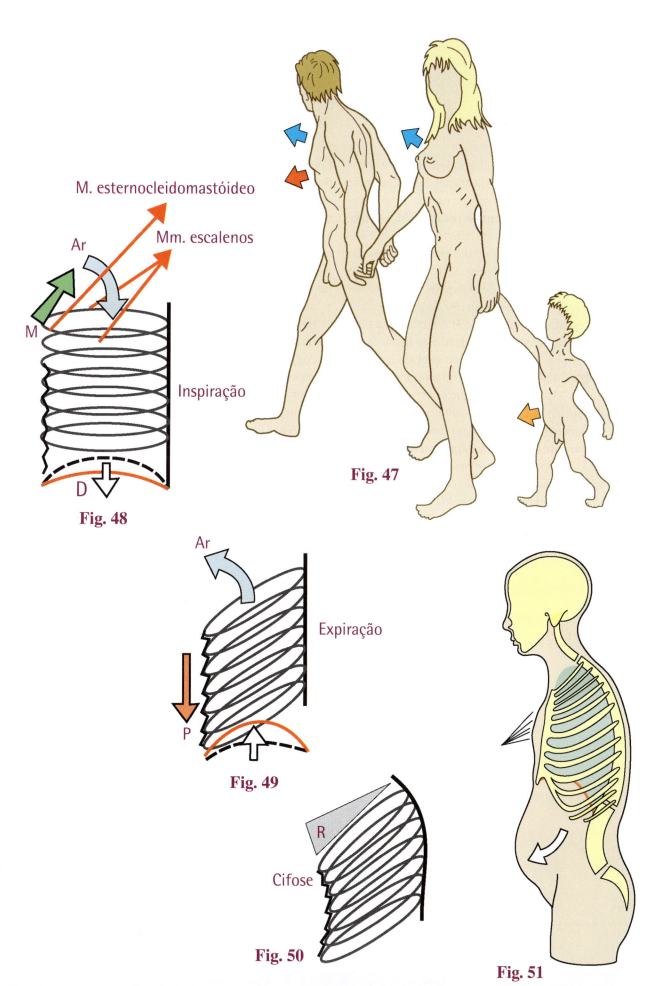

Fig. 47

Fig. 48 Inspiração

Fig. 49 Expiração

Fig. 50 Cifose

Fig. 51

Espaço morto

Denomina-se **espaço morto** um volume de ar *que não participa das trocas respiratórias*. Na ilustração dos volumes de ar no acordeão **(Fig. 52)**, se a válvula de escape de ar é prolongada por um **recipiente de grande volume EM**, *aumenta-se artificialmente o espaço morto*. Efetivamente, se é utilizado apenas o volume corrente de 0,5 l e se o volume do tubo e do recipiente acrescentado for de 0,5 l, a ventilação somente deslocará ar no interior do espaço morto, e *nenhum volume de ar fresco penetrará no interior do acordeão*.

O **exemplo do escafandrista (Fig. 53)** é ainda mais fácil de se entender. Imaginemos um escafandrista ligado à superfície apenas por um tubo por meio do qual ele inspira e expira o ar. Se o volume do tubo for igual a sua capacidade vital, em momento algum, por mais que se esforce, ele poderá inspirar ar fresco. *A cada movimento respiratório ele inspirará o ar viciado* que insuflou no tubo na expiração precedente. Assim, **ele irá morrer rapidamente por asfixia**, o que, aliás, aconteceu nas *primeiras tentativas de mergulho* com escafandro. A solução consiste em aportar ar fresco pelo tubo e eliminar ar expirado por uma **válvula fixada no capacete**, como mostram *as bolhas*.

O **espaço morto anatômico (Fig. 54)** representa o **volume da árvore respiratória**, ou seja, as **vias aéreas superiores**, boca, fossas nasais, além de traquéia, brônquios e bronquíolos. O volume do espaço morto é de **150 ml**, o que significa que, na respiração normal, *quando apenas o volume corrente é mobilizado*, apenas **350 ml de ar fresco** chegam até os alvéolos e *participam da hematose*. Para aumentar o rendimento é preciso:

- ou aumentar o volume ventilado, utilizando o volume de reserva inspiratório ou expiratório;
- ou diminuir o volume de espaço morto, o que pode ser feito com uma **traqueostomia T**, que estabelece uma comunicação direta entre a traquéia e o exterior, diminuindo o espaço morto aproximadamente à metade.

Entretanto, a traqueostomia não é um ato inócuo, pois *priva a árvore respiratória de suas defesas naturais*, a saber, a filtração e o aquecimento do ar inspirado pelas fossas nasais, e, sobretudo, o fechamento da glote aos corpos estranhos, expondo-as dessa forma, às **infecções broncopulmonares graves**. Por isso, ela só deve ser utilizada em casos graves.

No modelo dos **volumes respiratórios simbolizados por um acordeão (Fig. 55)**, a traqueostomia é representada por um orifício situado na base do tubo (ver também Figs. 40 e 41, anteriormente).

Entretanto, existe um **outro tipo de espaço morto (Fig. 56)**, o **espaço morto fisiológico EM'**: ele corresponde à **exclusão sangüínea de um território pulmonar** causada por **embolia pulmonar EP**. Esse território não irrigado será uma área de **ventilação aérea perdida**, o que *aumentará proporcionalmente o espaço morto anatômico*.

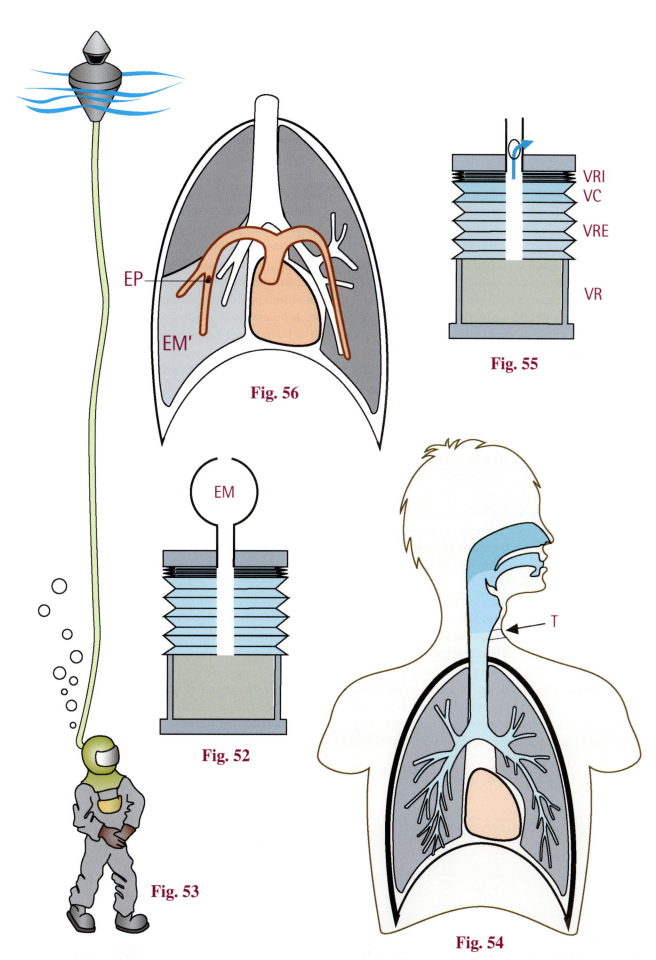

Fig. 55

Fig. 56

Fig. 52

Fig. 53

Fig. 54

Complacência torácica

A noção de **complacência** está diretamente relacionada à *elasticidade dos elementos anatômicos* do tórax e dos pulmões. Na **expiração normal (Fig. 57)**, o tórax e os pulmões assumem uma posição de equilíbrio comparável àquela de uma mola que não é nem comprimida nem esticada. Existe então um equilíbrio de pressão entre o ar intra-alveolar e o ar atmosférico.

Por meio de um esforço muscular de **expiração forçada (Fig. 58)**, *os elementos elásticos do tórax são comprimidos*. Se, usando uma imagem, *a mola representando o tórax for comprimida* a uma **pressão positiva** intratorácica, por exemplo, de +20 cm de água, a pressão intrapulmonar vai ser maior do que a atmosférica e o ar vai sair pela traquéia. Entretanto, *o tórax terá tendência a retornar à sua forma inicial*, do mesmo modo que a mola terá tendência a retornar à **posição 0**.

Inversamente, se agora realiza-se um **esforço de inspiração (Fig. 59)**, o que se pode comparar ao *estiramento da mola*, isso será traduzido por uma **pressão negativa** intratorácica de −20 cm de água, em relação ao ar atmosférico. Isso provocará a entrada de ar na traquéia, porém, *pela sua elasticidade, o tórax manterá a tendência de retorno à posição inicial*.

Esses fenômenos podem ser representados por **curvas de complacência (Fig. 60)**, representando as *variações da pressão intratorácica, na abscissa,* em função das *variações do volume torácico, na ordenada*.

Podem ser traçadas três curvas.

- A **curva de relaxamento torácico total T**, na qual a *pressão nula* corresponde ao volume de relaxamento **VR**. Essa curva é a resultante da curva de volume/pressão dos pulmões isolados **P** e da curva de volume/pressão da parede torácica isolada **S**. É visível que o volume de relaxamento corresponde a um equilíbrio de forças entre a elasticidade parietal que desenvolve uma pressão **Ps** e a elasticidade pulmonar que desenvolve uma pressão de sinal oposto **Pp**.
- **A um volume V3**, ou seja, a 70% da capacidade pulmonar total, a *pressão de origem parietal* é nula e a pressão de relaxamento torácico total é totalmente devida à elasticidade dos pulmões (as duas curvas **P** e **T** se tocam nesse ponto).
- Para um **volume intermediário VR**, a pressão de relaxamento da parede torácica isolada é exatamente igual à metade da pressão de relaxamento pulmonar, de tal forma que a pressão de relaxamento torácico total é a metade da pressão de relaxamento pulmonar.

Um último ponto deve ser destacado: *em expiração máxima, os pulmões não perdem toda a sua elasticidade*, pois a curva **P** ainda está à direita do ponto zero das pressões. É o que explica por que, quando há entrada de ar na cavidade pleural, os pulmões ainda podem se retrair até um volume mínimo **Vp**, a partir do qual eles perdem toda a sua força de retração, ou seja, toda a capacidade de pressão sobre o ar que eles contêm. Então, a elasticidade total do tórax **(Fig. 61)** pode ser considerada como a **associação de ambos os sistemas elásticos A**: um grande sistema **S** representando a parede torácica e um pequeno sistema **P** representando os pulmões. A dependência funcional dos pulmões em relação à parede torácica pela ação das pleuras associa esses dois sistemas em um conjunto **B**, sendo necessário, para tanto, *comprimir o grande sistema* **S** *e estirar o pequeno sistema* **P**. A associação desses sistemas forma um sistema único **C**, representando a elasticidade total do tórax **T**. Porém, se a ligação funcional entre os pulmões e a parede torácica for destruída, cada um desses sistemas retorna a seu próprio ponto de equilíbrio **A**.

Voltando à noção de complacência, ela representa a *relação entre um volume de ar e a pressão parietal necessária para mobilizá-lo*. No gráfico **(Fig. 60)**, a complacência representa a inclinação da parte média da curva, mostrando que a complacência pulmonar isolada é maior do que a complacência da parede torácica isolada, sendo a complacência torácica total a soma algébrica dessas duas complacências.

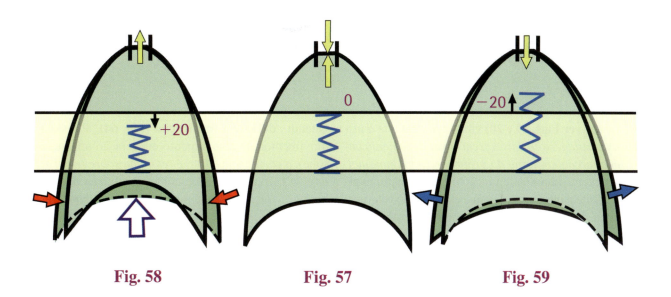

Fig. 58　　　　Fig. 57　　　　Fig. 59

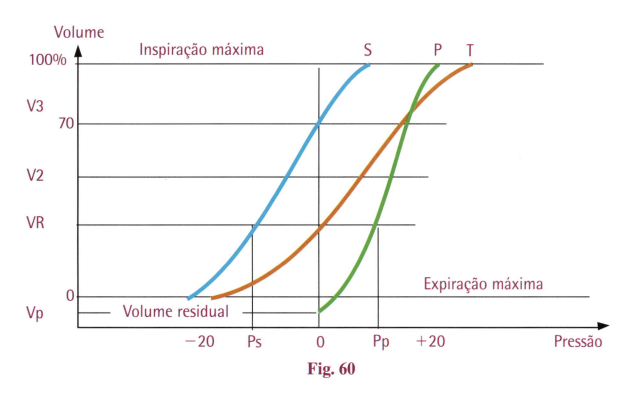

Fig. 60

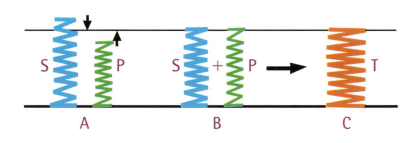

Fig. 61

Mecanismo de elasticidade das cartilagens costais

Anteriormente **(ver Figs. 19 e 20)** vimos que, *durante a inspiração, as cartilagens costais sofrem um deslocamento angular e uma torção em torno do próprio eixo longitudinal.* Essa torção exerce importante função no **mecanismo expiratório**. Durante a inspiração **I** com a elevação do esterno e a permanência das extremidades posteriores das costelas fixadas à coluna vertebral por meio das articulações costovertebrais **(Fig. 62)**, as cartilagens costais sofrem **rotação sobre o seu eixo longitudinal** indicada pelas **setas t e t'**.
Simultaneamente, existem **angulações a** nas **articulações costocondrais e esternocondrais**. (Para uma melhor compreensão, supomos nesta figura o esterno fixo e a coluna móvel, o que mecanicamente é a mesma coisa.)
Esquematicamente, as articulações costocondrais e esternocondrais **(Fig. 63)** são **encaixes** de cada uma das extremidades da cartilagem costal:
- a **extremidade interna da cartilagem 3** *está encaixada* na **margem do esterno 1**, formando um **ângulo diedro 2** que recebe exatamente a extremidade da cartilagem **4**, permitindo alguns movimentos no sentido vertical, porém **nenhum movimento de torção**;
- sua **extremidade externa 5** é moldada como um **cone achatado** da frente para trás. Esse cone *vem se encaixar na extremidade anterior da costela* **6**, ela mesma *escavada em um cone inversamente esculpido*. Aí ainda, a articulação permite deslocamentos laterais e verticais, **porém nenhum movimento de torção**.

Durante a expiração **E**, ocorre o inverso.

Quando, durante a **inspiração (Fig. 64)**, a costela efetua movimentos de abaixamento em relação ao esterno (que sobe), *a cartilagem costal é retorcida sobre seu eixo em um ângulo* **t**, comportando-se como uma **barra de torção**. As barras de torção são *mecanismos que trabalham não em encurtamento, mas, como seu nome indica, em torção*. Esse dispositivo, bastante conhecido pelos engenheiros, é utilizado como um mecanismo amortecedor nos automóveis: se torcermos uma barra de torção, sua elasticidade armazenará a energia da torção e a restituirá quando a barra for relaxada. Da mesma forma, a energia dos músculos inspiratórios é **armazenada nas barras de torção das cartilagens costais** durante a inspiração. No momento de *relaxamento dos músculos inspiratórios*, apenas pela elasticidade dessas cartilagens, **o esqueleto torácico retorna a sua posição de partida**. Quanto mais jovem é a pessoa, mais flexíveis e elásticas são as cartilagens. Com a idade, elas tendem a se ossificar, justificando a **perda de flexibilidade torácica e respiratória** nas pessoas idosas.

Essa análise mecânica justifica a *importância da ligação das costelas (rígidas) com o esterno (móvel), por meio do sistema elástico das cartilagens costais*.

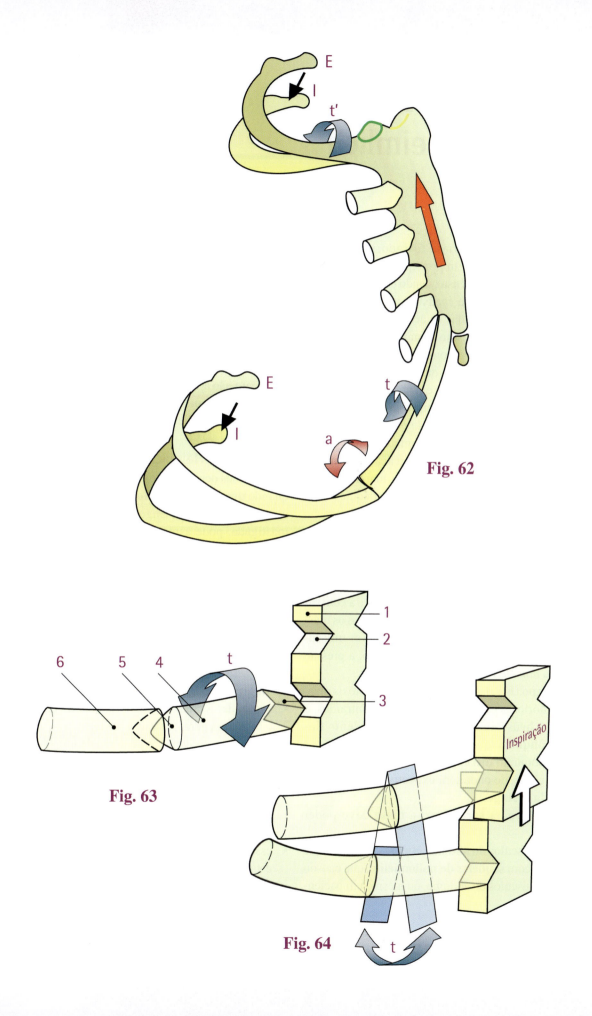

Fig. 62

Fig. 63

Fig. 64

Fisiologia da tosse. Manobra de Heimlich

Fisiologia da tosse

O ar que entra nas vias respiratórias é **filtrado, umidificado e aquecido** nas fossas nasais. Em princípio, ele não contém mais **nenhuma partícula suspensa** quando chega na traquéia ou nos brônquios. Entretanto, se, inadvertidamente, **partículas estranhas** forem introduzidas na árvore brônquica, elas serão expulsas por um mecanismo bastante eficaz: a **tosse**. Da mesma forma, a tosse é responsável pela expulsão do **muco secretado pelos brônquios**, que engloba as pequenas partículas estranhas e é em seguida empurrado para a abertura da glote pelo **movimento contínuo dos cílios do epitélio brônquico**, *atividade comprometida pelo tabagismo*.

O mecanismo da tosse ocorre em três tempos:

- **Primeiro tempo (Fig. 65)**: uma **inspiração profunda**, dita preparatória, promove a entrada da maior parte do volume de **reserva inspiratório** na árvore brônquica e nos alvéolos. O inconveniente dessa inspiração profunda é a possibilidade de os corpos estranhos que ultrapassaram a glote serem empurrados mais profundamente em direção aos bronquíolos.
- **Segundo tempo (Fig. 66)**: a **instalação da pressão**. Ela comporta dois fatores: o **fechamento da glote** e a **contração violenta dos músculos intercostais** e de todos os músculos *expiratórios acessórios*, particularmente os **músculos do abdome**. Durante esse segundo tempo, a pressão intratorácica *aumenta consideravelmente*.
- **Terceiro tempo (Fig. 67)**: a **expulsão**. Enquanto os músculos expiratórios acessórios permanecem contraídos, **a glote se abre bruscamente**, liberando um **violento fluxo de ar brônquico**, que carrega partículas estranhas e muco. Esse conjunto **ultrapassa a abertura glótica** em direção à **faringe**, de onde será **expectorado** a partir da **parte oral da faringe**.

Parece então que, para **ser eficaz**, a **tosse** deve poder utilizar:

- por um lado, **músculos do abdome** eficazes, e sabe-se que em indivíduos com **seqüelas de poliomielite**, que causou paralisia dos músculos do abdome, ou mesmo em pacientes de **cirurgia abdominal**, em que qualquer aumento da tensão muscular abdominal é doloroso, portanto temido, *a tosse é ineficaz*, ou até mesmo *impossível*;
- por outro lado, o **fechamento da glote**, o que supõe a **integridade do aparelho laríngeo e do seu comando nervoso**.

A tosse é um **ato reflexo**, desencadeado por zonas sensitivas na **bifurcação traqueal**, denominada também carina, e na **pleura**, cuja via sensitiva centrípeta é formada pelos **nervos vagos**. Seus centros são **bulbares** e suas vias efetuadoras compõem não apenas os **nervos laríngeos**, ramos dos vagos, mas também os **nervos intercostais e abdominais**. Seu mecanismo bastante delicado pode ser facilmente perturbado.

Manobra de Heimlich

Em algumas ocasiões a **tosse é inconveniente**, por exemplo, quando **um corpo estranho volumoso é aspirado**: às vezes, um adulto, tentando engolir um pedaço de carne pouco mastigada, pode aspirá-lo, tomando uma *rota errada*. Os mecanismos de proteção das vias respiratórias são surpreendidos e ocorre a entrada na traquéia. Crianças também podem aspirar balas.

A situação é grave, pois a pessoa, tentando tomar uma inspiração profunda para tossir, **provoca a penetração do corpo estranho na traquéia**, agravando a **angústia respiratória**. Sem ajuda externa imediata ela pode **morrer por asfixia aguda**. É então necessário conhecer as **manobras salvadoras** no caso de aspiração acidental:

- suspender a criança pelos pés, quando ela não for muito grande, em geral faz sair a bala...;
- aplicar tapas vigorosos no dorso de um adulto; porém, se após cinco tapas o resultado for nulo, é necessário passar para um socorro mais sério;
- a **manobra de Heimlich (Fig. 68)**, bem conhecida pelos socorristas, consiste em comprimir violentamente o epigástrio da pessoa engasgada, colocando-se atrás dela;
- essa manobra pode ser executada pela própria pessoa, se estiver sozinha, comprimindo seu epigástrio contra o encosto de uma cadeira...

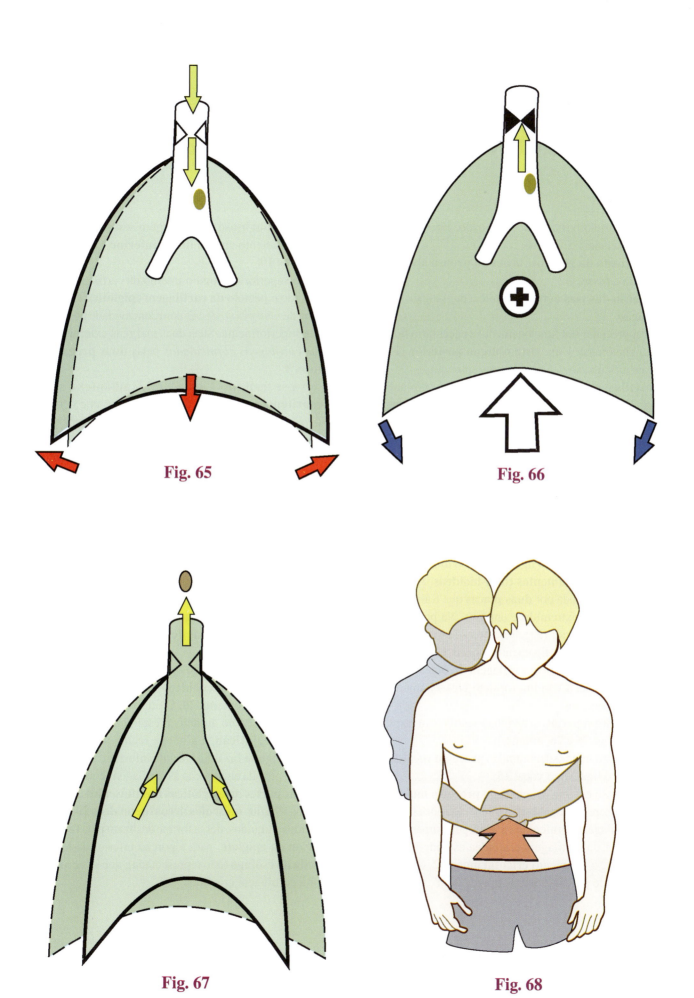

Fig. 65

Fig. 66

Fig. 67

Fig. 68

Músculos da laringe e proteção das vias aéreas durante a deglutição

A **laringe**, órgão bastante aperfeiçoado, intervém em três funções essenciais:
- **fechamento da glote** nas **ações da prensa abdominal** e durante a **tosse**;
- **proteção das vias aéreas** durante a deglutição;
- **fonação**.

Para compreender seu funcionamento é necessário fazer uma revisão anatômica. Uma **vista oblíqua posterior (Fig. 69)** mostra a articulação das **cartilagens** entre si:
- a **cartilagem cricóidea 6** tem a forma de um anel (**ver Fig. 75, adiante**), cuja **parte mais alta 7**, situada posteriormente, suporta a cada lado **duas faces articulares**: a **face articular tireóidea 22**, inferior, que se articula com o corno inferior **5** da cartilagem tireóidea, e a **face articular aritenóidea 21**, superior, que recebe a cartilagem aritenóidea **8**;
- a **cartilagem tireóidea**, da qual visualizamos a **face interna 2** e a **crista oblíqua 3**, que barra sua face externa, possui ainda, na *parte superior da sua margem posterior*, os **cornos superiores 4** ligados ao **osso hióide** (não representado) pelos **ligamentos tireo-hióideos**. A cartilagem tireóidea é formada por **duas placas** que formam um ângulo diedro na extremidade anterior. Na porção inferior de sua face posterior **(Fig. 76)** situa-se o **ponto de inserção anterior 26** dos ligamentos vocais **15**.

Dispostas posteriormente à cartilagem tireóidea, as **cartilagens aritenóideas 8** têm um formato grosseiramente *piramidal* com processos:
- um **processo superior**, denominado cartilagem corniculada **23** (ver **Figs. 75 e 76, adiante**);
- um processo interno denominado **processo vocal 25**, onde se insere o ligamento vocal **15**;
- um processo externo denominado **processo muscular 24**, onde se insere o músculo cricoaritenóideo posterior **13 e 14**.

Entre a cartilagem corniculada e a margem superior da porção posterior da cartilagem cricóidea estende-se um **ligamento em Y**, o ligamento **cricofaríngeo 12**, que comporta, no ponto de junção dos três braços do Y, um **pequeno nódulo cartilaginoso**, a **cartilagem sesamóidea 11**, separando o ligamento em um **braço inferior 12** e **dois braços superiores 10**.

Na parte superior do ângulo interno da cartilagem tireóidea está fixado o **pecíolo da cartilagem epiglótica 1**, a qual tem a forma de *uma pétala de íris* com concavidade posterior, orientada superiormente. Suas duas margens externas são *presas às cartilagens corniculadas* pelas **duas pregas ariepiglóticas 9**.

Observa-se também **(Figs. 69 e 73, adiante)** o **músculo cricoaritenóideo lateral direito 16**, que une o *processo muscular da aritenóidea à parte anterior do anel cricóideo*. Observa-se ainda o **músculo cricotireóideo 17** no lado direito, que se estende da *margem inferior da cartilagem tireóidea à margem anterior da cartilagem cricóidea*.

No **ádito da laringe** está colocada uma grande seta branca **(Fig. 70)**. Essa abertura é formada:
- superiormente pela **cartilagem epiglótica 1**;
- lateralmente pelas **pregas ariepiglóticas 9**, reforçadas por fibras dos **músculos aritenóideos oblíquos (parte ariepiglótica) 19**;
- inferiormente pelas **cartilagens corniculadas 23**, unidas no **ligamento cricofaríngeo 10**, reforçadas posteriormente pelas **fibras transversas do músculo aritenóideo transverso 18**.

As paredes laterais do ádito da laringe são completadas pelos **músculos tireoaritenóideos (parte tireoepiglótica)**, na sua camada mais externa **20**. O ádito da laringe está representado aberto, como durante a respiração normal.

Durante a **deglutição**, a glote se fecha, mas, simultaneamente, a epiglote faz uma báscula inferior e posteriormente **(Fig. 71)**, puxada em direção às cartilagens corniculadas pela tração das **partes ariepiglóticas dos músculos aritenóideos oblíquos 19** e **dos músculos tireoaritenóideos 20**. Os alimentos sólidos e líquidos, dessa forma, deslizam pela **face ântero-superior da epiglote**, para a porção inferior da faringe e a **entrada do esôfago** (não representada), que se encontra posterior à cartilagem cricóidea.

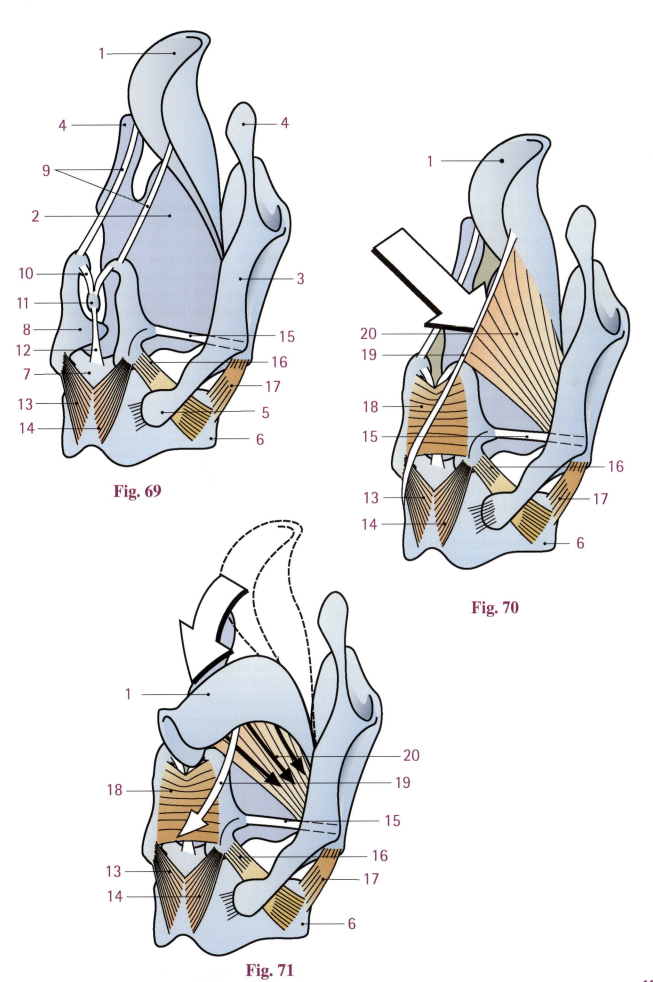

Fig. 69

Fig. 70

Fig. 71

Glote e pregas vocais. Fonação

A glote é o orifício de controle da passagem do ar na laringe. Como funciona a glote? Duas **vistas esquemáticas superiores (Figs. 72 e 73)** permitem compreender seu mecanismo. A abertura da glote vista pela faringe, ou seja, superiormente, apresenta-se como uma **fenda triangular com vértice anterior (Fig. 72)**. Suas duas margens são constituídas por:
- **ligamentos vocais 15**, estendidos entre a **face posterior da cartilagem tireóidea 3** e o **processo vocal 25**;
- **cartilagens aritenóideas 24**, que repousam sobre a **cartilagem cricóidea 7**, por intermédio de duas articulações cujos eixos são verticais em **O** e **O'**.

A contração dos **músculos cricoaritenóideos posteriores 13** faz com que as cartilagens aritenóideas rodem sobre o eixo **O** e **O'**, provocando o afastamento dos processos vocais **25**, *promovendo a abertura da glote*.

Ao contrário **(Fig. 73)**, quando os **músculos cricoaritenóideos laterais 16** se contraem, as cartilagens aritenóideas rodam em outro sentido. Os **processos vocais 25** se aproximam da linha mediana e os **ligamentos vocais 15'** fazem contato, ocorrendo o **fechamento da abertura glótica**. O **esquema parcial das cordas vocais (Fig. 74)** mostra que passando da abertura **15** para o fechamento **15'**, a prega vocal sofre um estiramento **d** devido ao deslocamento **(seta vermelha)** do processo vocal **25**, por rotação da cartilagem aritenóidea **24**. Essa **maior tensão** da corda produz, **durante a fonação**, **um som mais agudo**.

Os dois últimos esquemas ilustram o **fechamento da glote (Fig. 75)** e a **tensão dos ligamentos vocais (Fig. 76)** durante a fonação.

Uma **vista anterior esquerda (Fig. 75)** da **cartilagem cricóidea 6** e da **cartilagem aritenóidea 8** mostra esta última em equilíbrio sobre a **cartilagem cricóidea 7**, com a qual ela se articula pela **face articular 21**. O eixo dessa **articulação cricoaritenóidea** do tipo **plana** é oblíquo: de inferior a superior, de medial a lateral e de posterior a anterior (não ilustrado).

Quando o músculo **aritenóideo transverso 18** e o **músculo cricoaritenóideo posterior 14** se contraem **(Fig. 71)**, a cartilagem aritenóidea *roda lateralmente* **(na sua posição azul-escura, Fig. 75)** e seu **processo vocal 25** é *deslocado da linha mediana*. O **ligamento vocal 15** forma, com seu oposto, um *orifício triangular com vértice anterior* **(Fig. 72)**. Inversamente, a **contração do músculo cricoaritenóideo lateral 16** faz a cartilagem aritenóidea virar *medialmente*, o que *aproxima o processo vocal da linha mediana* da mesma forma que a **corda vocal 15' (Fig. 73)**.

Durante a fonação, as cordas vocais são submetidas a tensões variáveis. O mecanismo é fácil de entender: no esquema **(Fig. 74)**, observa-se que o fechamento da glote provoca um estiramento do ligamento vocal, mas também **(Fig. 76)**, supondo a cartilagem cricóidea **6** fixa, a **contração do músculo cricotireóideo 17** provoca rotação da cartilagem tireóidea em torno da **articulação de seu corno inferior com a cartilagem cricóidea 5**, de tal forma que sua parte anterior se abaixa. A inserção anterior do ligamento vocal **passa da posição 26** à **posição 26'**, provocando um estiramento do ligamento vocal e sua conseqüente **tensão** pelo músculo **cricotireóideo contraído 17'**. Esse músculo, inervado pelo **nervo laríngeo inferior**, ou *nervo laríngeo recorrente*, é então o **músculo mais importante na fonação**, pois *é ele que regula a tensão das cordas vocais e, conseqüentemente, a altura do som*.

Dessa forma, há dois mecanismos que regulam a tensão das cordas vocais:
- fechamento da abertura glótica por contração do músculo cricoaritenóideo lateral;
- báscula anterior da cartilagem tireóidea por contração do músculo cricotireóideo.

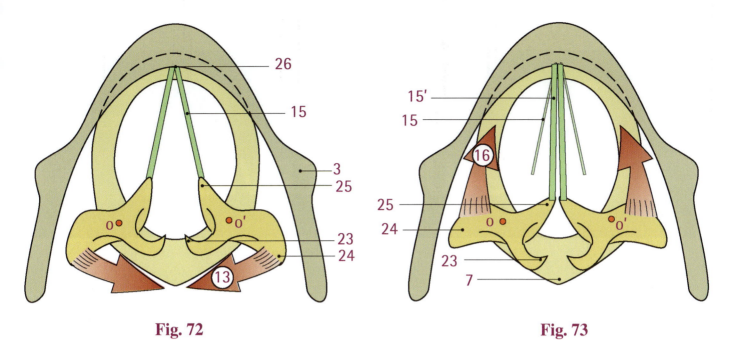

Fig. 72

Fig. 73

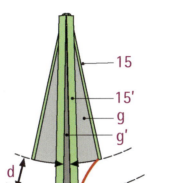

Fig. 74

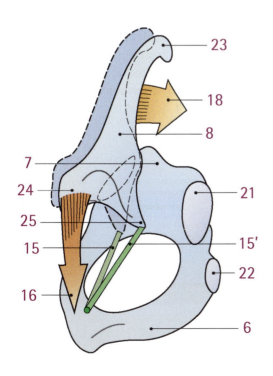

Fig. 75

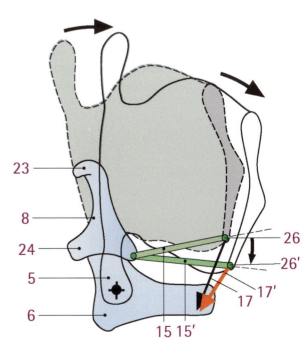

Fig. 76

185

Capítulo 5

A COLUNA CERVICAL

A coluna cervical é o segmento superior da coluna vertebral: continuação superior da coluna torácica, ela sustenta a cabeça e forma o **esqueleto do pescoço**.

É a parte **mais móvel** da coluna. Tem como função **orientar a cabeça** em um setor espacial de aproximadamente 180°, tanto na direção vertical quanto na transversal. Deve-se salientar que **essa mobilidade se soma à dos bulbos dos olhos**. Efetivamente, sendo a cabeça sede dos *principais receptores sensoriais* que são a **visão**, a **audição**, e a **olfação**, ela deve poder localizar as ameaças potenciais contra a pessoa e também os alvos de interesse para sua subsistência.

O **plano mediano da cabeça** define **dois hemi-espaços**, o direito e o esquerdo, cujos estímulos devem ser separados para poder estabelecer a **visão estereoscópica** e a **estéreo-audição**, fornecendo informações indispensáveis à localização das ameaças ou dos pontos de interesse. Dessa forma, o pescoço é como um *suporte de radar* que varre o espaço pela rotação contínua. A única diferença é que o pescoço não é capaz de efetuar uma rotação com amplitude maior que 170°-180°, o que já é bastante considerável em comparação aos animais que não têm pescoço, como os peixes, por exemplo, que, apesar da grande mobilidade dos seus olhos, são obrigados a virar o corpo inteiro para orientar seus receptores.

A coluna cervical, sendo o segmento mais móvel da coluna vertebral, é também **o mais frágil**, não somente pela sua mobilidade, mas também pela constituição mais delicada de suas estruturas, já que sustenta apenas a cabeça, relativamente leve, salvo quando serve de suporte a cargas pesadas, como é freqüente em alguns povos.

A graciosidade do pescoço, bastante estético nas mulheres, o torna **a parte mais exposta do corpo humano**, bastante favorável às manobras homicidas por estrangulamento ou secção. A manipulação da coluna cervical **após um acidente** deve ser realizada com extrema precaução. Essa noção se aplica também a *qualquer manobra terapêutica da coluna cervical...*

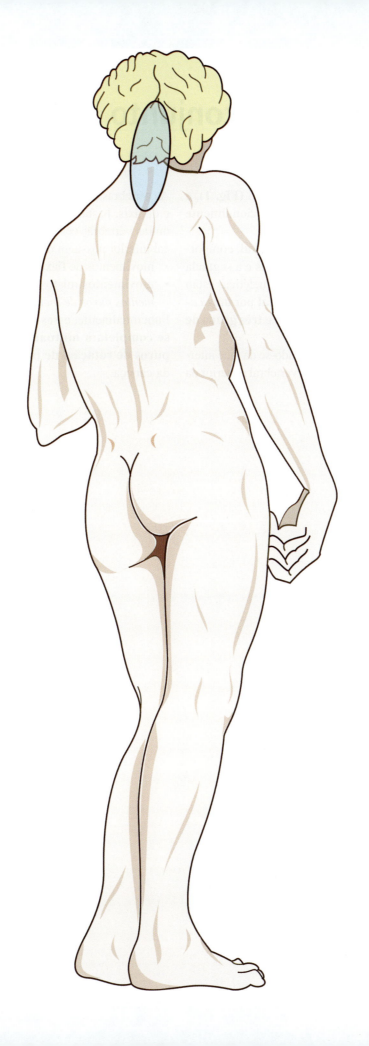

Coluna cervical em conjunto

A coluna cervical, considerada como um todo **(Fig. 1)**, é constituída de **duas porções, anatômica e funcionalmente distintas:**
- a **coluna cervical superior 1** ou **suboccipital**, comportando a primeira vértebra cervical ou **atlas** e a segunda vértebra cervical ou **áxis**. Essas peças esqueléticas estão articuladas entre si e com o osso **occipital** por uma *cadeia articular complexa* com **três eixos e três graus de liberdade**;
- a **coluna cervical inferior 2**, estendendo-se da face intervertebral inferior do **áxis** à face intervertebral superior da **primeira vértebra torácica**.

As vértebras cervicais são semelhantes, com exceção do atlas e do áxis, bastante diferenciáveis entre si e em relação às outras vértebras cervicais. As articulações da coluna cervical inferior possuem **dois tipos de movimentos**:
- movimentos de **flexão-extensão**;
- **movimentos mistos de inclinação-rotação**, *sem movimentos puros de inclinação ou de rotação*.

Funcionalmente, esses dois segmentos da coluna cervical **se completam mutuamente** para realizar **movimentos puros de rotação, de inclinação ou de flexão-extensão** da cabeça.

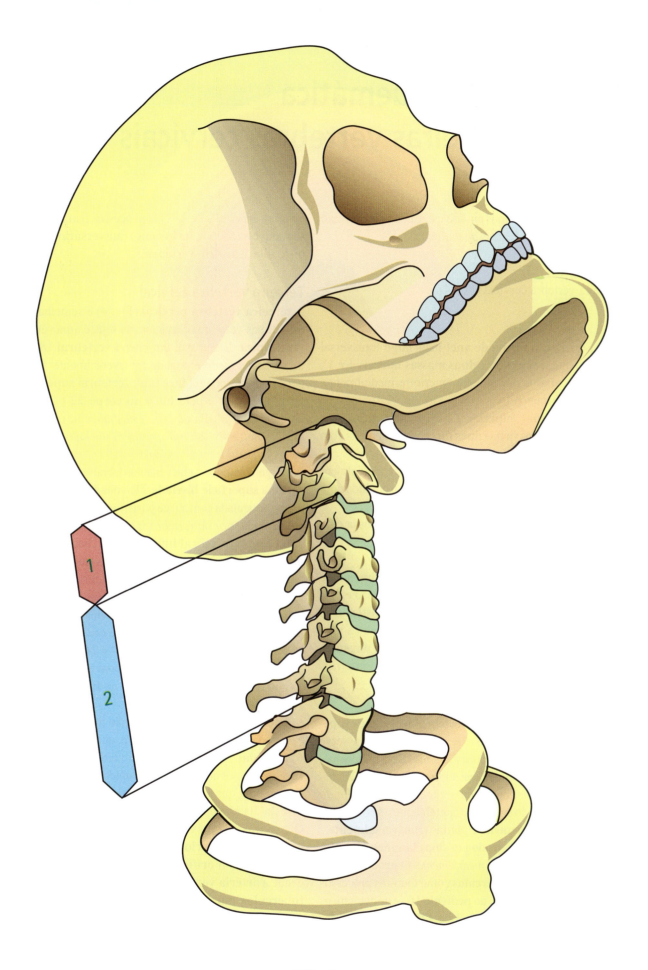

Fig. 1

Constituição esquemática das três primeiras vértebras cervicais

Nessas figuras, representamos um sob o outro, no mesmo eixo vertical e de forma *bastante esquemática*:
- o atlas (**Fig. 2**);
- o áxis (**Fig. 3**);
- a terceira vértebra cervical (**Fig. 4**).

Atlas

O **atlas (Fig. 2)**, em **forma de anel** mais largo transversal que sagitalmente, compreende **duas massas laterais 1 e 1'**, ovaladas, com eixo maior oblíquo anterior e medialmente, apresentando, portanto:
- uma **face articular superior 2 e 2'**, voltada superior e medialmente, **côncava nas duas direções**, articulada com os côndilos occipitais;
- uma **face articular inferior**, voltada inferior e medialmente, **convexa no sentido ântero-posterior**, articulada com o processo articular superior do áxis **12 e 12'**.

O **arco anterior do atlas 3** possui uma **pequena fossa cartilaginosa ovalada**, a **fóvea do dente 4**, articulando-se com o **dente do áxis 11**.

O **arco posterior 5**, inicialmente achatado verticalmente, se alarga na mesma direção, na linha mediana, onde não existe *processo espinhoso*, mas apenas um **tubérculo posterior 6**. Os **processos transversos 7 e 7'** são perfurados para a **passagem das artérias vertebrais 8**, que imprimem um **sulco da artéria vertebral 8'** *posteriormente às massas laterais*.

Áxis

O **áxis (Fig. 3)** possui um **corpo vertebral 9** cuja **face superior 10** apresenta em seu centro o **dente do áxis 11**, que serve de *pivô à articulação atlantoaxial mediana*. Essa parte superior comporta também, **duas faces articulares 12 e 12'**, *dispostas como dragonas*, dirigindo-se lateralmente, *além do corpo vertebral*, voltado superior e lateralmente; elas são **convexas ântero-posteriormente e planas transversalmente**.

O **arco vertebral 16** é formado por **duas lâminas 15 e 15'**, estreitas, *oblíquas posterior e medialmente*. O **processo espinhoso 18** comporta **dois tubérculos** como todos os processos espinhosos cervicais. Abaixo do **pedículo 16** se implantam os **processos articulares inferiores 17 e 17'**, que possuem **faces cartilaginosas** orientadas inferior e anteriormente. Elas se articulam com as **faces articulares superiores** da terceira vértebra cervical **24 e 24'**. Os **processos transversos 13 e 13'** são atravessados por um **forame transversário vertical 14** por onde sobe a **artéria vertebral**.

Terceira vértebra cervical

A **terceira vértebra cervical (Fig. 4)** é semelhante às quatro últimas vértebras cervicais, ou seja, é uma **vértebra cervical típica**. Ela possui um **corpo vertebral 18**, em forma de *paralelepípedo* alongado transversalmente. Sua face superior comporta uma **face intervertebral superior 20** limitada lateralmente pelo **unco do corpo 22 e 22'**, cuja face articular está voltada *superior e medialmente* e se articula com as *superfícies biseladas dispostas de um lado ao outro da face intervertebral inferior do áxis*.

A margem anterior da face intervertebral superior também possui uma **superfície biselada 21**, voltada *superior e anteriormente*, articulada com a face posterior de um *prolongamento da margem anterior da vértebra subjacente*, nesse caso, o áxis.

A **face intervertebral inferior** é marcada, a cada lado, por duas **superfícies para as articulações uncovertebrais**, voltadas *inferior e lateralmente*; a face intervertebral inferior se prolonga anteriormente por uma *saliência*.

O **arco posterior** dessa vértebra cervical típica comporta os **processos articulares 23 e 23'** que possuem, cada um:
- uma **face articular superior 24 e 24'** voltada superior e posteriormente que se articula com a **face articular inferior da vértebra subjacente**, na figura, a face articular inferior do áxis **17**;
- uma **face articular inferior**, não mostrada na figura, orientada inferior e anteriormente, que se articula com a **face articular superior** da quarta vértebra cervical.

Esses processos articulares estão unidos ao corpo vertebral pelo **pedículo 25**, que ainda sustenta a **base do processo transverso 26 e 26'**, também fixado à **face lateral do corpo vertebral**.

O processo transverso tem a forma de um **sulco de concavidade superior**, cujo fundo, próximo ao corpo vertebral, possui um **orifício arredondado através do qual** ascende a **artéria vertebral**. Finalmente, ele termina por **dois tubérculos**, um anterior e outro posterior. As **duas lâminas vertebrais 27 e 27'**, situadas em um plano oblíquo inferior e lateralmente, se juntam na linha mediana, originando o **processo espinhoso 28** que comporta *dois tubérculos*.

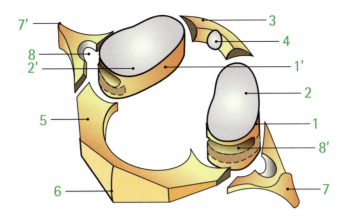

Fig. 2

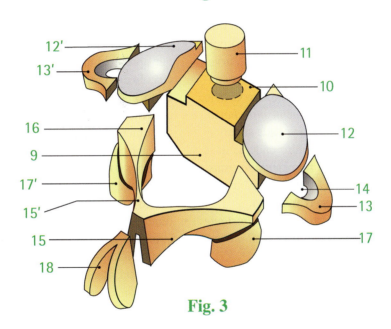

Fig. 3

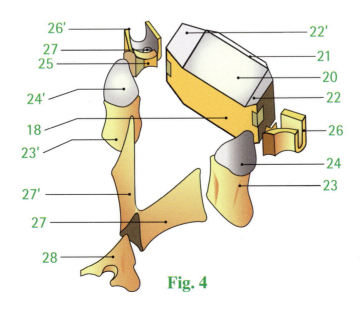

Fig. 4

Articulações atlantoaxiais

A união mecânica entre o atlas e o áxis é feita por **três articulações mecanicamente associadas**:
- uma *articulação axial*, a articulação **atlantoaxial mediana**, na qual o **dente do áxis** funciona como **pivô** (ver anteriormente);
- duas *articulações laterais e simétricas*, as articulações **atlantoaxiais laterais**, que colocam as **faces articulares inferiores das massas laterais do atlas** em contato com as **faces articulares superiores do áxis**.

Em uma **vista em perspectiva do áxis (Fig. 5)** e em outra de perfil (**Fig. 6**), observa-se a forma e a orientação dessa **face articular superior 5**. *Ovalada* com eixo maior ântero-posterior, *convexa* nessa mesma direção, seguindo uma *curvatura xx'*, porém *plana na direção transversal*, pode ser considerada como talhada na **superfície de um cilindro C**, cujo **eixo Z** está dirigido lateralmente e *ligeiramente para baixo*, de tal forma que a superfície articular está voltada superiormente e ligeiramente para o lado. O cilindro onde as duas superfícies articulares são talhadas foi *representado transparente na figura*, englobando a porção lateral do áxis; ele ultrapassa a **extremidade do processo transverso**.

Nessas duas figuras, observa-se também o *formato bastante particular* do **dente do áxis**, aproximadamente *cilíndrico*, porém *curvado posteriormente* e comportando:
- anteriormente, a **face articular anterior 1** *em forma de escudo, ligeiramente* **convexa nos dois sentidos** *e se articulando com a fóvea do dente no* **arco anterior do atlas**;
- posteriormente, a **face articular posterior 7**, côncava longitudinalmente e convexa transversalmente, coberta por cartilagem, articulada ao **ligamento transverso** (ver mais adiante), de *grande importância funcional*.

Um **corte sagital** na altura das **massas laterais do atlas (Fig. 7)** permite observar **as curvaturas e orientações** das diferentes superfícies articulares:
- a curvatura da **articulação atlantoaxial mediana**, entre a **face articular anterior do dente do áxis 1** e a **fóvea do dente 2 no arco anterior do atlas** (ela foi seccionada no plano mediano). Ela está situada em um **círculo de centro Q**, por sua vez, situado posteriormente ao dente do áxis;
- a **face articular superior das massas laterais do atlas 3**, que é *côncava ântero-posteriormente*, voltada *diretamente para cima*. Ela se articula com os **côndilos occipitais**;
- a **face articular inferior das massas laterais do atlas 4**, que apresenta uma convexidade ântero-posterior, em um **círculo de centro O** e com raio de curvatura relativamente curto, *comparado ao do círculo Q*;
- a **face articular superior do áxis 5**, convexa ântero-posteriormente sobre uma **curvatura de centro P** com um raio aproximadamente igual ao do círculo **O**. As duas superfícies **4 e 5** repousam como **duas rodas, uma sobre a outra**; a estrela representa o centro dos movimentos de flexão e extensão do atlas sobre o áxis (ver adiante);
- finalmente, a **face articular inferior do áxis 6**, voltada *inferior e anteriormente*. Ela é quase plana, porém apresenta uma ligeira curvatura com **grande raio, cujo centro R** está situado inferior e anteriormente. Ela se articula com a *face articular do processo articular superior da terceira vértebra cervical*.

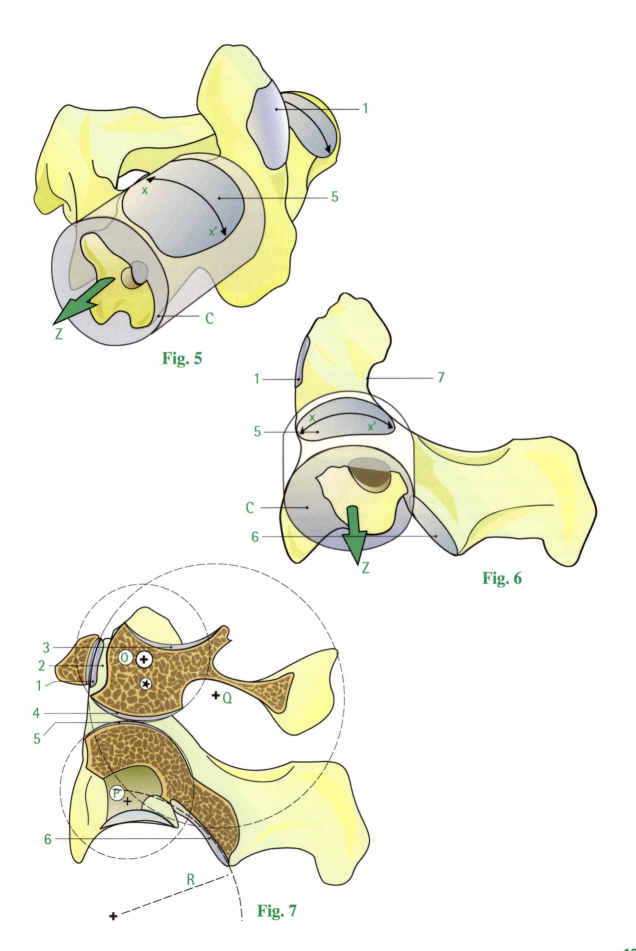

Fig. 5

Fig. 6

Fig. 7

Flexão-extensão nas articulações atlantoaxiais laterais e mediana

Supondo que as massas laterais do atlas rolem, sem deslizar, sobre as faces articulares superiores do áxis, durante a **flexão (Fig. 8)**, o **ponto de contato** entre essas duas superfícies convexas se deslocará **anteriormente** e a linha unindo o centro de curvatura P ao ponto de contato entre essas duas superfícies se deslocará de PA para PA'. Simultaneamente, aparecerá um pequeno **afastamento b** superior na articulação entre o arco anterior do atlas e a face articular anterior do dente do áxis.

Da mesma forma, durante a **extensão (Fig. 9)**, se as massas laterais do atlas rolarem, sem deslizar sobre as faces articulares superiores do áxis, o ponto de contato entre essas duas superfícies convexas deverá se deslocar **posteriormente** e a linha unindo o centro de curvatura P ao ponto de contato deverá se deslocar de PB para PB'. Ao mesmo tempo, aí também ocorrerá um **afastamento** inferior b na articulação entre o arco anterior do atlas e a face articular superior do dente do áxis. Efetivamente, o **exame atento de radiografias de perfil** mostra que **esse afastamento não existe (Fig. 10)**. Isso se deve ao **ligamento transverso T** que mantém o arco anterior do atlas em contato estreito com o dente do áxis (ver adiante).

O centro real dos movimentos de flexão e extensão do atlas sobre o áxis **(ver Fig. 7, anteriormente)** não é o ponto P, centro de curvatura da superfície superior do áxis, nem o ponto Q, centro da curvatura da face articular anterior do dente do áxis, **mas um terceiro ponto** assinalado aqui por uma **estrela**, projetando-se aproximadamente no centro do dente do áxis visto em perfil. Conseqüentemente, durante os movimentos de flexão e extensão, a face articular inferior das massas laterais do atlas **rola e desliza ao mesmo tempo** sobre a face articular superior do áxis, *de forma análoga* ao deslizamento-rolamento dos côndilos femorais sobre os côndilos tibiais.

Deve-se pensar, entretanto, que a presença de um componente deformável, nesse caso o ligamento transverso, **formando a parte posterior da articulação atlantoaxial mediana**, permite uma certa facilidade no funcionamento dessa articulação: esse ligamento, fixado na parte posterior do dente do áxis, pode se curvar *superiormente na extensão ou inferiormente na flexão*, como se fosse a corda de um arco. Compreende-se, também, a razão de a cavidade de encaixe da articulação atlantoaxial mediana não ser totalmente óssea.

Fenômeno semelhante acontece com o ligamento anular da articulação radiulnar proximal, também uma articulação trocóidea (ver Volume 1).

De qualquer forma, o ligamento transverso do atlas tem uma **importância vital**, pois é ele *que impede o deslizamento anterior do atlas sobre o áxis*. Essa luxação, sempre traumática, causa **morte imediata** por compressão do tronco encefálico, inclusive do bulbo pelo dente do áxis **(Fig. 11)**: em conseqüência do deslocamento anterior do atlas **(seta vermelha)**, o dente do áxis vem, literalmente, se introduzir **(seta preta)** no eixo nervoso mostrado em azul-claro.

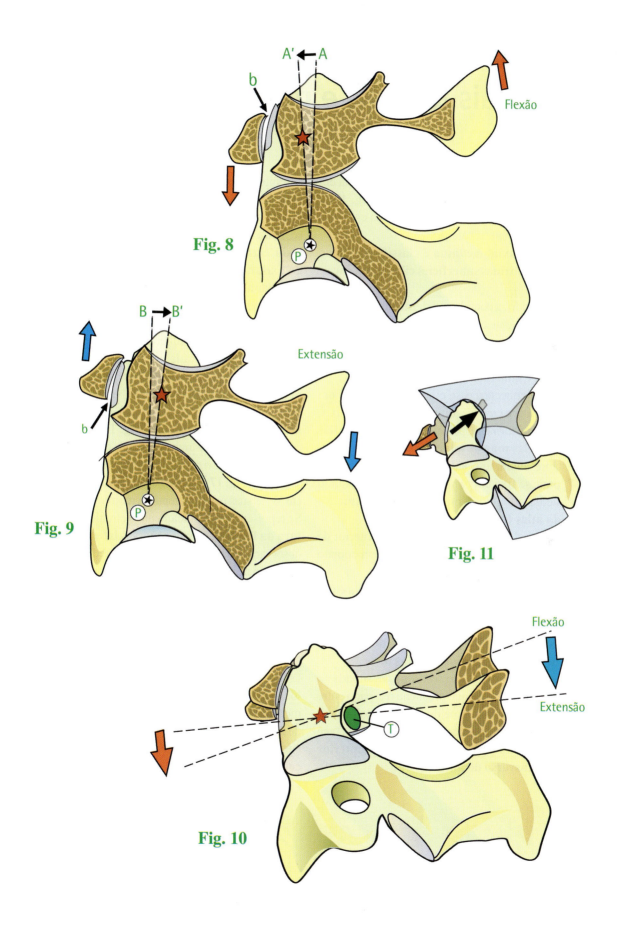

Fig. 8

Fig. 9

Fig. 10

Fig. 11

Rotação nas articulações atlantoaxiais laterais e mediana

Acabamos de estudar a articulação atlantoaxial mediana em uma vista lateral. Uma **vista superior do atlas (Fig. 12)** e outra **aumentada (Fig. 13)** permitem entender sua estrutura e seu funcionamento durante a rotação.

A **articulação atlantoaxial mediana** é classificada como **trocóidea**, apresentando **duas superfícies cilíndricas** encaixadas entre si:
- uma superfície cilíndrica completa, o **dente do áxis 1**, cujo formato não é exatamente cilíndrico, permitindo sua adaptação a um segundo grau de liberdade, os **movimentos de flexão-extensão**. O dente do áxis possui uma **face articular anterior 4** e uma **face articular posterior 11**;
- a cavidade que se conecta a esse cilindro completo é um **cilindro escavado** que envolve totalmente o dente do áxis, sendo formado *anteriormente* pelo **arco anterior do atlas 2**, lateralmente pelas **massas laterais do atlas**, cujas faces internas apresentam uma **saliência** sempre bem marcada **7 e 7'**, onde se fixa um *potente ligamento* estendido transversalmente atrás do dente do áxis: o **ligamento transverso do atlas 6**.

Dessa forma, o dente do atlas está encaixado no interior de um **anel ósteo-ligamentar**, com o qual ele entra em contato através de **duas articulações** de tipo diferente:
- **anteriormente**, uma articulação **sinovial** com uma **cavidade articular 5** e uma **cápsula articular** com dois recessos, um à *esquerda* **8** e outro à *direita* **9**. Essa articulação une **a face articular anterior do dente do áxis 4** e a **fóvea do dente no arco anterior do atlas 3**;
- **posteriormente**, uma articulação *sem cápsula*, situada no interior do *tecido adiposo* **10** que preenche o espaço entre o anel ósteo-ligamentar e o dente do áxis. Ela coloca em contato duas **superfícies fibrocartilaginosas**, uma na **face posterior do dente do áxis 11** e outra na **face anterior do ligamento transverso do atlas 12**.

Durante o **movimento de rotação**, por exemplo, à esquerda **(Fig. 13)**, o **dente do áxis 1** permanece fixo e o **anel ósteo-ligamentar**, formado pelo atlas e o seu ligamento transverso, **roda em sentido contrário ao dos ponteiros de um relógio**, em torno de um centro correspondente ao **eixo do dente do áxis**, marcado na figura por uma cruz branca; a cápsula articular **afrouxa à esquerda 9** e **estica à direita 8**. Simultaneamente, ocorre um **deslocamento nas duas articulações atlantoaxiais laterais**, que são ligadas mecanicamente: na rotação da esquerda para a direita **(Fig. 14)**, a massa lateral esquerda do atlas avança enquanto a direita recua. Durante a rotação da direita para a esquerda **(Fig. 15)**, ocorre o contrário **(setas azul D-G e vermelha G-D)**.

Entretanto, as *faces articulares superiores do áxis* são **convexas ântero-posteriormente (Fig. 16)**. Conseqüentemente, o trajeto seguido pelas massas laterais do atlas não é retilíneo sobre um plano horizontal, mas **curvilíneo com convexidade superior (Fig. 17)**: quando o atlas roda em torno do **eixo vertical W**, as suas massas laterais percorrem o **trajeto XX' ou YY'**. Se representarmos unicamente o círculo que contém a **curvatura da face inferior das massas laterais do atlas (Fig. 16)**, observaremos que, na posição intermediária, que corresponde à rotação nula, o círculo de centro **O** ocupa sua **posição mais elevada** sobre a face superior do áxis. Quando ele se desloca anteriormente, o círculo desce sobre a **vertente anterior da superfície superior do áxis**, uma altura **e** de 2 a 3 mm. Seu centro desce uma altura menor (**e** dividida por 2). *O mesmo fenômeno acontece durante o deslocamento posterior.*

Então, durante a rotação sobre o áxis, o atlas sofre um deslocamento vertical, **inferior, de 2 a 3 mm**, sendo que esse movimento é, na verdade, **helicoidal**. Entretanto, o **ritmo** dessa hélice é bem fraco e, além disso, existem duas hélices: uma na rotação para a direita e outra, **inversa**, na rotação para a esquerda.

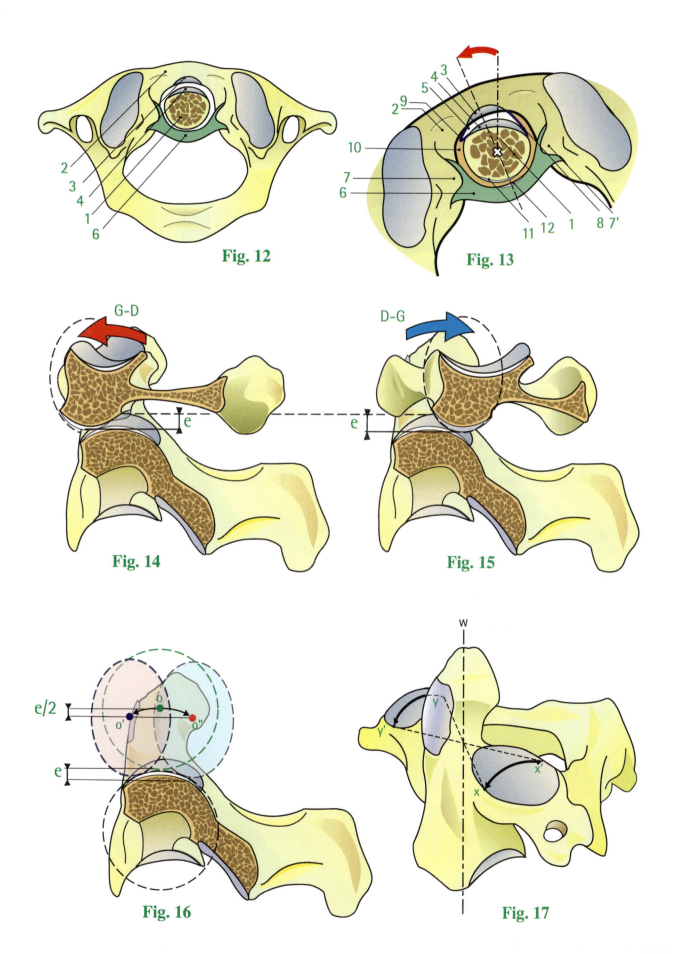

Fig. 12

Fig. 13

Fig. 14

Fig. 15

Fig. 16

Fig. 17

As superfícies articulares da articulação atlantoccipital

Na realidade, existem **duas articulações atlantoccipitais**, *unidas mecanicamente*, pares e simétricas, articulando as **faces articulares superiores das massas laterais do atlas** com as **superfícies articulares dos côndilos occipitais**.
Em uma **vista superior do atlas (Fig. 18)**, as faces articulares superiores se mostram **ovaladas com um longo eixo de direção oblíqua anterior e medial**, convergindo para um ponto **N** situado na linha mediana, um pouco à frente do arco anterior do atlas. Algumas vezes, elas se estreitam em sua parte média, podendo, inclusive, se apresentar com duas superfícies separadas. Cobertas de cartilagem, elas são **côncavas nos dois sentidos** e a curvatura é **aproximadamente idêntica tanto em um sentido quanto no outro**. Dessa forma, pode-se considerar que elas estão incluídas na **superfície de uma esfera (Fig. 19)** cujo centro **O** está situado acima do plano das faces articulares e se projeta na interseção da linha mediana com uma linha unindo a margem posterior das duas faces articulares. O **ponto Q** representa o **centro de curvatura das faces articulares no plano da secante horizontal**; o **ponto P** é o **centro de curvatura das faces articulares no plano da secante vertical**. A figura mostra a esfera **(tracejado verde)**, hipoteticamente transparente, apoiando-se exatamente nas superfícies articulares superiores das massas laterais do atlas.

Uma **vista posterior das articulações atlantoccipitais (Fig. 20)** confirma que a curvatura das superfícies condilares occipitais se situa na superfície esférica, cujo **centro O** está situado no interior do crânio, *acima do forame magno*. Nesse caso, a articulação atlantoccipital pode ser considerada **equivalente a uma articulação esferóidea**, ou seja, uma articulação com uma superfície **articular esférica (Fig. 19)**, possuindo **três eixos**, porém com limitadas amplitudes de movimento:

- **rotação axial** em torno de um eixo vertical **QO**;
- **flexão-extensão** em torno de um eixo transversal **zz'**, passando pelo centro **O**;
- **inclinação lateral** em torno de um eixo ântero-posterior **PO**.

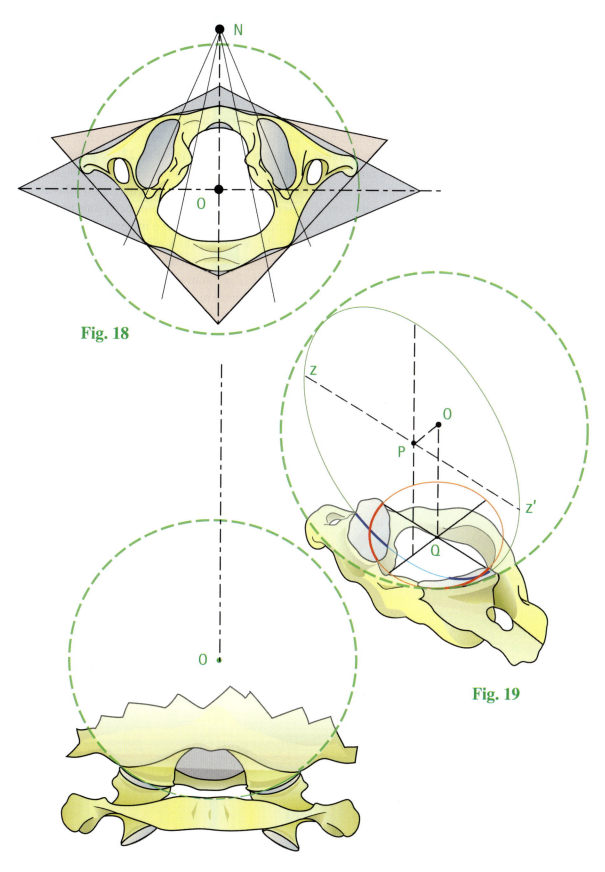

Fig. 18

Fig. 19

Fig. 20

Rotação nas articulações atlantoccipitais

Quando **o occipital roda sobre o atlas (Fig. 21)**, ele participa de um movimento geral de rotação do atlas sobre o áxis, que se efetua em torno do eixo vertical que passa pelo centro do dente do áxis. Entretanto, essa rotação não é um fenômeno simples, pois ela provoca a intervenção **da tensão dos ligamentos**, particularmente a tensão do **ligamento alar L (seta verde)**: nessa figura, representando um corte frontal passando pelo **occipital A** e pelas **massas laterais do atlas B**, foi demonstrada uma *rotação para a esquerda* do occipital sobre o atlas. Esse movimento se traduz pelo *deslizamento anterior do côndilo direito do occipital sobre a massa lateral direita do atlas* **(seta vermelha 1)**. Simultaneamente, **o ligamento alar L se enrola** em torno do dente do áxis, **tornando-se tenso**. Essa tensão vai **puxar o côndilo occipital direito para a esquerda (seta branca 2)**.

A rotação para a esquerda **(seta azul)** se acompanha, ao mesmo tempo, de um **deslocamento para a esquerda de 2 a 3 mm** e de **uma inclinação do occipital para a direita (seta vermelha)**. Conseqüentemente, não existe rotação pura, mas **rotação associada a inclinação** na articulação atlantoccipital.

Ora, em cinemática, aprende-se que **uma rotação associada e uma translação equivalem a uma outra rotação** de ângulo igual, porém, de centro diferente, fácil de construir. Em uma **vista superior (Fig. 22)**, representamos o atlas em cor clara, o áxis, visto através do forame magno, em tom mais escuro, e, sobre as **faces articulares do atlas at**, as **superfícies articulares dos côndilos occipitais oc**, hipoteticamente transparentes. Durante o movimento de rotação para a esquerda, de um ângulo **a**, em torno do **centro O do dente do áxis**, observamos um deslocamento lateral esquerdo do occipital de 2 a 3 mm seguindo o **vetor V**. Então, é possível marcar o centro real de rotação em um ponto **P** situado **ligeiramente à esquerda** do plano mediano, sobre a linha **z** *que une a margem posterior das massas laterais do atlas*. Portanto, o **centro real** da rotação atlantoccipital se desloca entre dois pontos extremos, o **ponto P** para a rotação para a esquerda e **seu simétrico P'** durante a rotação para a direita. Esse mecanismo faz o centro real da rotação recuar para o centro do forame occipital, de forma que o eixo real do movimento de rotação corresponde ao eixo anatômico do bulbo, *melhor posição possível para a torção do eixo nervoso*.

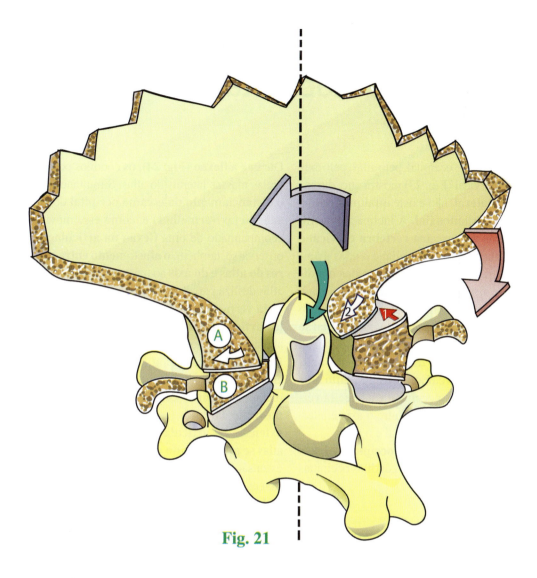

Fig. 21

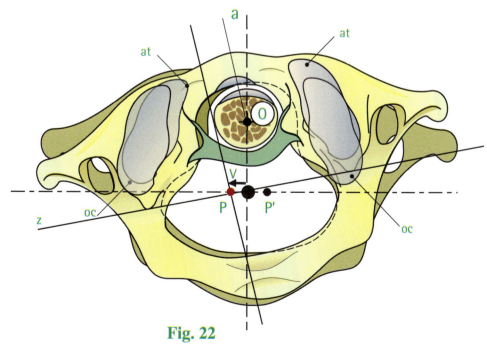

Fig. 22

201

Flexão lateral e flexão-extensão na articulação atlantoccipital

Um **corte frontal** passando pelo occipital, pelo atlas, pelo áxis e pela terceira vértebra cervical **(Fig. 23)** mostra que, durante a **flexão (inclinação) lateral**, não existe **qualquer deslocamento na articulação atlantoaxial**. A inclinação ocorre **unicamente entre o áxis e a terceira vértebra cervical** e **entre o occipital e o atlas**. Entre o occipital e o atlas a amplitude é **limitada** e se traduz por **deslizamento dos côndilos do occipital** para a direita durante a inclinação para a esquerda e vice-versa. Representamos aqui uma inclinação para a esquerda que demonstra que o côndilo do occipital **se aproxima do dente do áxis** sem, entretanto, tocá-lo, pois o movimento é **limitado pela tensão das cápsulas das articulações atlantoccipitais** e, sobretudo, pelo **ligamento alar** direito. A **inclinação total** entre o occipital e a terceira vértebra cervical é de **8°**, repartidos em **5°** entre o áxis e a terceira vértebra cervical e **3°** entre o occipital e o atlas.

Os **movimentos de flexão e extensão do occipital sobre o atlas** são realizados pelo deslizamento dos côndilos occipitais sobre as massas laterais do atlas.

Durante a **flexão (Fig. 24)**, os côndilos occipitais recuam sobre as massas laterais do atlas. Simultaneamente, observa-se **o distanciamento da escama occipital** do arco posterior do atlas **(setas vermelhas)** e, como esse movimento é sempre acompanhado de uma **flexão na articulação atlantoaxial**, observa-se, também, **o afastamento entre os arcos posteriores do atlas e do áxis** ao mesmo tempo que o arco anterior do atlas desliza para baixo sobre a face anterior do dente do áxis **(seta vermelha)**. A flexão é limitada pela tensão das **cápsulas articulares** e dos **ligamentos posteriores** (membrana atlantoccipital posterior e ligamento nucal).

Durante a **extensão (Fig. 25)**, os côndilos occipitais deslizam anteriormente sobre as massas laterais do atlas. Simultaneamente, a escama occipital se dirige **ao encontro do arco posterior do atlas (seta azul)** e como existe também uma **extensão na articulação atlantoaxial**, o arco posterior do atlas **se aproxima do arco posterior do áxis (seta azul)**. A extensão é limitada pelo **contato entre esses três elementos ósseos**. Durante os **movimentos violentos de extensão forçada**, o arco posterior do atlas, preso como se estivesse em um quebra-nozes, **entre o occipital e o arco posterior do áxis**, pode sofrer uma **fratura**.

A amplitude total da **flexão-extensão na articulação atlantoccipital** é de **15°**.

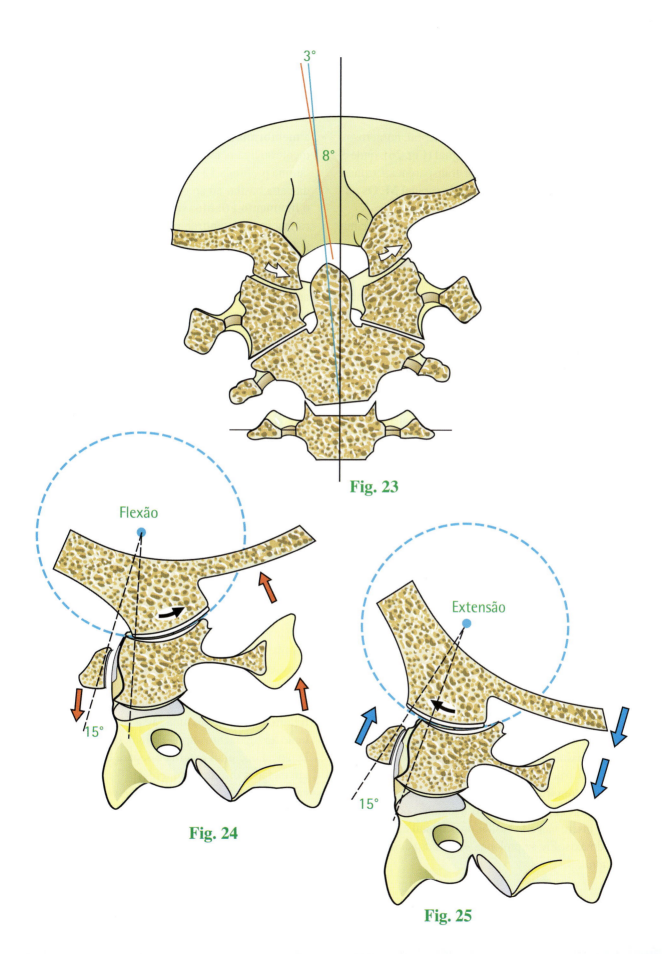

Fig. 23

Flexão

Fig. 24

Extensão

Fig. 25

Ligamentos suboccipitais da coluna vertebral

Os ligamentos suboccipitais da coluna vertebral, numerosos e potentes, são visíveis em um corte sagital (Fig. 26), onde o eixo nervoso foi esquematizado por transparência: tronco encefálico, inclusive o bulbo **T** e medula espinal **M**. Os números da legenda são comuns até a Figura 34.
Denominaremos primeiramente os elementos ósseos, de cima para baixo:
- corte da **parte basilar do occipital a** e da **escama occipital b**;
- corte do arco anterior **e** do atlas e de seu arco posterior **f**;
- corte sagital do **dente do áxis g** e do áxis **k**;
- no dente do áxis, a face articular anterior **h** em contato com a fóvea do dente do áxis **i** no arco anterior do atlas;
- o restante do **áxis** está representado pelo seu processo espinhoso **n** e pelo corte de sua lâmina esquerda **o**;
- abaixo do áxis, a terceira vértebra cervical com seu corpo **q**, seu processo espinhoso **s** e sua lâmina esquerda **r**;
- em perspectiva, a fossa cerebelar, ocupada pelo tronco encefálico **T**, acima do **forame magno**.

Denominemos agora os ligamentos:
- **ligamento do ápice do dente 1**, curto, espesso e vertical entre a parte basilar do occipital e o ápice do dente do áxis;
- **ligamento transverso do atlas 3** visto seccionado, em contato com a face articular posterior do dente do áxis.
- **fascículo longitudinal** (superior) **4**, entre a margem superior do ligamento transverso do atlas e a parte basilar do occipital;
- **fascículo longitudinal** (inferior) **5**, entre a margem inferior do ligamento transverso do atlas e a face posterior do corpo do áxis.
  Esses três últimos ligamentos compõem o **ligamento cruciforme do atlas**;
- a **membrana tectória 7**, atrás do ligamento cruciforme, se estende da parte basilar do occipital à face posterior do corpo do áxis. Ela se prolonga lateralmente com os **ligamentos occipitoaxiais** laterais,* não visíveis nesse corte;
- a **cápsula** da articulação atlantoccipital **9**;
- o **ligamento longitudinal posterior 12**, situado posteriormente à membrana tectória e ao ligamento occipitoaxial lateral, se insere na parte basilar do occipital e na margem inferior do áxis. Ele se prolonga *por toda a coluna, até o canal sacral*;

- a **membrana atlantoccipital anterior**, situada anteriormente ao ligamento do ápice do dente, é formada por uma lâmina profunda **13** e outra superficial **14**. Ela se estende da parte basilar ao arco anterior do atlas;
- o **ligamento atlantoaxial anterior 16** prolonga-se inferiormente à membrana atlantoccipital anterior, estendendo-se da margem inferior do arco do atlas ao corpo do áxis. Anteriormente ao dente do áxis e ao ligamento do ápice do dente, posteriormente ao ligamento atlantoccipital anterior e ao ligamento atlantoaxial anterior situa-se um espaço preenchido por gordura, contendo a articulação atlantoaxial mediana e sua cápsula **17**;
- o **ligamento longitudinal anterior 18** recobre todo o conjunto anteriormente, se insere na parte basilar do occipital, passando, como uma ponte, na frente do arco anterior do atlas, para em seguida se fixar no corpo do áxis **18'**. Ele se prolonga por toda a superfície anterior da coluna vertebral até o sacro, se inserindo em cada nível na margem anterior dos discos intervertebrais **d** e nos corpos vertebrais **v**.

Os arcos posteriores são unidos pelos seguintes ligamentos:
- **membrana atlantoccipital posterior 19**, que une a margem posterior do forame magno ao arco posterior do atlas. Equivalente a um **ligamento amarelo 19'**, ela possui um orifício **C1** posterior às massas laterais do atlas, por onde penetra a *artéria vertebral* e por onde passa o *primeiro nervo cervical*;
- **ligamento atlantoaxial posterior 21**, que une os arcos posteriores do atlas e do áxis *como um ligamento amarelo*. Um orifício **C2** situado posteriormente à articulação atlantoaxial permite a passagem do *segundo nervo cervical*;
- **ligamento interespinal 22**, que une o arco posterior do atlas ao processo espinhoso do áxis e, em seguida, une os processos espinhosos das vértebras cervicais entre si;
- **ligamento nucal 23**, uma faixa fibrosa, espessa, equivalente ao ligamento supra-espinal, que se prende à protuberância occipital externa e separa os músculos da nuca em metades direita e esquerda;
- **cápsula** da articulação dos processos articulares **24** entre o áxis e a terceira vértebra cervical, que limita posteriormente o forame intervertebral **C3**, por onde passa o terceiro nervo cervical;
- **ligamento amarelo 29**, unindo o arco posterior do áxis ao arco posterior da terceira vértebra cervical.

---

*N.R.T.: Os ligamentos occipitoaxiais laterais e atlantoaxial anterior não estão listados na Terminologia Anatômica Internacional.

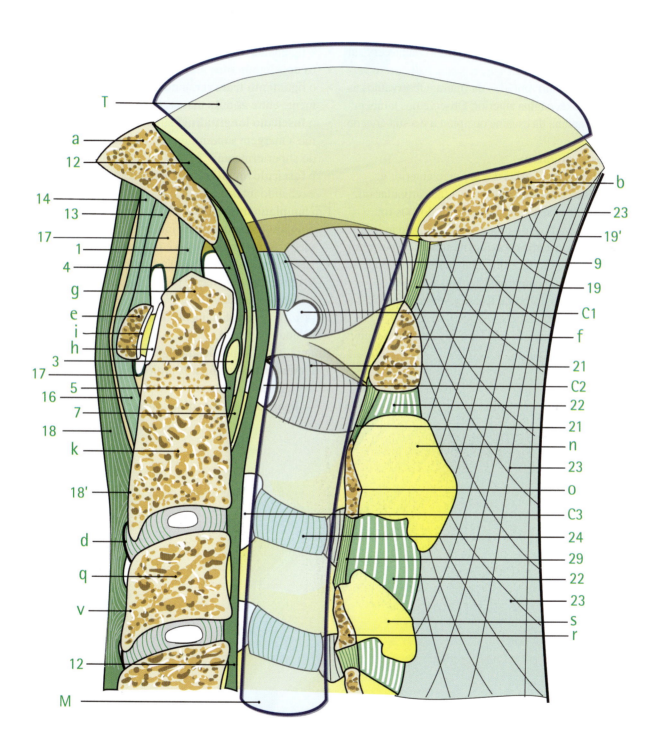

Fig. 26

Ligamentos suboccipitais

Para entender a disposição dos ligamentos suboccipitais, ilustramos primeiramente uma **vista posterior** da coluna cervical **(Fig. 27)**, após uma *secção coronal passando pelos arcos vertebrais* **f**, **t**, **r**, que foram retirados da figura. Observamos as mesmas estruturas da página anterior. Observemos também:
- a face intracraniana da escama occipital **a** e a sua área de secção **b**;
- os **côndilos occipitais c**;
- as **massas laterais do atlas d** e seu arco anterior **e**;
- as **articulações atlantoaxiais** entre a face articular inferior do atlas **1** e a face articular superior do áxis **m**;
- a secção do pedículo e do processo articular do áxis **t**;
- a face posterior do corpo do áxis e, na superfície posterior do dente do áxis, sua face articular posterior **h**, onde se articula com o ligamento transverso do atlas;
- a face posterior do corpo da terceira vértebra cervical **q** com as lâminas **r** em corte.

Nesse plano esquelético estão fixados os ligamentos a seguir.

Em um **plano profundo (Fig. 28)**:
- o ligamento do ápice do dente **1**;
- os dois **ligamentos alares 2**;
- o **ligamento transverso do atlas 3**, disposto horizontalmente entre as duas massas laterais do atlas;
- o **fascículo longitudinal superior 4**, seccionado próximo à margem superior do ligamento transverso e rebatido superiormente;
- o **fascículo longitudinal inferior 5**, também seccionado e rebatido inferiormente.

Em um **plano médio (Fig. 29)**, observa-se:
- o **ligamento cruciforme** intacto **6**, constituído pelo ligamento transverso do atlas e os fascículos longitudinais;
- lateralmente, nota-se a cápsula da **articulação atlantoccipital 9**, reforçada lateralmente por:
  – **ligamento alar 10**;
  – no nível imediatamente inferior, cápsula da articulação atlantoaxial **11**.

Em um **plano superficial (Fig. 30)**, pode-se distinguir:
- a **membrana tectória 7**, prolongada lateralmente por:
  – ligamentos alares **8**,
  – **ligamento longitudinal posterior 12**.

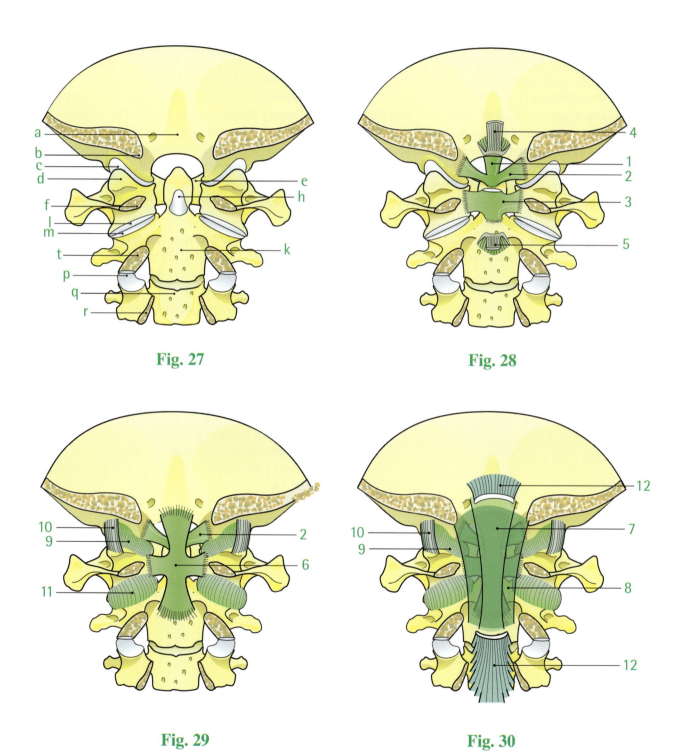

Fig. 27

Fig. 28

Fig. 29

Fig. 30

Ligamentos suboccipitais (continuação)

As Figuras 31 e 33 representam vistas apenas do esqueleto. Nas Figuras 32 e 34 foram acrescentados os ligamentos.

Em uma **vista anterior do plano esquelético (Fig. 31)**, observam-se todos os elementos já descritos.

Os **ligamentos anteriores (Fig. 32)** compreendem:
- a **membrana atlantoccipital anterior** com seus feixes profundo **13** e superficial **14**, o qual vem cobrir parcialmente a cápsula da articulação atlantoccipital **9**;
- o **ligamento atlantoccipital lateral 15**, que reforça a membrana anteriormente; ele se estende obliquamente da porção basilar do occipital ao processo transverso do atlas;
- o **ligamento atlantoaxial anterior 16**, contínuo lateralmente com a cápsula da articulação atlantoaxial **11**;
- o **ligamento longitudinal anterior 18**, ilustrado apenas do lado esquerdo;
- a **cápsula** da articulação entre o áxis e a terceira vértebra cervical **23**.

Uma **vista posterior dos componentes ósseos (Fig. 33)** mostra o arco posterior do atlas e os arcos vertebrais do áxis e da terceira vértebra cervical. O espaço entre as vértebras permite a visualização do canal vertebral e o espaço entre a escama occipital e o atlas permite a visualização do forame magno.

Em uma **vista posterior dos ligamentos (Fig. 34)**, do **lado direito**, foram ilustrados os ligamentos que revestem a parede anterior do canal vertebral (já demonstrados na Fig. 29):
- o ligamento alar **7** e membrana tectória **8**;
- a **cápsula** da articulação atlantoccipital **9**, reforçada pelo **ligamento atlantoccipital lateral 10**.

Ainda no lado direito, observamos a **artéria vertebral 25**, subindo e passando pelos forames transversários, curvando-se posterior e medialmente para contornar a massa lateral do atlas por trás.

No **lado esquerdo**, foram ilustrados os ligamentos posteriores:
- a **membrana atlantoccipital posterior 19**, reforçada pelo ligamento atlantoccipital* **20**, estende-se da escama occipital ao processo transverso do atlas;
- o **ligamento amarelo 21**;
- os **ligamentos interespinais 22** reforçados pelo ligamento nucal, ilustrados somente no lado esquerdo;
- enfim, a **cápsula** da articulação entre o áxis e a terceira vértebra cervical **24**.

Pode-se ainda observar a passagem do **primeiro nervo cervical 26** pelo orifício de penetração da **artéria vertebral** e o **segundo nervo cervical 27**, cujo ramo posterior constitui o nervo occipital maior (de Arnold).

O **ramo posterior do terceiro nervo cervical 28** passa pelo forame intervertebral, ou seja, anteriormente à articulação **24**.

---

*N.R.T.: A Terminologia Anatômica Internacional não cita esse ligamento.

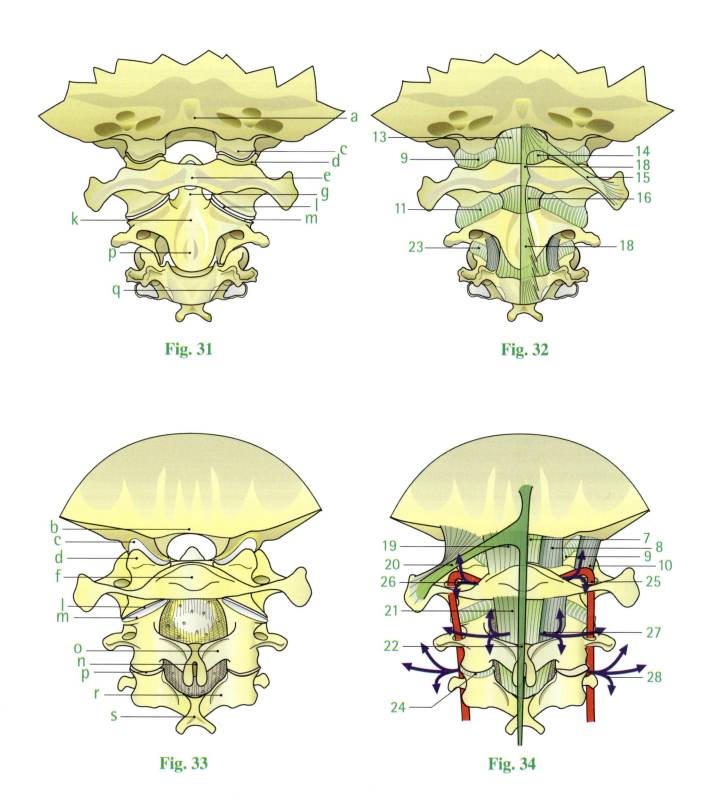

Fig. 31

Fig. 32

Fig. 33

Fig. 34

209

Componentes de uma vértebra cervical

Uma **vista póstero-superior** de uma vértebra cervical **(Fig. 35)** mostra seus diversos componentes, aqui ilustrados "separadamente" **(Fig. 36)**.

- O **corpo da vértebra 1**, com a sua **face intervertebral superior 2** e as duas elevações laterais achatadas transversalmente, denominadas unco do corpo ou processo unciforme **3 e 3'**, entre os quais se localizam as **faces articulares** correspondentes da face intervertebral da vértebra subjacente. Nota-se também a **margem anterior 4** da face intervertebral superior, bem como a ponta **5** que a prolonga para baixo e para a frente.

No seu conjunto, a face intervertebral superior é *côncava transversalmente* e *convexa no sentido ântero-posterior*, parecida com uma **sela**. Por meio do disco intervertebral (não ilustrado), ela se articula com a face intervertebral da vértebra subjacente, que possui formato semelhante ao seu. Essa articulação, semelhante às articulações selares, permite, sobretudo, os movimentos de flexão-extensão, estando os movimentos laterais limitados pelos uncos do corpo, que orientam os deslocamentos ântero-posteriores de flexão-extensão.

- Na porção posterior da margem lateral do corpo implantam-se tanto os **pedículos do arco vertebral 6 e 6'**, ponto de origem do arco vertebral, quanto as **partes anteriores dos processos transversos 7 e 7'**.

Os **processos transversos cervicais** possuem formato e orientação bem *característicos* **(Fig. 37)**: escavados, com a *formação de um sulco* de concavidade superior, eles estão orientados anterior e lateralmente, em um plano que forma um ângulo de 60° com o plano sagital. Além disso, eles estão ligeiramente oblíquos inferiormente, seguindo uma curva de 15°. A extremidade póstero-medial do sulco começa na altura do forame intervertebral; sua extremidade ântero-lateral é ladeada por **dois tubérculos**, anterior e posterior, onde se inserem os músculos escalenos. Seu fundo é perfurado pelo **forame transversário**, através do qual passa a **artéria vertebral** em direção ascendente. O **nervo cervical** sai do canal vertebral pelo forame intervertebral, percorre o sulco do processo transverso e cruza perpendicularmente a artéria vertebral para desembocar entre os dois tubérculos do processo transverso.

- A perfuração no fundo do processo transverso faz parecer que ele se origina por **duas raízes**, uma se implantando diretamente no corpo vertebral e outra no processo articular.
- Os **processos articulares 9 e 9'** estão situados póstero-lateralmente ao corpo vertebral, ao qual se ligam por meio dos **pedículos 6 e 6'**. Eles possuem as **faces articulares**, das quais visualizamos aqui as superiores **10 e 10'**, que se articulam com as faces articulares inferiores da vértebra subjacente.
- O **arco vertebral** é completado pelas **lâminas vertebrais 11 e 11'** que se unem na linha mediana na altura da base do **processo espinhoso 12** que é bífido (dois tubérculos).
- O **arco vertebral** é constituído sucessivamente pelos pedículos, processos articulares, lâmina e processos espinhosos.
- O **forame intervertebral** é limitado inferiormente pelo pedículo, medialmente pelo corpo vertebral e unco do corpo e lateralmente pelo processo articular.
- O **canal vertebral C**, com formato triangular, é limitado pelo corpo vertebral anteriormente e arco vertebral posteriormente.

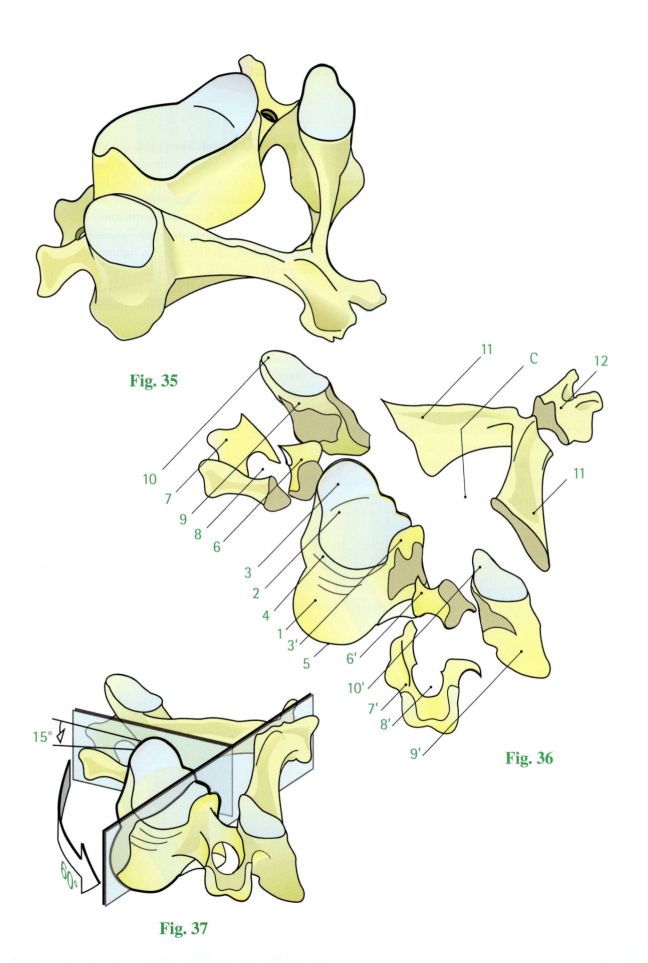

Fig. 35

Fig. 36

Fig. 37

Ligamentos da coluna cervical inferior

Estudamos os ligamentos bastante específicos que unem as vértebras da coluna vertebral suboccipital. Alguns desses ligamentos também estão presentes nas porções inferiores da coluna cervical.

Os elementos fibroligamentares que unem as vértebras cervicais inferiores entre si podem ser detalhados em uma **vista oblíqua esquerda posterior (Fig. 38)**, onde encontramos uma vértebra cervical cortada no plano sagital, com a sua **face intervertebral a** elevando-se no unco do corpo **b**. Essa vértebra está conectada à vértebra subjacente por meio do **disco intervertebral**, composto por duas partes bem visíveis no corte: anel fibroso **1** e núcleo pulposo **2**.

Anteriormente aos corpos vertebrais se estende o **ligamento longitudinal anterior 3** e, posteriormente, o **ligamento longitudinal posterior 4**. Lateralmente, as **articulações uncovertebrais** são complementadas por uma cápsula **5**.

As **articulações dos processos articulares (zigapofisárias)** conectam as faces articulares **d**, unidas por uma cápsula **6**, que foi ilustrada também aberta **6'**. Entre as **lâminas vertebrais** estão estendidos, a cada lado, os ligamentos amarelos **7**, dos quais um é ilustrado em corte **7'**.

Os **processos espinhosos j** estão unidos entre si pelos ligamentos interespinais **8** prolongados posteriormente por um ligamento supra-espinal, bem individualizado na altura da coluna cervical como **ligamento nucal 9**, servindo de inserção aos **músculos trapézio e esplênio**.

Os **processos transversos**, com os seus tubérculos anterior **e** e posterior **f**, são unidos pelos **ligamentos intertransversários 10**.

Pode-se perceber, na altura do processo transverso, o **forame transversário g** e os forames intervertebrais **i** delimitados por:

- superiormente, **pedículo do arco vertebral h**;
- posterior e lateralmente, **processos articulares** e **articulação dos processos articulares**;
- anterior e medialmente, **corpo vertebral**, **disco intervertebral 1** e **unco do corpo b**.

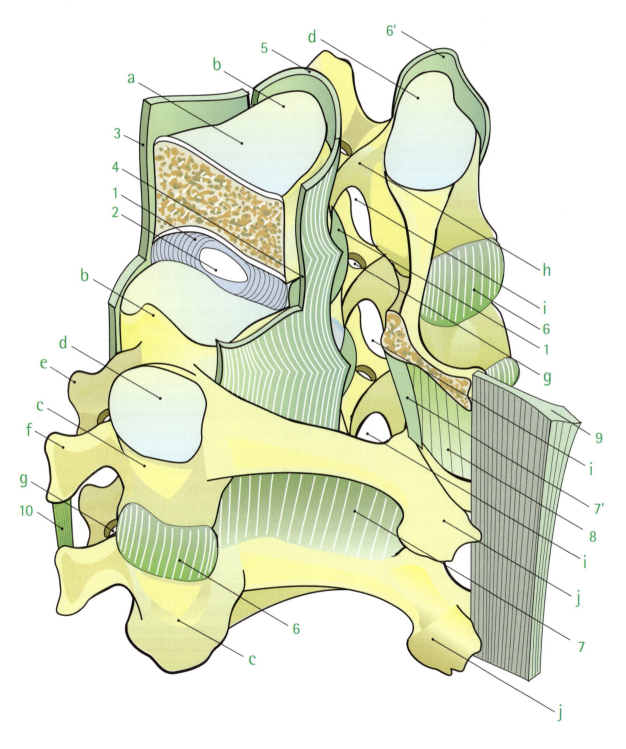

Fig. 38

Flexão-extensão na coluna cervical inferior

Na **posição neutra**, os corpos vertebrais **(Fig. 39, vista lateral)** estão unidos por um disco vertebral cujo núcleo pulposo está em posição estável e cujas camadas do anel fibroso estão todas sob a mesma tensão.

As **vértebras cervicais (Fig. 40)** estão unidas, também, pelos seus processos articulares, cujas faces articulares situam-se em um plano oblíquo inferior e posteriormente. Na parte mais baixa da coluna cervical inferior, essas faces articulares possuem, no plano sagital, uma ligeira curvatura côncava anteriormente, correspondendo a um centro de curvatura situado bem afastado inferior e anteriormente. Em razão da lordose cervical, os centros de curvatura são separados por uma distância ligeiramente maior do que aquela que separa o plano das superfícies articulares. Veremos, adiante, o significado da convergência desses eixos.

Durante o **movimento de extensão**, o corpo da vértebra sobrejacente **(Fig. 41)** se inclina e desliza **posteriormente**. O espaço entre as faces intervertebrais fica mais estreito posterior que anteriormente, o núcleo pulposo é deslocado ligeiramente para a frente e as fibras do anel fibroso ficam, então, mais distendidas. Esse movimento de deslizamento posterior do corpo vertebral não é realizado em torno do centro de curvatura das faces articulares. Segue-se **(Fig. 42)** uma **abertura** na articulação dos processos articulares: efetivamente, não apenas a face articular superior desliza inferior e posteriormente em relação à face articular inferior, como, também, elas formam entre si um ângulo x' igual ao ângulo de extensão x que encontramos em x'' no ângulo formado entre as mediatrizes das faces articulares.

O movimento de extensão **(seta azul E)** é limitado pela **tensão do ligamento longitudinal anterior** e, sobretudo, pelos **batentes ósseos**: batente do processo articular superior da vértebra inferior sobre o processo transverso da vértebra superior e, sobretudo, **contato entre os arcos vertebrais** por intermédio dos ligamentos.

No **movimento de flexão,** o corpo da vértebra sobrejacente **(Fig. 43)** se inclina e desliza **anteriormente**, diminuindo a espessura anterior do disco intervertebral e deslocando o núcleo pulposo posteriormente, e, desta forma, aumentando a tensão das fibras posteriores do anel fibroso. Esse movimento de inclinação anterior da vértebra sobrejacente é favorecido pela margem anterior da face intervertebral superior da vértebra subjacente, que permite a passagem da ponta da face inferior da vértebra sobrejacente.

Da mesma forma que para a extensão, a flexão da vértebra sobrejacente **(Fig. 44)** não acontece em torno do centro de curvatura das faces articulares, o que determina automaticamente uma **abertura** entre as faces articulares: a face articular inferior da vértebra superior se desloca superior e anteriormente, ao mesmo tempo, com uma abertura inferior e posterior de um ângulo y', igual ao ângulo y de flexão e ao ângulo y'' formado pelas mediatrizes das faces articulares.

O movimento de flexão **(seta vermelha F)** não é limitado por batentes ósseos, mas, *apenas, pelas tensões ligamentares*: tensão do ligamento longitudinal posterior, da cápsula das articulações dos processos articulares, dos ligamentos amarelos, dos ligamentos interespinais e do ligamento supraespinal ou ligamento nucal.

Durante acidentes automobilísticos **com impacto posterior** ou anterior, a coluna cervical é comumente deslocada com força, inicialmente em extensão e em seguida em flexão: é o **traumatismo em "chicotada"**, que provoca estiramento e até lacerações nos diferentes ligamentos, chegando, em um ponto extremo, à **luxação anterior dos processos articulares**: os processos articulares inferiores da vértebra sobrejacente se deslocam em direção à parte ântero-superior dos processos articulares da vértebra subjacente. Esse tipo de luxação com deslocamento dos processos articulares é muito difícil de ser reduzida, colocando em perigo o bulbo e a medula espinal cervical, **com risco de morte súbita, quadriplegia ou paraplegia**. Isso justifica todas as precauções que devem ser tomadas ao se manipularem esses acidentados.

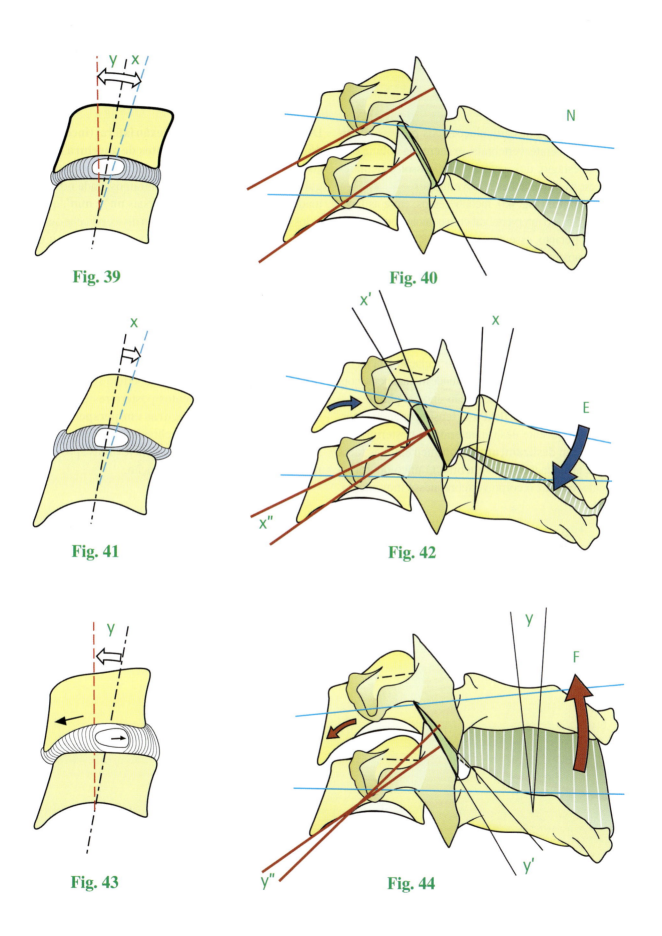

Movimentos nas articulações uncovertebrais

Além dos movimentos nas articulações dos processos articulares e nos discos intervertebrais, existem, na coluna cervical, em cada estágio, dois pequenos processos articulares suplementares: as articulações uncovertebrais.

Em um **corte frontal (Fig. 45)**, reconhecemos, entre as faces intervertebrais, o disco intervertebral com o núcleo pulposo e o anel fibroso; entretanto, esse disco não alcança a margem da vértebra. Efetivamente, a face intervertebral superior possui, a cada lado, uma saliência orientada no plano sagital, o unco do corpo, cuja face medial voltada **superior e medialmente** é coberta por cartilagem e se opõe à face articular em meia-lua, localizada na margem inferior e lateral do corpo vertebral da vértebra sobrejacente, orientada **inferior e lateralmente**, e também recoberta por cartilagem. Essa pequena articulação está fechada em uma **cápsula articular** que se confunde medialmente com o disco intervertebral; é uma **articulação** sinovial **plana**.

Durante os **movimentos de flexão-extensão,** quando o corpo vertebral sobrejacente desliza anterior ou posteriormente, é produzido um **deslizamento simultâneo** entre as faces articulares da articulação uncovertebral. O unco do corpo, bilateralmente, conduz o corpo vertebral nesse movimento.

Durante os **movimentos de flexão lateral (inclinação) (Fig. 46)**, são produzidos **movimentos de abertura** nas articulações uncovertebrais, cujos ângulos **a'** e **a''** são iguais ao ângulo de inclinação **a**, que encontramos ainda no ângulo formado pelas duas linhas transversais **nn'** e **mm'**, que passam pelos processos transversos. Além disso, percebe-se na figura, o deslocamento do núcleo pulposo **em direção à convexidade** da curvatura e a tensão da cápsula da articulação uncovertebral homolateral.

Na realidade, os movimentos na articulação uncovertebral são muito mais complexos: mais adiante, veremos que não existe movimento de inclinação, mas sempre movimentos de **inclinação combinados a movimentos de rotação e de extensão**. Dessa forma, nas articulações uncovertebrais, não existem apenas movimentos de abertura superior ou inferior, mas, também, deslizamentos posteriores e aberturas anteriores. É o que as duas **figuras em perspectiva transparente (Figs. 47 e 48)** de vértebras bastante esquemáticas tentam demonstrar. Será interessante revê-las após entender os movimentos de inclinação-rotação.

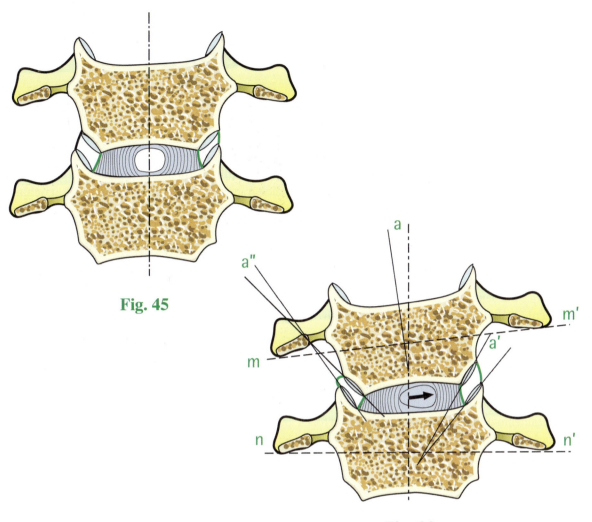

Fig. 45

Fig. 46

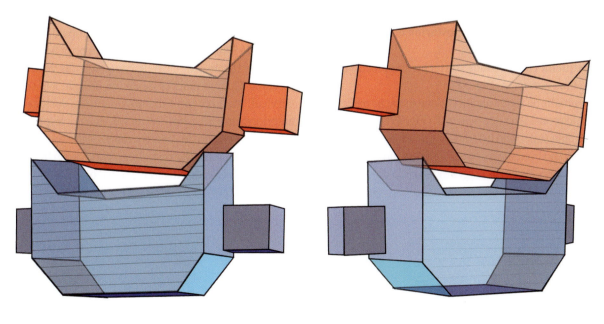

Fig. 47

Fig. 48

217

Orientação das faces articulares. O eixo misto de inclinação-rotação

Os movimentos de inclinação e de rotação na coluna cervical inferior são determinados pela *orientação das faces articulares* dos processos articulares, que não permitem movimentos puros de rotação ou inclinação.

Efetivamente, se consideramos uma vértebra de posição média, por exemplo, a **quinta vértebra cervical (Fig. 49)**, constatamos que suas faces articulares superiores são planas e estão contidas no mesmo plano **P**, oblíquo inferior e posteriormente. Conseqüentemente, qualquer deslizamento da quarta vértebra cervical que a desaprume só poderá ser de dois tipos:

- um **deslizamento global superior**, ou seja, uma **flexão** ou um deslizamento global inferior para uma **extensão**;
- um **deslizamento diferencial**. Uma das faces articulares da quarta vértebra cervical, por exemplo, à esquerda, se desloca superior e anteriormente **(seta a)**, enquanto a face articular direita se desloca inferior e posteriormente **(seta b)**. Esse deslizamento diferencial no plano **P** é, dessa forma, uma rotação em torno de um eixo **A**, situado no plano sagital e perpendicular ao plano **P**. A rotação da quarta vértebra cervical em torno do eixo **A**, oblíquo em direção inferior e anterior, é um movimento misto de rotação e inclinação, dependente da obliqüidade do eixo **A**.

Dois **cortes horizontais** na altura das articulações dos processos articulares mostram que as faces articulares superiores e inferiores não são rigorosamente planas, apresentando:

- uma **pequena convexidade posterior** na sexta e sétima vértebras cervicais **(Fig. 50)**;
- uma **pequena concavidade posterior** na terceira e quarta vértebras cervicais **(Fig. 51)**.

Isto não contradiz de forma alguma a demonstração precedente, pois podemos considerar que o plano **P (Fig. 49)** pode ser substituído por uma superfície esférica de grande raio, cujo centro estará situado no eixo **A**, abaixo da vértebra, no caso da sexta e sétima vértebras cervicais **(Fig. 52)**, e acima da vértebra, no caso da terceira e quarta vértebras cervicais **(Fig. 53)**: o eixo **A** da Figura 49 permanece como misto de inclinação-rotação. Em uma **radiografia de perfil da coluna cervical (Fig. 54)**, é fácil traçar a direção do plano das **faces articulares**:

- os planos **a, b, c, d, e e f** são oblíquos em relação ao eixo vertical;
- essa obliqüidade é crescente no sentido ascendente. O plano **f**, entre C7 e T1, possui uma inclinação em relação à horizontal de apenas 10°. Em compensação, o plano **a**, entre C2 e C3, possui inclinação de 40 a 45° em relação à horizontal. Dessa forma, existe um ângulo de 30 a 35° entre o plano **f**, inferior, e o plano **a**, superior.

Entretanto, esses planos não convergem exatamente para o mesmo ponto: existem algumas irregularidades na progressão da obliqüidade em sentido ascendente, estando os três últimos planos **d, e e f** quase paralelos, enquanto os três primeiros **a, b e c** são bastante convergentes.

Se traçarmos uma mediatriz na altura de cada face articular, podemos observar que a obliqüidade dos eixos **1, 2, 3, 4, 5 e 6** é regularmente crescente e se inscreve em um ângulo de 30 a 35°. Entretanto, fato importante, o eixo mais baixo, **6**, é quase vertical, implicando uma rotação quase pura, enquanto o eixo mais alto, **1**, possui inclinação de 40-45° em relação à vertical, determinando igualdade entre inclinação e rotação.

Na **Figura 54**, foi também ilustrada, **por meio de pequenas cruzes**, a situação dos centros de movimento segundo o **diagrama de Penning**: ele corresponde à posição do eixo transversal de flexão-extensão de cada uma das vértebras sobrejacentes. Quanto mais se desce em direção à base da coluna cervical, mais o centro de movimento se desloca superior e anteriormente no corpo vertebral, não correspondendo exatamente à posição dos centros teóricos ilustrados por **pequenas estrelas**, retiradas de radiografias em perfil, tomadas em posição extrema de flexão e extensão.

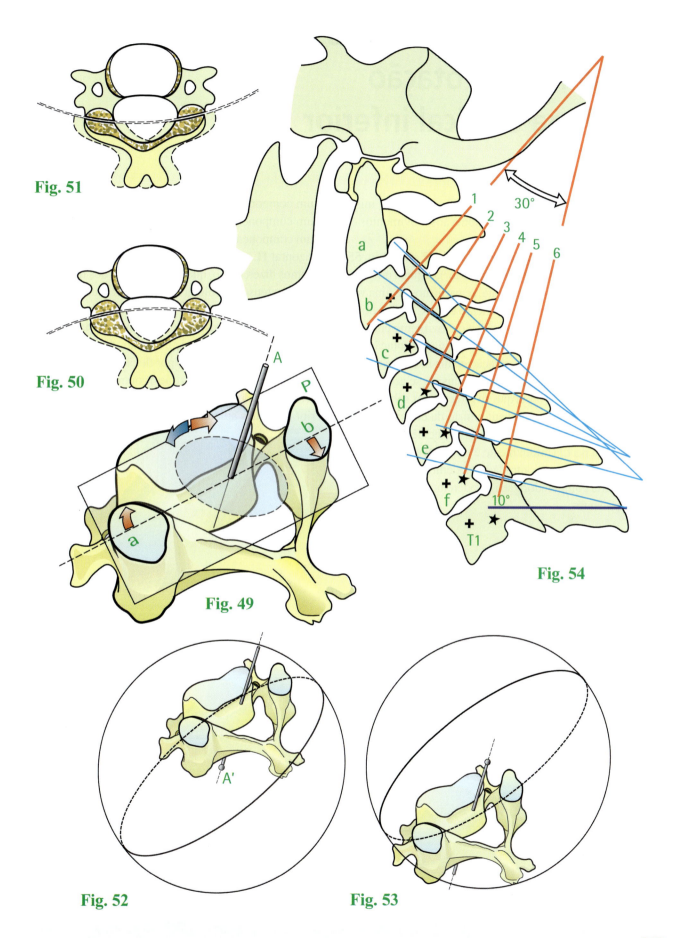

Fig. 51

Fig. 50

Fig. 49

Fig. 52

Fig. 53

Fig. 54

Movimentos combinados de inclinação-rotação na coluna cervical inferior

O eixo, oblíquo a cada nível, realiza um movimento misto de **inclinação** e de **rotação**, que se soma aos movimentos de **flexão-extensão**.
Em **toda a coluna cervical inferior**, entre C2 e T1 (**Fig. 55**; esquematização da coluna cervical inferior), se junta um componente de extensão. Efetivamente, se partirmos de uma vértebra T1 situada no eixo, o movimento entre C7 e T1 vai levar a uma inclinação-rotação de C7 e o movimento entre C6 e C7, já partindo de uma posição de inclinação-rotação, vai determinar não somente uma rotação e uma inclinação, mas, **além disso, uma extensão**. Esse mecanismo se acentua em direção superior de tal forma que, se projetarmos sobre os três planos de referência o movimento misto da coluna cervical inferior, ou se obtivermos radiografias em incidências ânteroposterior e de perfil (infelizmente é impossível obter radiografias transversais, por outro lado, podemos obter imagens de tomografia computadorizada), poderemos observar esses três componentes:

- um componente de inclinação **L** no plano frontal **F**;
- um componente de extensão **E** no plano sagital **S**;
- um componente de rotação **R** no plano transversal ou horizontal **H**.

Podemos dizer, então, que, com exceção dos movimentos de flexão e extensão, a coluna cervical pode realizar apenas movimentos sempre parecidos uns com os outros, **estereotipados**, **movimentos mistos de inclinação-rotação-extensão** (**Fig. 56**). O componente de extensão, de certa forma, é automaticamente compensado por flexão na coluna cervical inferior. Entretanto, veremos que os outros componentes indesejáveis só podem ser compensados na coluna cervical superior (ver mais adiante).

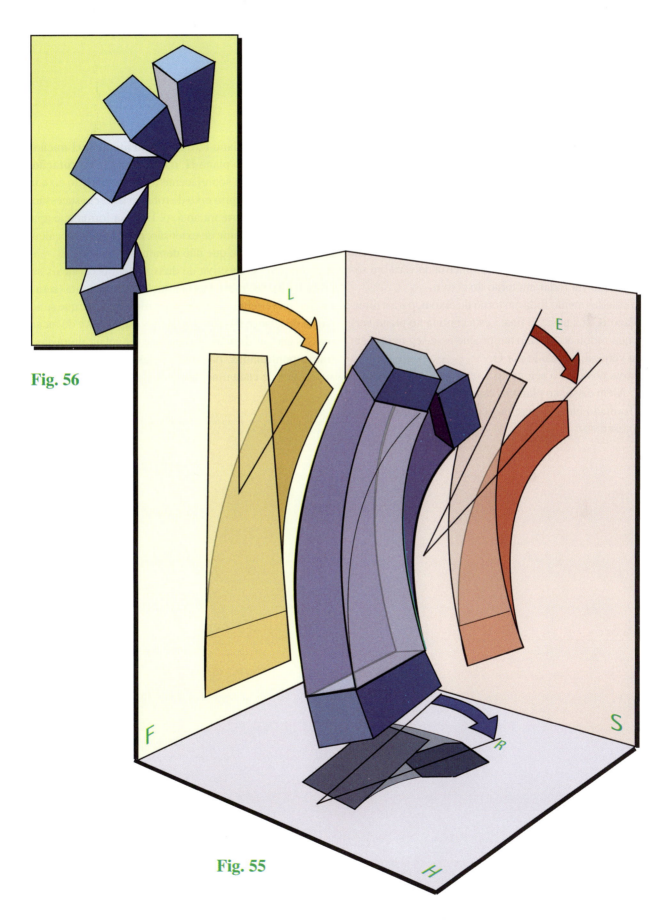

Fig. 56

Fig. 55

Geometria do movimento de inclinação-rotação

A **demonstração geométrica do movimento combinado de inclinação-rotação (Fig. 57)** é simples, graças a um esquema no espaço onde ilustramos o plano **R** de inclinação e rotação em torno do eixo **u**. Por causa da obliqüidade desse eixo **u**, o plano **R** é oblíquo em relação aos planos de referência frontal **F** e transversal ou horizontal **H**. O plano sagital **S**, perpendicular aos dois precedentes, contém o segmento **k, em vermelho**, que representa o eixo de simetria da vértebra sobrejacente, que vai rodar em torno do eixo **u**.

Quando esse segmento roda em torno do eixo **u**, para a direita, no plano **R**, sua posição final **l** está contida no plano vertical **P**, que rodou ao mesmo tempo que esse segmento, em torno da vertical, passando por **O**.

Nessa nova posição, o segmento **l** se projeta em **l'** sobre o plano **F**. Além disso, no plano **H**, essa rotação é medida pelo ângulo formado em **o''** entre os planos **S** e **P**. Essas projeções representam:

- para uma, no plano **F**, o **componente de inclinação**;
- para a outra, no plano **H**, o **componente de rotação**.

Quando a vértebra sobrejacente roda em torno do eixo **u**, ela vai definir seu próprio eixo de rotação **u'** e, em sucessão, um eixo **u''** para a vértebra abaixo. É dessa forma que aparece um novo componente de extensão, o qual pode ser calculado pela trigonometria, que não demonstraremos aqui.

A figura em perspectiva de duas vértebras cervicais superpostas **(Fig. 58)** mostra essa rotação para a direita **(seta vermelha)** da vértebra superior, em torno do eixo **u**, que se acompanha do avanço das massas laterais esquerdas e do recuo das massas laterais direitas. A rotação é visível na altura das duas linhas pontilhadas, passando pelas superfícies articulares superiores de cada uma das vértebras.

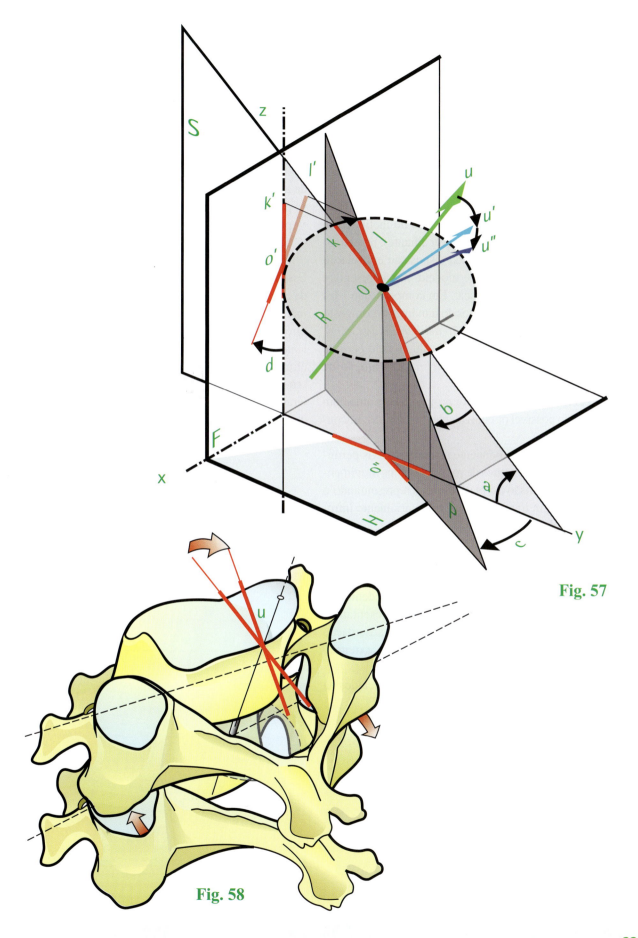

Fig. 57

Fig. 58

Modelo mecânico da coluna cervical

Partindo dessas concepções mecânicas e da divisão funcional entre coluna cervical superior suboccipital e coluna cervical inferior, projetamos um **modelo mecânico (Fig. 59)** permitindo a demonstração dos diferentes tipos de funcionamento da coluna cervical.

Na **altura da coluna cervical inferior**, ou seja, entre C2 e T1, realizamos apenas movimentos mistos de inclinação e rotação, em torno de eixos oblíquos (ver adiante), respeitando sua obliqüidade anatômica e sua disposição em relação aos corpos vertebrais, que, nesse modelo, não apresentam entre si nenhuma articulação discal. Em compensação, eles constituem, em si próprios, os freios do movimento composto de inclinação-rotação. A *eliminação deliberada dos movimentos de flexão-extensão* nessa porção do modelo permite *o aparecimento de movimentos de inclinação-rotação* de forma particularmente explícita.

A **coluna cervical suboccipital** foi projetada seguindo com a maior exatidão possível os equivalentes mecânicos. Encontramos:
- um **eixo vertical** correspondente ao dente do áxis permitindo além dos movimentos de rotação, alguns movimentos de flexão-extensão do platô elíptico representando o atlas, graças a um jogo mecânico voluntariamente introduzido entre ele e o corpo de C2;
- um conjunto de **três eixos ortogonais** de pequena amplitude, correspondendo à articulação atlantoccipital;
- um **eixo vertical** situado no centro do platô do atlas;
- **dois eixos perpendiculares** entre si e ao precedente, visíveis nessa figura, formando um *cardã* e representando, por um lado, o eixo de inclinação lateral da articulação atlantoccipital, e, por outro, o eixo de flexão-extensão dessa mesma articulação.

Esses detalhes estão nitidamente mais bem evidenciados na Figura 64.

Ao todo, a coluna vertebral suboccipital representa uma **cadeia articular de três eixos com três graus de liberdade** assegurando a conexão de C2 com o occipital, representado, nesse mesmo modelo, por uma prancheta horizontal, associada a três planos principais de referência da cabeça:
- plano sagital, em **cinza-claro**;
- plano frontal, em **branco**;
- plano transversal, representado pela **prancheta acinzentada** na base dos dois planos.

Esse modelo permite compreender como os dois segmentos da coluna *se completam funcionalmente*. Assim, nesse esquema, nota-se que o movimento de inclinação-rotação para a direita na coluna cervical inferior *se transforma em um movimento de inclinação puro na coluna suboccipital* graças à eliminação dos componentes indesejáveis, por meio de **contra-rotação** e **ligeira flexão**.

Graças ao **modelo mecânico simplificado** no final do volume, construído com recortes e dobras em papel-cartão, é possível fazer as mesmas demonstrações.

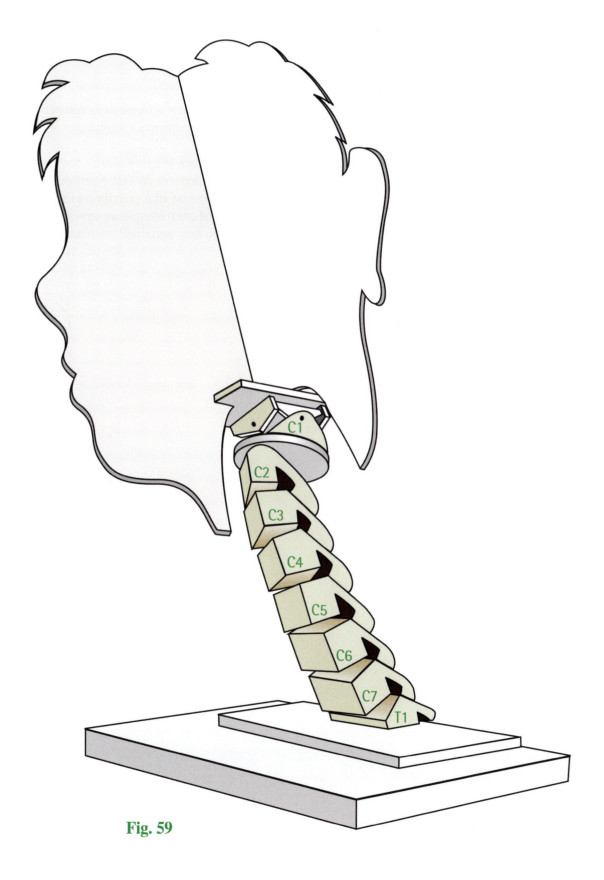

Fig. 59

Movimentos de inclinação-rotação no modelo de coluna cervical

Uma **vista detalhada da coluna cervical inferior isolada (Fig. 60)** mostra que, funcionalmente, a cada corpo vertebral corresponde posteriormente um arco esquematizado por uma pequena prancheta inclinada inferior e posteriormente e dotada de uma cunha.

Se compararmos esta figura com a Figura 54, constataremos que o papel dessas cunhas é reconstituir a convergência do plano das superfícies articulares e, portanto, formar a **lordose cervical**.

Em cada plano da superfície articular se implanta "perpendicularmente" o eixo oblíquo, *aqui representado por um pino*, permitindo a articulação da vértebra sobrejacente. Dessa forma, essa vértebra superior não pode se deslocar em relação à vértebra inferior, salvo nos **movimentos de rotação** em torno desse eixo oblíquo, definidos na Figura 54. Se determinarmos uma rotação sucessiva em torno dos seis eixos deste modelo, formar-se-á um movimento de inclinação **associado a uma rotação (Fig. 61)**, cujos 50° correspondem à amplitude de rotação da coluna cervical inferior e, além disso, um pequeno componente de extensão pouco visível nessas vistas.

Deve-se notar também a forma da face superior de **C2**, que representa funcionalmente a articulação atlantoaxial (ver Fig. 64, adiante):

- a **forma convexa** ântero-posterior corresponde às faces articulares superiores do áxis e permite movimentos de flexão-extensão do atlas (não ilustrado);
- o **eixo vertical** que o ultrapassa e representa funcionalmente o dente do áxis, permitindo movimentos de rotação.

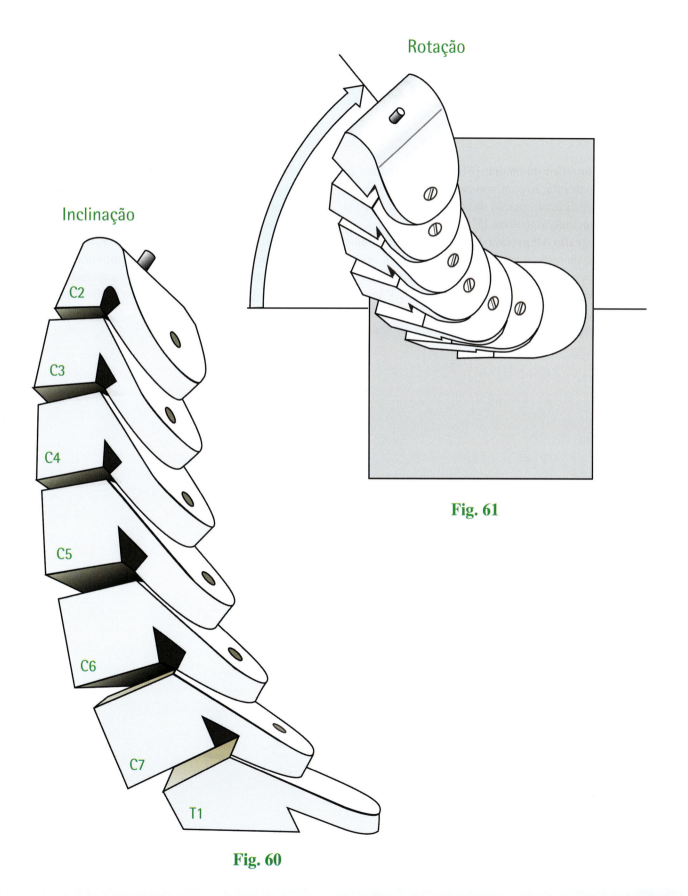

Fig. 60

Fig. 61

Comparação entre o modelo e a coluna cervical durante os movimentos de inclinação-rotação

Em uma vista **anterior do modelo (Fig. 62)**, na fase final de um movimento de rotação pura, constata-se que o movimento unívoco de inclinação-rotação da coluna cervical inferior provoca uma inclinação total de 25°.

Em uma **radiografia AP precisa** da coluna cervical durante um movimento de rotação pura da cabeça **(Fig. 63)**, observamos esse movimento de inclinação que se manifesta na altura do áxis por uma inclinação sobre a vertical de 25° exatos. Pela comparação entre esses dois documentos, pode-se deduzir que existem, na coluna cervical, conforme demonstrado desde o fim do século XIX por Fick e Weber, **movimentos de inclinação sempre associados à rotação**, e, além disso, conforme afirmaram recentemente Penning e Brugger, os movimentos de inclinação da coluna vertebral inferior são *compensados na coluna cervical suboccipital* para produzir a rotação pura; os movimentos de rotação da coluna cervical inferior são compensados pela coluna suboccipital para se obter uma inclinação pura (ver Fig. 59, anteriormente).

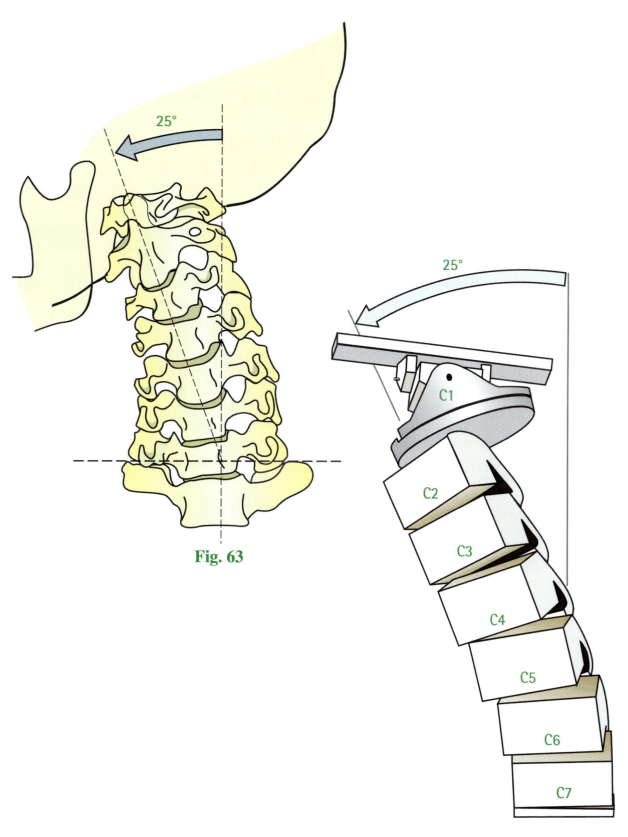

Fig. 63

Fig. 62

Compensações na altura da coluna suboccipital

Essa **vista detalhada de um modelo da coluna cervical (Fig. 64)** em posição de rotação pura mostra os equivalentes da constituição mecânica da coluna cervical superior com os componentes compensatórios durante a realização do movimento de rotação pura.

De cima para baixo encontramos: o platô horizontal **A** representando a **base do occipital** em sua parte inferior e dois suportes frontais **B** para o **eixo ântero-posterior 4 de inclinação** da articulação atlantoccipital que se articulam com a peça intermediária **C**. Esta última é atravessada por um **eixo transversal 3 de flexão-extensão** da articulação atlantoccipital, suportado por dois flancos verticais **D'**, eles próprios associados a um platô horizontal **D**. Este, por sua vez, roda sobre o platô **E** graças a um eixo vertical **2** que representa o eixo de rotação da articulação atlantoccipital: no esquema ele está mascarado por **C**.

O platô **E**, *equivalente funcional do atlas*, se articula ao áxis **F** por um **eixo vertical 1**, representando o dente do áxis e ilustrado aqui por um pino incompletamente serrado, permitindo, além dos movimentos de rotação, movimentos de flexão-extensão sobre a superfície superior convexa do áxis **F**.

No modelo **(Fig. 64)** podemos reconhecer os elementos mecânicos correspondentes anatomicamente aos diferentes elementos da coluna suboccipital:

- o áxis **F**, com seu dente: é o eixo **1**;
- o atlas **E**, que se articula ao dente do áxis e à face superior do áxis;
- o occipital **A**, sobreposto a um conjunto funcional de três eixos perpendiculares entre si, os da articulação atlantoaxial: um eixo de rotação **2**, um eixo de flexão-extensão **3** e um eixo de inclinação **4**, formando, entre si, um cardã.

Para se obter a rotação pura do occipital, estando a coluna cervical inferior em inclinação-rotação, a cadeia articular suboccipital com três eixos de liberdade deverá realizar **três componentes de correção**:

- um **componente de rotação para a direita**, em torno dos eixos **1** e **2**, que se efetua em grande parte na articulação atlantoaxial, ângulo **a**, e na articulação atlantoccipital, ângulo **b**;
- uma **extensão** em torno do eixo **3** de ângulo **c** compensando a flexão, que aparece por causa da rotação pura para a direita sobre o eixo;
- finalmente, um **pequeno componente de contra-inclinação** de ângulo **d** em torno do eixo **4**.

Anatomicamente, os movimentos se efetuam na coluna suboccipital graças à ação dos **pequenos músculos suboccipitais** (ver mais adiante), que poderíamos denominar **músculos verniê**, pois há uma analogia clara entre esses músculos e os pequenos **foguetes verniê** que controlam a altitude de um satélite em relação a coordenadas fixas.

A rotação complementar da coluna suboccipital é assegurada (ver mais adiante) pela contração dos músculos oblíquo inferior e reto posterior maior direitos e pelo músculo oblíquo superior esquerdo que, em conjunto, são extensores. A contra-inclinação para a esquerda é obtida pelos músculos oblíquo superior esquerdo, reto lateral esquerdo e reto anterior esquerdo.

No movimento de **inclinação pura** da cabeça para a direita **(Fig. 59)**, o componente de contra-rotação para a esquerda é obtido pela ação dos músculos oblíquo inferior, retos posteriores maior e menor esquerdos, e a **inclinação complementar** para a direita pela ação dos músculos retos posteriores maior e menor direitos e pelo músculo oblíquo superior direito. Finalmente, o **componente de extensão** desses músculos é compensado pelos músculos retos anterior e lateral direitos.

Assim, o modelo mecânico, que pode ser construído pelo leitor de forma simplificada, permite compreender a ligação anatômica e funcional entre:

- a coluna cervical inferior, dotada de movimento de enrolamento ou de torção, associando inclinação, rotação, extensão, possuindo músculos longos, oblíquos inferior e lateral e, posteriormente, dispostos de forma ideal para realizar esse movimento unívoco;
- e a coluna cervical superior, formando uma cadeia articular de três eixos e três graus de liberdade e movida por **músculos ajustadores**.

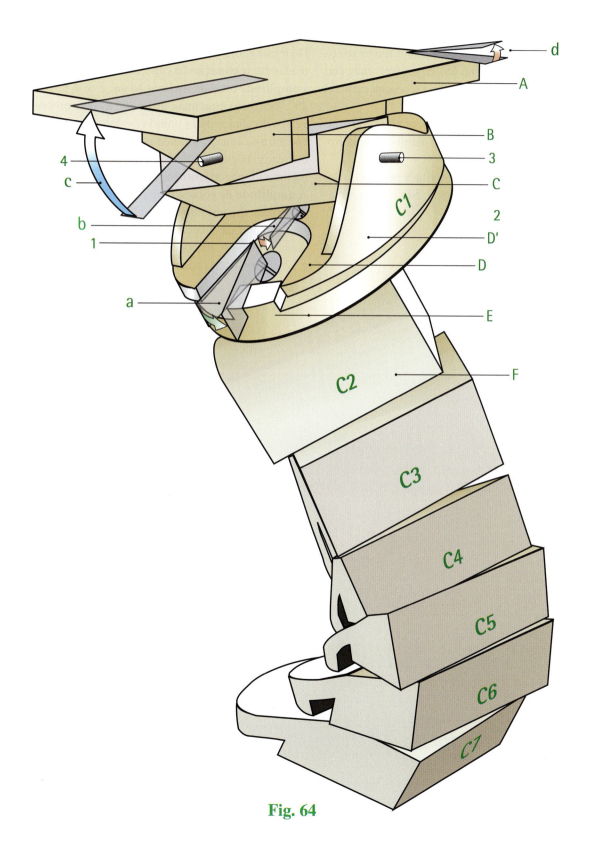

Fig. 64

Amplitudes articulares na coluna cervical

Comparando **radiografias em perfil** durante movimentos extremos de **flexão-extensão (Fig. 65)**, é possível conhecer:
- a amplitude total de flexão-extensão na coluna cervical inferior: **RCI** = 100 a 110°;
- a amplitude total de flexão e extensão na altura do conjunto da coluna cervical em relação ao plano mastigatório: **RT** = 130°;
- por subtração, pode-se deduzir a amplitude própria de flexão e extensão na coluna suboccipital: **SO** = 20 a 30°.

Da mesma forma, por meio de **radiografias anteriores** tomadas em **inclinação** da cabeça **(Fig. 66)**, pode-se observar a **amplitude total de inclinação** que é de aproximadamente 45°. Traçando uma linha que junte os dois processos transversos do atlas e outra unindo os dois processos mastóides, encontra-se uma amplitude de aproximadamente **8°** para a inclinação lateral na coluna suboccipital, ou seja, **unicamente na articulação atlantoccipital**.

A **amplitude de rotação** é mais difícil de observar, sobretudo, no que diz respeito às rotações elementares **(Fig. 67)**. A rotação total da cabeça é de 80 a 90° de cada lado. Dentro dessa amplitude, atribuem-se 12° à articulação atlantoccipital e 12° à articulação atlantoaxial.

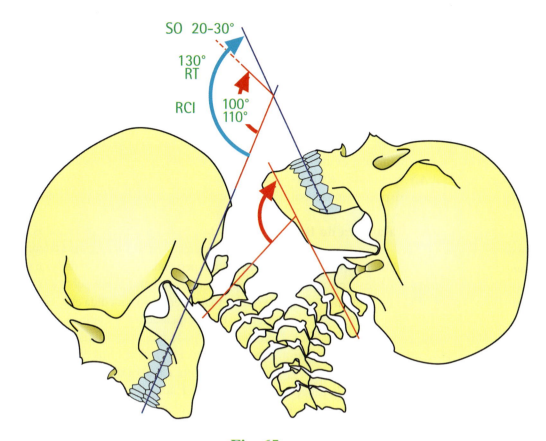

Fig. 65

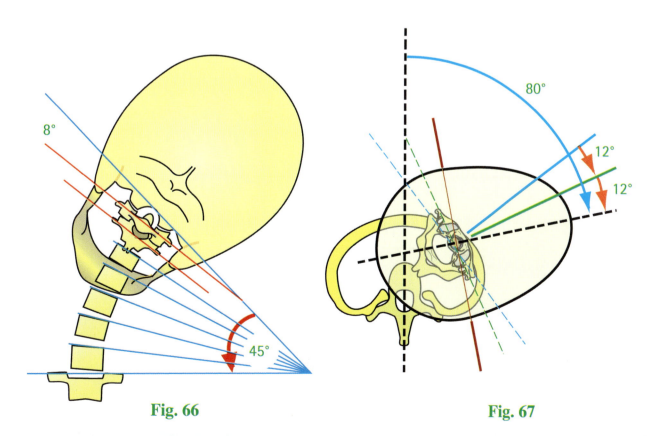

Fig. 66

Fig. 67

233

Equilíbrio da cabeça sobre a coluna cervical

A cabeça está **em equilíbrio** quando **o olhar é dirigido horizontalmente (Fig. 68)**. Nessa posição, o plano mastigatório **PM**, representado por uma folha de papel-cartão presa entre os dentes serrados, se dispõe horizontalmente, da mesma forma que o plano aurículo-nasal **AN**, que passa pela margem superior do meato acústico externo e pela espinha nasal anterior, mais difícil de ser representado.

A cabeça como um todo forma uma **alavanca do tipo interfixa (1.ª classe)**:
- o **ponto de apoio O** se situa nos côndilos occipitais;
- a **resistência G** é realizada pelo peso da cabeça aplicado ao seu centro de gravidade, situado próximo à sela turca;
- a **potência F** é constituída pela força dos músculos da nuca, que devem a todo instante contrabalançar o peso da cabeça que tende a tombar anteriormente.

Essa localização anterior do centro de gravidade da cabeça explica a *potência relativa dos músculos posteriores da nuca* em comparação aos músculos flexores do pescoço. Efetivamente, os músculos extensores lutam contra o peso, enquanto os músculos flexores são ajudados por ele. Isso explica o **tônus permanente** dos músculos da nuca para se opor à queda anterior da cabeça: quando, durante o sono, em posição sentada, esse tônus diminui, a cabeça tomba e empurra o mento contra o esterno. A coluna cervical não é retilínea, apresentando curvatura côncava posteriormente, a **lordose cervical**, que podemos caracterizar por:
- sua **corda c**, reta, estendida dos côndilos do occipital às partes póstero-inferiores da sétima vértebra cervical;
- seu vetor **f**, perpendicular, a partir da parte póstero-inferior da quarta vértebra cervical **C4** sobre a corda.

O *vetor* é mais acentuado à medida que a lordose cervical se acentua; em compensação ele é nulo se a coluna cervical está retilínea. Ele pode mesmo ser negativo quando, durante a flexão, a coluna cervical se torna côncava anteriormente. A *corda*, entretanto, é menor do que o comprimento linear da coluna cervical. Ela só é igual ao comprimento linear em um caso: quando a coluna cervical está retilínea. Nesse caso, verificamos um índice cervical comparável ao índice de Delmas sobre o qual falamos no Capítulo 1.

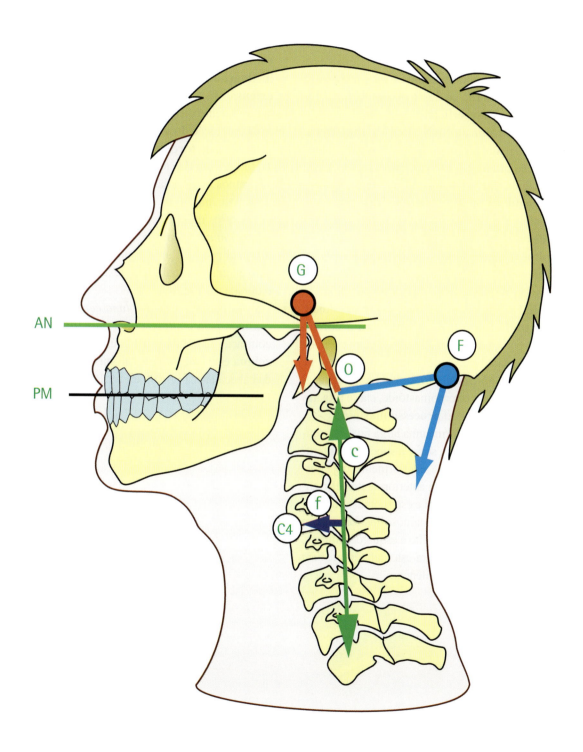

Fig. 68

Morfologia e ação do músculo esternocleidomastóideo

O **músculo esternocleidomastóideo** deveria ser denominado esternocleidoccipitomastóideo. Ele possui efetivamente quatro porções **(Fig. 69)**:
- uma **porção profunda**, **cleidomastóide Cm**, estendida do terço medial da clavícula ao processo mastóide. Ela é coberta pelas três cabeças superficiais;
- as outras três porções formam um N quando as separamos, mas elas estão, na realidade, bastante unidas entre si, menos na sua porção ínfero-medial, próximo à extremidade medial da clavícula, onde se forma a fossa supraclavicular menor (**de Sédillot**), através da qual transparece a porção cleidomastóide.

Essas três porções são:
- a **cleidoccipital Co**, que cobre a maior parte da porção cleidomastóide e cujas inserções se estendem longe, posteriormente, sobre a linha nucal superior do occipital;
- a **esternoccipital So**, associada à porção esternomastóide;
- a **esternomastóide Sm**. Ela se insere, com a porção esternoccipital, por meio de um tendão comum, na margem superior do manúbrio. A porção esternoccipital se junta às inserções da porção cleidoccipital na linha nucal superior. Quanto à porção esternomastóide, ela se fixa nas margens superior e anterior do **processo mastóide**.

No seu conjunto, esse músculo forma uma larga faixa muscular, sempre bem visível e estendida sobre a superfície ântero-lateral do pescoço, oblíqua inferior e anteriormente, cuja porção mais saliente é formada inferior e anteriormente pelo tendão comum às porções esternoccipital e esternomastóide. Essas duas porções formam um ventre carnoso fusiforme bem visível sob a pele. Os dois tendões direito e esquerdo limitam, entre eles, uma depressão ou fossa supra-esternal, sempre bem evidente, qualquer que seja sua corpulência.

A **contração unilateral** desse músculo **(Fig. 70)** determina um movimento complexo associando **três componentes**:
- **rotação R** da cabeça, para o lado oposto ao da contração;
- **inclinação I**, para o lado da contração;
- **extensão E**.

Esse movimento dirige o olhar para cima e para o lado oposto ao da contração do músculo. Essa postura da cabeça é bem característica do **torcicolo congênito**, freqüentemente devido ao fato de um dos tendões do músculo ser muito curto. Nós veremos, mais adiante, os efeitos da contração simultânea dos dois músculos, que dependem do estado de contração dos outros músculos da coluna cervical:
- *se a coluna cervical permanece relaxada*, essa contração bilateral provoca uma **hiperlordose** da coluna cervical com extensão da cabeça e flexão da coluna cervical sobre o dorso (ver Fig. 99);
- em compensação, *se a coluna cervical se torna rígida* e retilínea pela contração dos músculos pré-vertebrais, a contração simultânea dos músculos provoca a **flexão da coluna cervical sobre a coluna torácica** e flexão anterior da cabeça (ver Fig. 100 e Fig. 103, mais adiante).

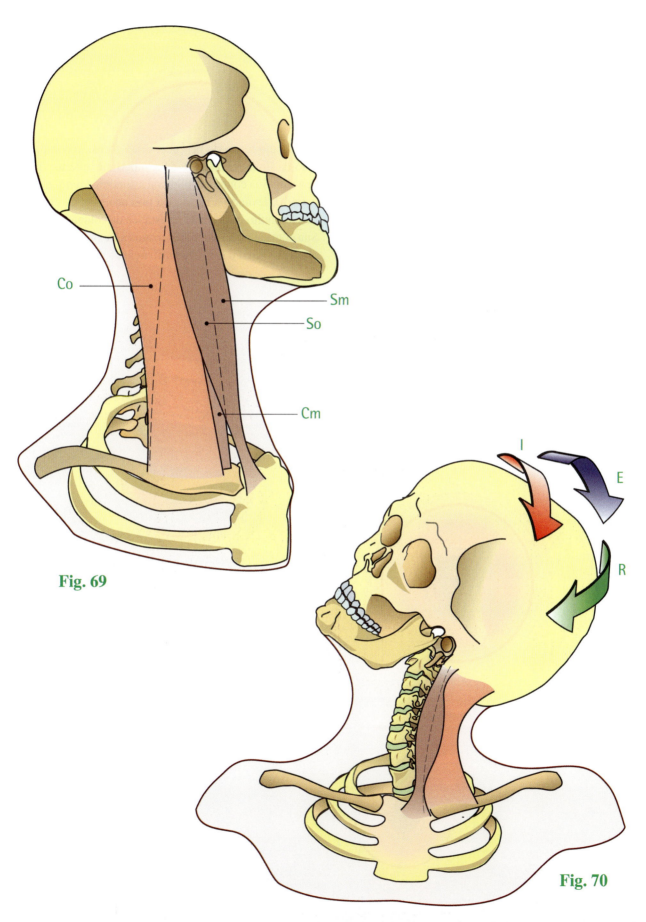

Fig. 69

Fig. 70

Músculos pré-vertebrais: músculo longo do pescoço

O **músculo longo do pescoço (Fig. 71)** é o mais profundo dos músculos pré-vertebrais. Estende-se sobre a superfície anterior da coluna cervical, do arco anterior do atlas até a terceira vértebra torácica. Os anatomistas distinguem **três porções**:
- **porção oblíqua superior d**, que tem origem no tubérculo anterior do atlas e termina por meio de três a quatro digitações nos tubérculos anteriores dos processos transversos da terceira à sexta vértebras cervicais;
- **porção oblíqua inferior a**, que tem origem nos corpos da segunda e terceira vértebras torácicas, terminando por três a quatro digitações nos tubérculos anteriores dos processos transversos da quarta à sétima vértebras cervicais;
- **porção reta l**, situada medialmente às duas precedentes e ligeiramente lateral à linha mediana, inserida nos corpos vertebrais das três primeiras vértebras torácicas e das seis últimas vértebras cervicais.

O músculo longo do pescoço, dessa forma, recobre, de cada lado da linha mediana, toda a superfície anterior da coluna cervical. Sua contração bilateral e simétrica *retifica a lordose cervical,* levando à **flexão do pescoço**. Assim, ele tem uma função muito importante na estática da coluna cervical.

Sua contração unilateral determina a **flexão** da coluna e a **inclinação para o lado da contração**.

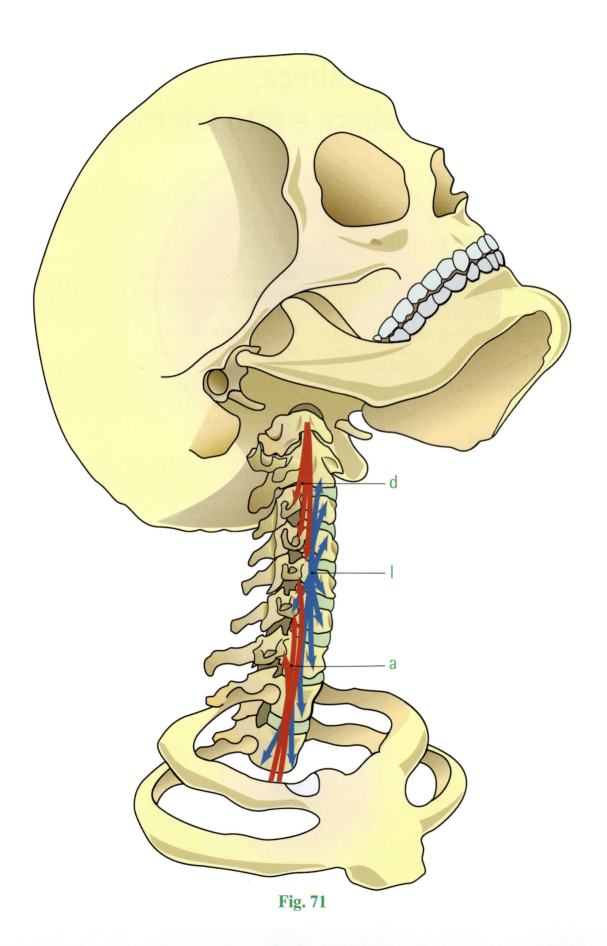

Fig. 71

Músculos pré-vertebrais: músculos longo da cabeça, reto anterior da cabeça e reto lateral da cabeça

Esses três músculos estão localizados na parte superior da coluna cervical **(Fig. 72)**. Eles recobrem quase completamente a parte superior das três porções **d, a e l** do músculo longo do pescoço.

Músculo longo da cabeça

O músculo longo da cabeça **lt** é o mais medial dos três. Ele está em contato com o seu homólogo oposto e se fixa na superfície inferior da parte basilar, anteriormente ao forame magno. Ele cobre a parte superior do músculo longo do pescoço **d**, terminando por tendões individualizados nos tubérculos anteriores dos processos transversos da terceira à sexta vértebras cervicais.

Ele age sobre a coluna cervical suboccipital e sobre a parte superior da coluna cervical inferior.

A contração simultânea dos dois músculos longos da cabeça determina a **flexão da cabeça** sobre a coluna cervical e a **retificação da lordose** da parte superior da coluna cervical. Sua contração unilateral determina a **flexão** e a **inclinação da cabeça para o lado da contração**.

Músculo reto anterior

O músculo reto anterior da cabeça **da** situa-se póstero-lateralmente ao precedente, estendendo-se entre a parte basilar do occipital e a superfície anterior da massa lateral do atlas, até o tubérculo anterior de seu processo transverso. Seu trajeto é oblíquo inferior e ligeiramente lateral.

A contração simultânea dos dois músculos homólogos determina a **flexão da cabeça** sobre a coluna cervical alta, ou seja, na altura da **articulação atlantoccipital**. Sua contração unilateral provoca um movimento de **flexão**, **rotação e inclinação** para o lado da contração. Esses movimentos são efetuados na **articulação atlantoccipital**.

Músculo reto lateral

O músculo reto lateral **dl** é o mais superior dos músculos intertransversários. Ele se insere superiormente no processo jugular do occipital e inferiormente no tubérculo anterior do processo transverso do atlas. Está situado lateralmente ao músculo reto anterior, cobrindo a superfície anterior da articulação atlantoccipital.

Sua contração bilateral determina flexão da cabeça sobre a coluna cervical. Sua contração unilateral promove uma ligeira inclinação para o lado da contração. Esses dois movimentos acontecem na articulação atlantoccipital.

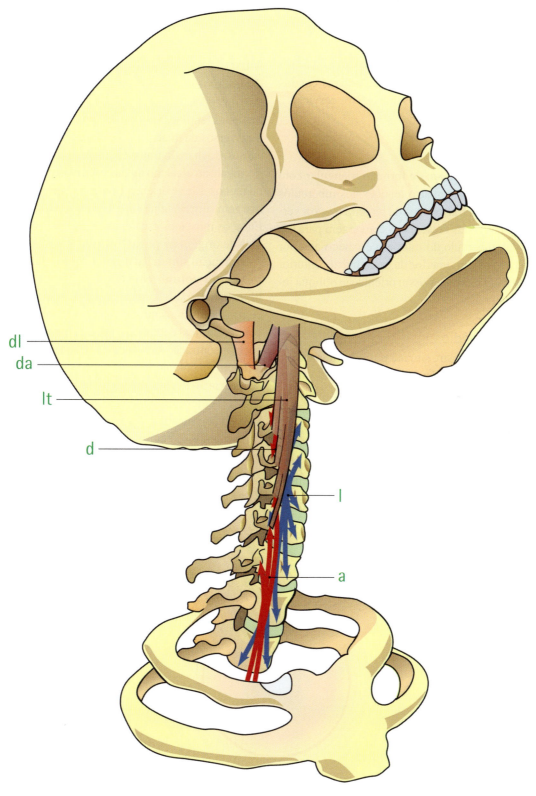

Fig. 72

Músculos pré-vertebrais: músculos escalenos

Os **três músculos escalenos (Fig. 73)** estão estendidos na face ântero-lateral da coluna cervical como verdadeiras **cordas musculares**. Eles unem os processos transversos cervicais à primeira e à segunda costela.

Músculo escaleno anterior

O músculo escaleno anterior **sa**, de formato triangular com vértice superior, fixa-se por quatro tendões aos tubérculos anteriores dos processos transversos da terceira à sexta vértebras cervicais. Suas fibras musculares convergem para um tendão inserido no tubérculo do músculo escaleno anterior (de Lisfranc) na superfície superior da extremidade anterior da primeira costela. O músculo possui orientação oblíqua inferior, anterior e lateral.

Músculo escaleno médio

O músculo escaleno médio **sm**, situado posteriormente e em contato com o músculo escaleno anterior, está fixado superiormente, por meio de seis lingüetas tendíneas, sobre os processos transversos das seis últimas vértebras cervicais, ao nível dos tubérculos anteriores e da margem externa do sulco transverso da segunda à sexta vértebras cervicais e diretamente ao processo transverso da sétima vértebra cervical.

O ventre muscular achatado ântero-posteriormente, triangular, de vértice inferior, se dirige obliquamente para baixo, lateralmente e ligeiramente para a frente, terminando na superfície superior da primeira costela, imediatamente atrás do **sulco** formado pela passagem da **artéria subclávia**.

Músculo escaleno posterior

O músculo escaleno posterior **sp** situa-se posteriormente aos dois precedentes. Ele se insere superiormente por meio de três lingüetas tendíneas nos tubérculos posteriores dos processos transversos da quarta a sexta vértebras cervicais. Seu ventre carnoso, achatado transversalmente, situa-se lateral e posteriormente ao escaleno médio, com o qual ele se confunde mais ou menos. Ele se insere, por meio de um tendão achatado, na margem superior e na superfície externa da segunda costela. Entre os músculos escalenos anterior e médio passam os ramos de origem do **plexo braquial** e a **artéria subclávia**.

A **contração simétrica** dos músculos escalenos determina a **flexão da coluna cervical** sobre a coluna torácica e a **hiperlordose** se a coluna cervical não se mantém rígida pela contração do músculo longo do pescoço. Entretanto, se a coluna cervical é mantida rígida pelo músculo longo do pescoço, a contração simétrica dos escalenos provoca **somente a flexão** da coluna cervical sobre a coluna torácica.

A **contração unilateral** dos músculos escalenos (ver Fig. 75, adiante) determina a inclinação e a rotação da coluna para o lado da contração.

Os escalenos são também músculos inspiradores acessórios, quando, tomando suas inserções cervicais como apoio, elevam as duas primeiras costelas.

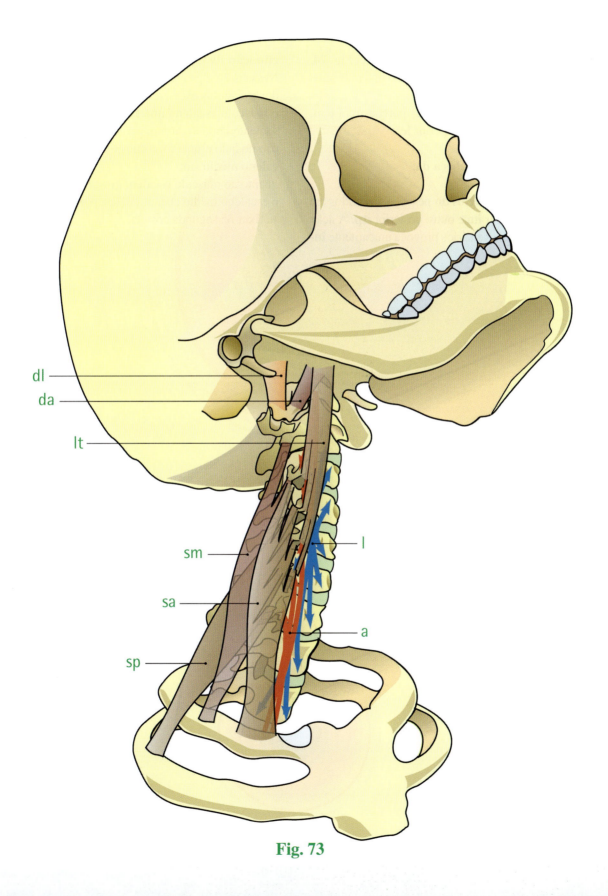

Fig. 73

Músculos pré-vertebrais em conjunto

Em uma **ilustração anterior da coluna cervical (Fig. 74**, segundo Testut), é possível situar o conjunto dos músculos pré-vertebrais:

- músculo **longo do pescoço**, com suas porções reta **lcm**, oblíqua inferior **lci** e oblíqua superior **lcs**;
- músculo **longo da cabeça lt**;
- músculo **reto anterior da cabeça da**;
- músculo **reto lateral dl**;
- músculos **intertransversários do pescoço**, divididos em dois grupos, um anterior **ita** e outro posterior **itp**. A ação dos músculos intertransversários provoca unicamente **inclinação da coluna para o lado contraído (Fig. 75)**. Nessa ação eles recebem auxílio da contração unilateral dos **músculos escalenos**;
- o músculo **escaleno anterior sa** foi ilustrado por inteiro somente no lado direito, permanecendo apenas o seu tendão no lado esquerdo, o que permite a visualização do **escaleno médio sm**;
- quanto ao músculo **escaleno posterior sp**, ele ultrapassa o escaleno médio apenas em sua porção mais baixa, para se fixar na segunda costela.

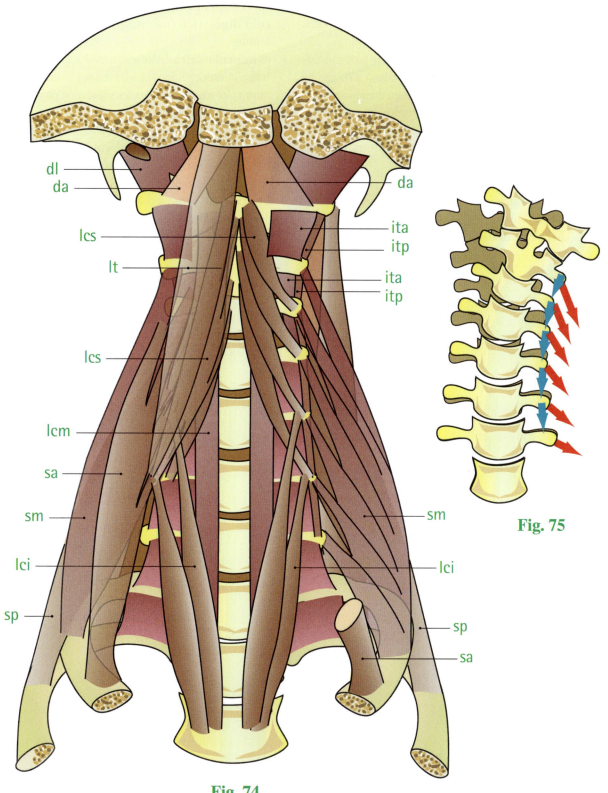

Fig. 74

Fig. 75

Flexão da cabeça e do pescoço

A flexão da cabeça sobre a coluna cervical e a flexão da coluna cervical sobre a coluna torácica são dependentes das ações dos músculos anteriores.

Na altura da **coluna cervical superior (Fig. 76)**, os músculos reto anterior e longo da cabeça **lt** promovem a flexão na articulação atlantoccipital. O músculo longo do pescoço **lc 1** e **lc 2** e o músculo longo da cabeça promovem flexão nas articulações subjacentes e, ainda, fato importante, o músculo longo do pescoço **retifica e enrijece a coluna cervical (Fig. 77)**.

Mais distantes da coluna cervical e, portanto, possuindo um maior braço de alavanca, os **músculos anteriores do pescoço (Fig. 78)** são *flexores possantes da cabeça e da coluna cervical*. São os músculos supra e infra-hióideos:

- o **músculo milo-hióideo mh** e o ventre anterior do **músculo digástrico** (não ilustrado) unem a mandíbula ao hióide;
- os **músculos infra-hióideos**: tireo-hióideo, esterno-hióideo **sch**, esternotireóideo (não ilustrado) e omo-hióideo **oh**.

A contração simultânea desses músculos provoca o abaixamento da mandíbula, entretanto, *quando ela é bloqueada* de encontro às maxilas pela contração simultânea dos **músculos mastigadores**, como os **músculos masseter m** e **temporal t**, a contração dos músculos supra e infra-hióideos determina a flexão da cabeça sobre a coluna cervical e a flexão da coluna cervical sobre a coluna torácica, além da retificação da lordose cervical. Eles possuem, dessa forma, um papel essencial na estática da coluna cervical.

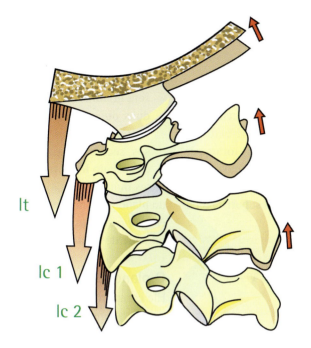

Fig. 76

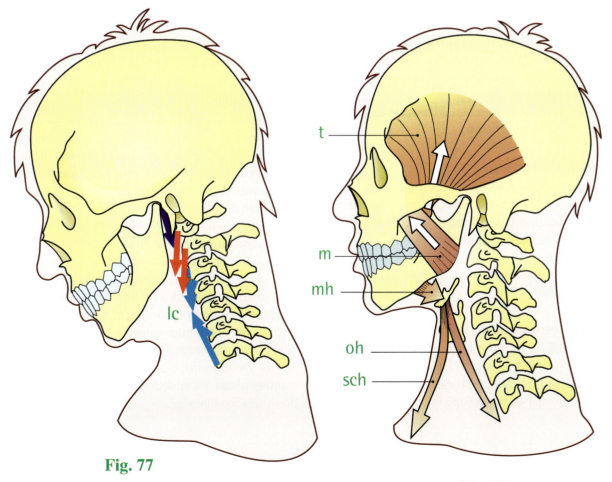

Fig. 77

Fig. 78

247

Músculos da nuca

Antes de estudar a fisiologia dos **músculos da nuca**, é indispensável uma boa compreensão da sua disposição em uma **vista em perspectiva (Fig. 79)**: trata-se aqui de uma **vista direita posterior da nuca**, onde os músculos superficiais foram parcialmente ressecados para mostrar os diferentes planos.

A região da nuca se compõe de **quatro planos musculares superpostos**. Do mais profundo ao mais superficial encontramos:

- o plano profundo;
- o plano dos complexos;
- o plano do esplênio e do levantador da escápula;
- o plano superficial.

O plano profundo

Diretamente aplicado ao esqueleto e às articulações, o plano profundo compreende:

- os pequenos músculos motores da coluna suboccipital, estendidos entre o occipital, o atlas e o áxis (também visíveis nas Figuras 80, 81 e 82, adiante);
- o músculo **reto posterior maior da cabeça 1**;
- o músculo **reto posterior menor da cabeça 2**;
- os músculos **oblíquo inferior da cabeça 3** e **oblíquo superior da cabeça 4**;
- a porção cervical dos músculos **transverso-espinais 5**;
- os músculos **interespinais 6**.

O plano dos complexos

Parcialmente ressecado, ele compreende dois músculos:

- o músculo **semi-espinal da cabeça 7** (parcialmente ressecado, permitindo a visualização de **1, 2, 3 e 4**);
- o músculo **longuíssimo da cabeça 8**.

No mesmo plano estão situados, mais lateralmente, os músculos longuíssimos do pescoço, longuíssimo do tórax e **iliocostal do lombo 11**.

O plano do esplênio e do levantador da escápula

Este plano, também parcialmente ressecado, contém:

- o músculo **esplênio**, dividido em duas porções, o músculo **esplênio da cabeça 9** e o músculo **esplênio do pescoço 10**, do qual se conservou uma digitação que se insere no tubérculo posterior do processo transverso **10'** e duas outras (não ilustradas) inserindo-se no tubérculo posterior do primeiro e do segundo processos transversos, seccionadas.
- o músculo **levantador da escápula 12**.

Esses músculos estão intimamente moldados sobre aqueles do plano profundo, em torno dos quais eles se enrolam *como em torno de uma polia*: sua contração possui, então, um componente de **rotação importante**.

O plano superficial

Ele comporta:

- essencialmente o músculo **trapézio 15**, quase totalmente ressecado na figura;
- o músculo **esternocleidomastóideo,** que possui apenas sua parte póstero-superior na região da nuca. Ele foi ilustrado parcialmente ressecado para mostrar suas porções superficiais **14** e profunda cleidomastóidea **14'**.

No fundo da região, entre os interstícios musculares, são visíveis as inserções superiores dos músculos **escalenos médio e posterior 13**.

No conjunto

Excetuando-se os músculos do plano profundo, a maior parte dos músculos da nuca possui orientação oblíqua inferior, medial e posterior, moldados sobre o plano profundo. Eles promovem simultaneamente **extensão**, **rotação** e **inclinação** para o lado da contração, ou seja, exatamente os **três componentes do movimento misto da coluna cervical inferior** em torno dos eixos oblíquos vistos anteriormente.

A **camada superficial**, entretanto, comporta músculos de orientação cruzada em relação aos planos intermediários, ou seja, oblíquos inferior, anterior e lateralmente, agindo não mais diretamente sobre a coluna cervical inferior, mas sobre o **crânio** e a **coluna suboccipital,** determinando, da mesma forma que os músculos subjacentes, extensão e inclinação para o lado da contração, *porém, com rotação para o lado oposto*. Dessa forma, eles são, ao mesmo tempo, **sinérgicos** e **antagonistas** dos músculos do plano profundo, completando-os funcionalmente.

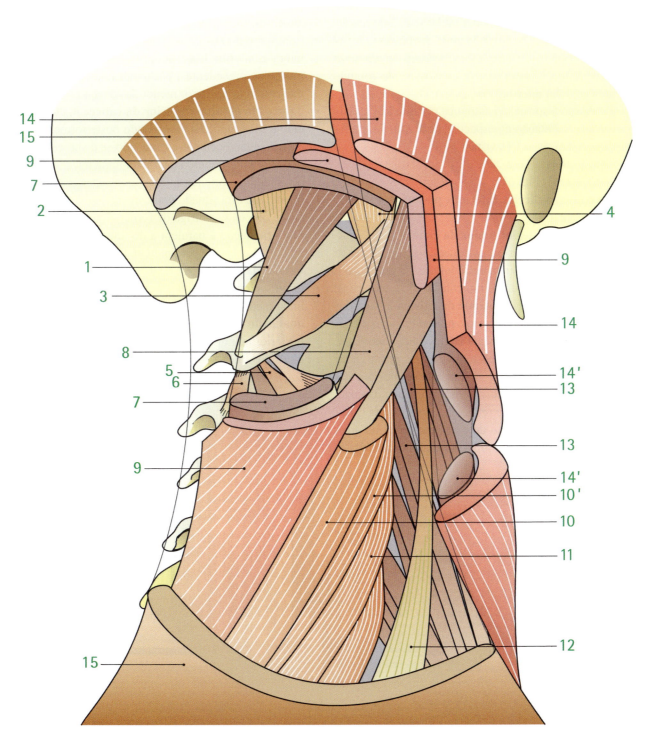

Fig. 79

249

Músculos suboccipitais

A fisiologia dos pequenos músculos suboccipitais normalmente não é bem conhecida. Isto se deve ao fato de ela não ser analisada habitualmente como um complemento da ação dos músculos da coluna cervical inferior. Na realidade, a ação desses quatro **músculos vernier** é capital na postura da cabeça, para *acentuar os componentes desejados* ou *eliminar os componentes indesejados* a partir do movimento conjunto da coluna cervical inferior.

Um estudo da sua disposição anatômica permite a boa assimilação da sua orientação no espaço e, portanto, da sua fisiologia. São necessárias três vistas:
- uma **vista posterior (Fig. 80)**;
- uma **vista lateral (Fig. 81)**;
- uma **vista oblíqua direita, inferior e posterior (Fig. 82)**.

Observa-se, dessa forma:
- o **músculo reto posterior maior da cabeça** 1, músculo triangular de base superior, estendendo-se do processo espinhoso do áxis até a linha nucal inferior. Sua direção é oblíqua superiormente e ligeiramente lateral e posterior;
- o **músculo reto posterior menor da cabeça** 2, também achatado e triangular, mais curto e profundo que o precedente, localizado imediatamente lateral à linha mediana, estendendo-se do tubérculo posterior do atlas, em seu arco posterior, até o terço medial da linha nucal inferior. Sua orientação é oblíqua superior, ligeiramente lateral e mais posterior do que o músculo reto maior posterior da cabeça. Isso se explica pelo fato de o arco posterior do atlas ser mais profundo do que o processo espinhoso do áxis;
- o **músculo oblíquo inferior da cabeça** 3, longo, espesso e fusiforme, situa-se abaixo e lateralmente ao músculo reto posterior maior, estendendo-se do processo espinhoso do áxis à porção póstero-inferior do processo transverso do atlas. Sua orientação é oblíqua superior, lateral e anterior. Ela é, portanto, cruzada em relação aos músculos precedentes, particularmente em relação ao músculo reto posterior menor da cabeça;
- o **músculo oblíquo superior da cabeça** 4, curto, achatado e triangular, está localizado posteriormente à articulação atlantoccipital, estendendo-se do processo transverso do atlas ao terço lateral da linha nucal inferior do occipital. Sua orientação é oblíqua superior e posteriormente. Ele está situado praticamente em um plano sagital, já que não se dirige de forma alguma lateralmente. Sua orientação é paralela a do músculo reto posterior menor da cabeça e perpendicular a do músculo oblíquo inferior da cabeça;
- os músculos interespinais 5 estão situados a cada lado da linha mediana entre os processos espinhosos cervicais, **abaixo do áxis**. Os músculos reto posterior maior e reto posterior menor se dispõem de forma equivalente à dos músculos interespinais.

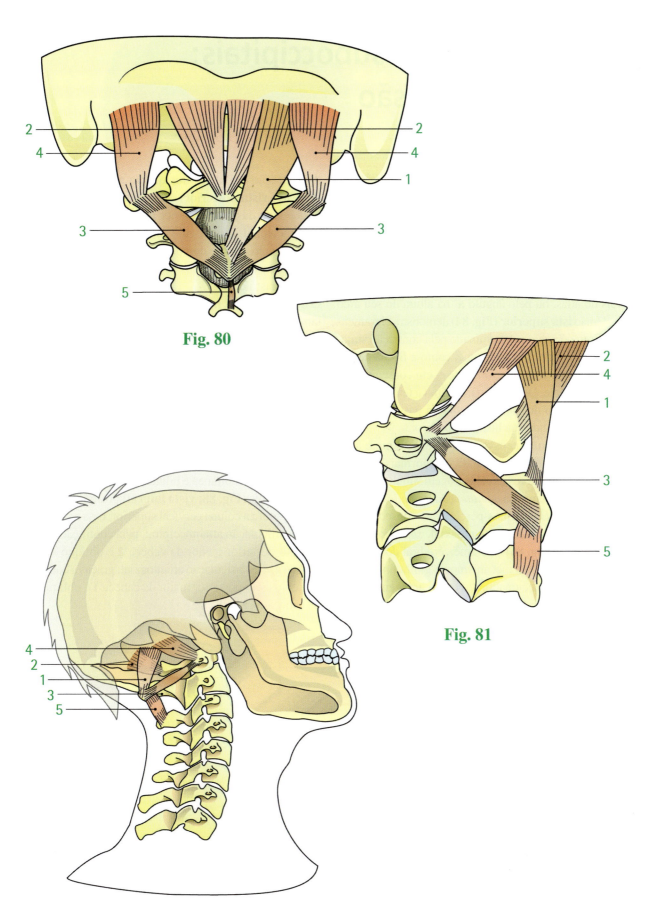

Fig. 80

Fig. 81

Fig. 82

251

Ação dos músculos suboccipitais: inclinação e extensão

O **músculo oblíquo inferior da cabeça**, por sua disposição, tem um papel importante na estática e na dinâmica da articulação atlantoaxial. Uma **vista lateral (Fig. 83)** mostra que, *deslocando posteriormente os processos transversos* do atlas, ele promove, em contração bilateral, um movimento de recuo e extensão do atlas sobre o áxis; essa extensão pode ser medida em radiografias de perfil pelo ângulo **a** na altura das massas laterais do atlas, ou pelo ângulo **a'** na altura do seu arco posterior. Uma **vista superior (Fig. 84)** demonstra claramente o movimento de recuo **r** determinado pela contração simétrica dos dois músculos oblíquos, que, como a flecha de um arco, impulsionam o áxis anteriormente e, em conseqüência, o atlas posteriormente. Dessa forma, diminui a tensão sobre o ligamento transverso do atlas, que contém passivamente o dente do áxis, impedindo sua luxação posterior.

A **ruptura do ligamento transverso (Fig. 85)** é sempre traumática **(seta preta)**, pois, em condições normais, os dois músculos oblíquos inferiores da cabeça agem simultaneamente, tendo papel importante na *manutenção dinâmica da articulação atlantoaxial*. Podemos perceber as conseqüências catastróficas da instabilidade atlantoaxial, *superpondo em uma vista superior (Fig. 86)* o forame vertebral do atlas e o do áxis mais claro: por um mecanismo de guilhotina, o bulbo é comprimido ou seccionado. A **região acinzentada** representa o canal vertebral diminuído, onde o bulbo se encontra comprimido.

A contração unilateral dos quatro músculos suboccipitais (**Fig. 87; vista posterior**) determina a inclinação da cabeça para o lado da contração, por movimentação na articulação atlantoccipital. Esse ângulo de inclinação **i** também pode ser medido pelo ângulo compreendido entre a linha horizontal dos processos transversos do atlas e a linha oblíqua dos processos mastóides.

O mais eficaz dos músculos promotores da inclinação é certamente o **músculo oblíquo superior da cabeça 4**, cuja contração provoca o alongamento **e** do seu homólogo contralateral. O músculo oblíquo superior da cabeça se fixa no processo transverso do atlas, ele mesmo estabilizado pela contração do **músculo oblíquo inferior da cabeça 3**. O **músculo reto posterior maior 1** é menos eficiente do que o músculo oblíquo superior da cabeça e o **músculo reto posterior menor da cabeça 2** é muito pouco efetivo nesse movimento, pois ele se localiza muito próximo à linha mediana.

A contração simultânea e bilateral dos músculos posteriores suboccipitais (**Fig. 88; vista lateral**) promove a extensão da cabeça sobre a coluna cervical superior: essa extensão se efetua na articulação atlantoccipital, pela contração dos músculos reto posterior menor da cabeça **2** e oblíquo superior da cabeça **4**, e na articulação atlantoaxial, graças à contração dos músculos reto posterior maior da cabeça **1** e oblíquo inferior da cabeça **3 (Fig. 87)**.

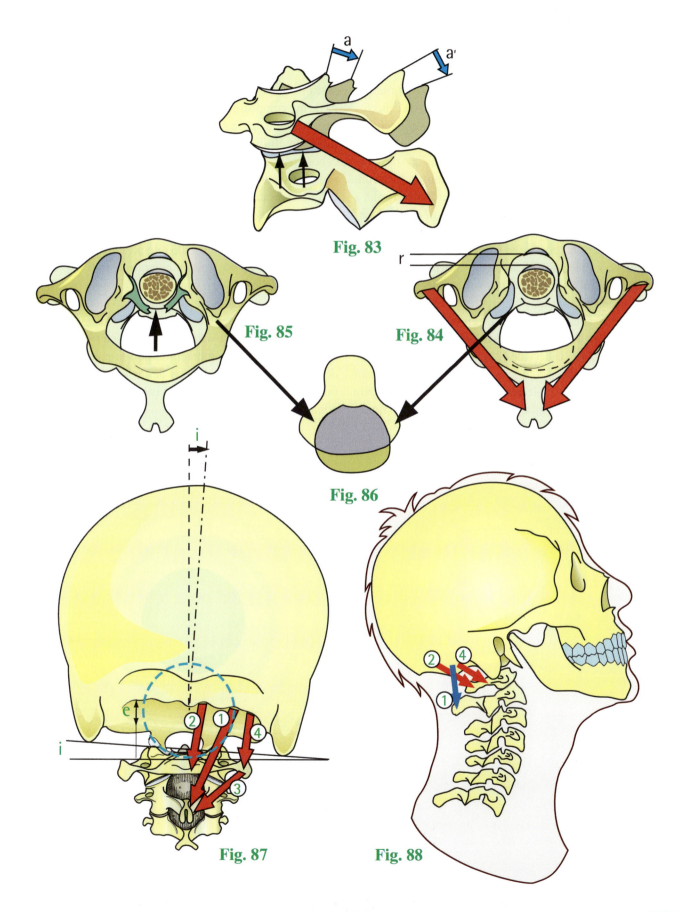

Fig. 83

Fig. 85 Fig. 84

Fig. 86

Fig. 87 Fig. 88

Ação rotatória dos músculos suboccipitais

Além das suas ações extensoras e de inclinação, os músculos suboccipitais são capazes de promover a rotação da cabeça. Em uma **vista inferior do primeiro estágio suboccipital (Fig. 89)**, a articulação atlantoccipital demonstra a ação do **músculo oblíquo superior da cabeça 4** de rotação da cabeça em 10° para o lado oposto. No exemplo mostrado, a contração do músculo oblíquo superior esquerdo determina a rotação da cabeça para a direita. Observamos, então, a tensão passiva dos músculos oblíquo superior direito **4'** e reto posterior menor da cabeça **2**, esses dois músculos assegurando o **retorno da cabeça à posição de equilíbrio**.

Em uma **vista inferior do estágio subjacente (Fig. 90)**, o da articulação atlantoaxial, o áxis aparece circundado de vermelho junto ao atlas. A contração dos **músculos reto posterior maior da cabeça 1** e **oblíquo inferior da cabeça 3** provoca uma rotação da cabeça de 12° para o lado da contração. No exemplo ilustrado, a contração do músculo reto posterior maior da cabeça direito **1** determina a rotação da cabeça para a direita nas articulações atlantoccipital e atlantoaxial. Simultaneamente, o músculo reto posterior maior esquerdo se alonga de um comprimento **a**, de forma que esse músculo servirá para reconduzir a cabeça à posição neutra. A contração do **músculo oblíquo inferior direito 3** determina a rotação da cabeça para a direita na articulação atlantoaxial.

Em uma **vista oblíqua superior direita (Fig. 91)**, a contração do músculo **reto posterior maior da cabeça direito**, estendido diagonalmente entre o processo espinhoso do áxis e o processo transverso direito do atlas, roda este último para a direita, alongando o músculo reto posterior maior da cabeça esquerdo **(Fig. 90)** em um comprimento **b**: é o músculo de retorno. Observa-se o plano sagital de simetria **S** do atlas rodar 12° em relação ao plano sagital do áxis **A** sob a ação do músculo oblíquo inferior da cabeça.

Essas precisões sobre as ações dos músculos suboccipitais permitem a melhor compreensão do seu papel na anulação dos componentes indesejáveis de inclinação ou de rotação durante os movimentos puros da cabeça, como se demonstra com o modelo mecânico.

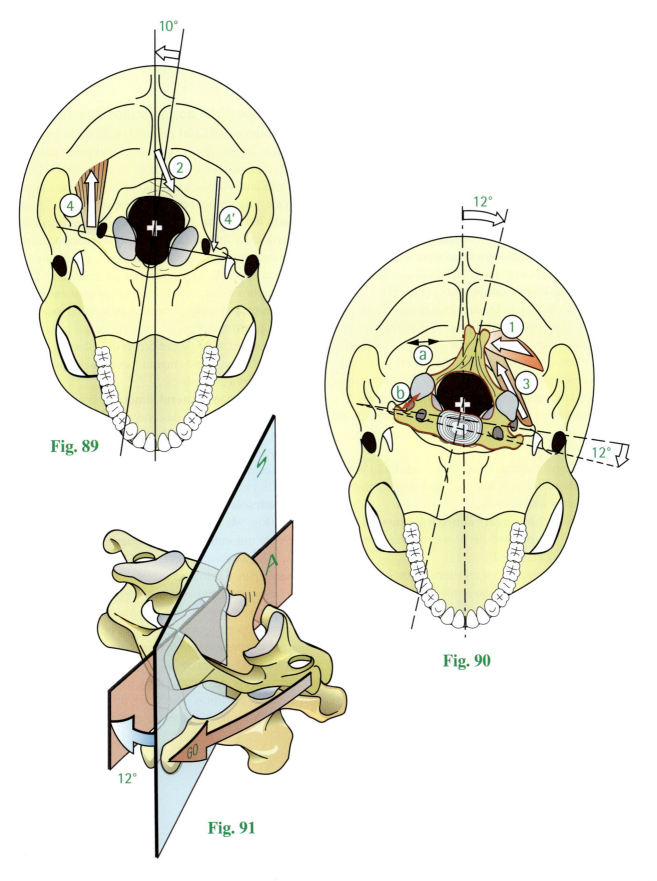

Fig. 89

Fig. 90

Fig. 91

Músculos da nuca: primeiro e quarto planos

Plano profundo dos músculos da nuca

É constituído:
- na coluna cervical superior, pelos **músculos suboccipitais** descritos anteriormente;
- na coluna cervical inferior, pelos **músculos transverso-espinais**.

Dispostos simetricamente contra o plano ósseo, no sulco formado entre os processos espinhosos, as lâminas e os processos transversos do áxis ao sacro, eles são formados por lingüetas musculares recobrindo-se como se fossem telhas de um telhado.

A **disposição das lâminas musculares (Fig. 92)**:
- na descrição clássica de Trolard (lado direito **T**), os fascículos musculares partem dos processos espinhosos e das lâminas das quatro vértebras sobrejacentes e convergem para o processo transverso da quinta vértebra cervical;
- em uma descrição mais recente de Winckler (lado esquerdo **W**), os fascículos têm uma disposição inversa.

Essas duas concepções são duas maneiras diferentes de descrever a mesma realidade, partindo da inserção superior ou inferior.

Qualquer que seja a direção das fibras, elas terão sempre orientação oblíqua inferior, lateral e ligeiramente anterior, promovendo, com a sua contração:
- se a contração for **bilateral** e **simétrica**, **extensão** da coluna cervical e **hiperlordose**. É o caso da musculatura eretora da coluna cervical;
- quando ela é assimétrica ou unilateral, extensão, inclinação para o lado da contração e rotação da coluna para o lado oposto, ação semelhante à do músculo esternocleidomastóideo na cabeça. Assim, *os músculos transverso-espinais são sinérgicos ao músculo esternocleidomastóideo*, mas, enquanto os músculos transverso-espinais agem de forma segmentar sobre cada andar da coluna cervical, o músculo esternocleidomastóideo, cujas fibras têm orientação geral semelhante à dos transverso-espinais, age sobre o conjunto da coluna cervical, em cujas extremidades ele se prende, por intermédio de **dois braços de alavanca importantes**.

Plano superficial dos músculos da nuca

Esse **plano superficial (Fig. 93)** é formado pelo **músculo trapézio 2**, cujas fibras, dispostas em avental, partem de uma linha contínua que se estende do terço medial da linha nucal superior aos processos espinhosos até a décima vértebra torácica e o ligamento cervical posterior.

A partir dessa linha de inserção contínua, as fibras mais elevadas descem obliquamente em direção lateral e anterior, para se fixarem no terço lateral da clavícula, no acrômio e na espinha da escápula. O contorno da parte inferior do pescoço é, dessa forma, constituído pela **cobertura encurvada** das direções sucessivas das fibras do músculo trapézio. O músculo trapézio tem função importante na motricidade do cíngulo dos membros superiores (ver Volume 1), entretanto, quando se apóia nesse cíngulo, possui **ação possante** sobre a coluna cervical e cabeça:

- sua **contração bilateral simétrica** promove a **extensão** da coluna cervical e da cabeça, com **acentuação da lordose cervical**. Quando essa extensão sofre a oposição dos músculos antagonistas anteriores da coluna cervical, o músculo trapézio *atua como um cabo de contenção e estabiliza toda a coluna cervical*;
- a **contração unilateral ou assimétrica** do músculo trapézio **(Fig. 94)**, evidente em uma vista posterior com contração do **músculo trapézio esquerdo**, promove a **extensão** da cabeça e da coluna cervical com **hiperlordose**, a **inclinação** para o lado da contração e a **rotação** da cabeça para o lado oposto. O músculo trapézio, então, é *sinergista do músculo esternocleidomastóideo homolateral*.

Na parte súpero-lateral da nuca **(Fig. 93; lado esquerdo)** aparece a extremidade superior do músculo esternocleidomastóideo. O contorno lateral da parte superior da nuca é então, constituído pela **cobertura encurvada** das diferentes orientações das fibras musculares do músculo esternocleidomastóideo retorcido sobre seu eixo.

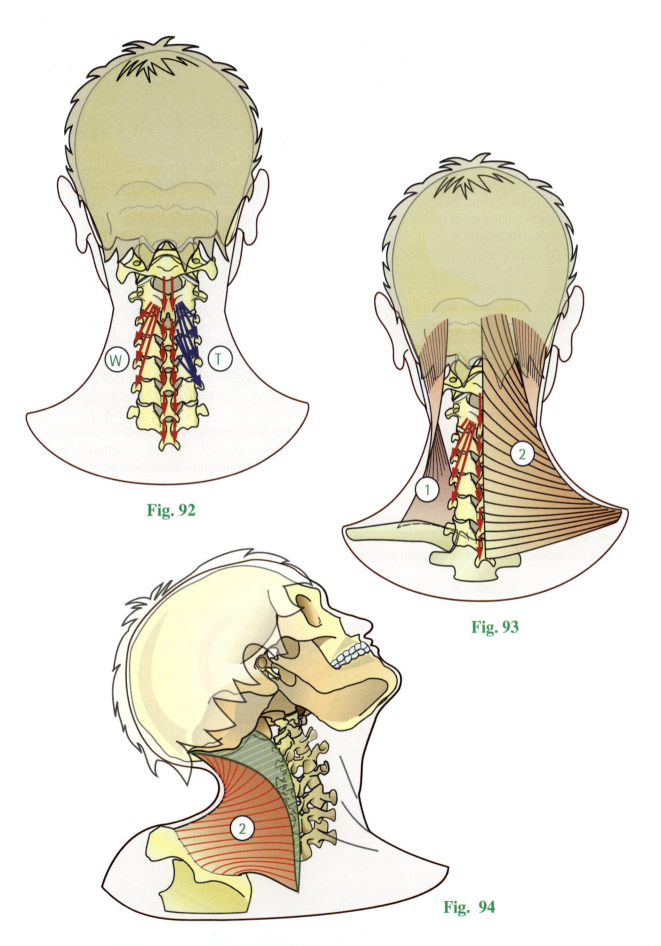

Fig. 92

Fig. 93

Fig. 94

Músculos da nuca: segundo plano

Este plano, aplicado diretamente ao plano profundo **(Fig. 95)**, é formado pelos músculos semi-espinal da cabeça, longuíssimo da cabeça, longuíssimo do tórax, longuíssimo do pescoço e pela parte superior do músculo iliocostal do lombo.

O **músculo semi-espinal da cabeça 7**, situado imediatamente lateral à linha mediana, forma uma faixa muscular vertical, interrompida por uma interseção tendínea que faz com que ele seja denominado, por alguns, digástrico da nuca. Ele se fixa inferiormente aos processos transversos das seis primeiras vértebras torácicas, na base dos processos transversos das quatro últimas vértebras cervicais e nos processos espinhosos da sétima vértebra cervical e da primeira vértebra torácica.

O corpo muscular espesso e arredondado recobre os músculos longuíssimos e acaba de preencher a goteira vertebral, separado do seu homólogo pelo ligamento nucal. É sobre a convexidade do músculo semi-espinal da cabeça que vêm se moldar os dois músculos esplênios **9 e 10 (Fig. 96)**. Ele termina na escama occipital lateralmente à crista occipital externa e entre as duas linhas nucais.

A **contração simétrica e bilateral** desse músculo determina **extensão** da cabeça e da coluna cervical com **hiperlordose**.

Sua **contração assimétrica ou unilateral** determina **extensão** da cabeça associada a **discreta inclinação** para o lado da contração.

O **músculo longuíssimo da cabeça 8**, situado lateralmente ao precedente, longo e fino, dirige-se superior e ligeiramente lateral, estando fixado inferiormente na base dos processos transversos das quatro últimas vértebras cervicais e da primeira vértebra torácica, superiormente no vértice e margem posterior do processo mastóide. Seu ventre muscular é retorcido, pois suas fibras internas mais inferiores terminam superiormente no processo mastóide e as mais elevadas, com origem cervical, estão mais externas no processo mastóide.

Sua **contração bilateral e simétrica** promove **extensão** da cabeça. Quando essa extensão é limitada pela ação dos músculos antagonistas anteriores, o músculo longuíssimo da cabeça estabiliza lateralmente a cabeça.

Sua **contração unilateral ou assimétrica** determina **extensão** associada a **inclinação** para o mesmo lado, mais remarcada do que a do músculo semi-espinal da cabeça, promovendo, ainda, **rotação** homolateral.

O **músculo longuíssimo do pescoço 11**, longo e fino, situado lateralmente ao músculo longuíssimo da cabeça, se insere superiormente no vértice dos cinco últimos processos transversos cervicais e inferiormente no vértice dos processos transversos das cinco primeiras vértebras torácicas. As fibras mais mediais são mais curtas entre C7 e T5. As externas são mais longas e unem C3 a T5.

A **contração simétrica** dos dois músculos longuíssimos produz **extensão** da coluna cervical inferior. Quando essa extensão sofre contracarga dos músculos antagonistas, os músculos longuíssimos agem como um *cabo de contenção*.

A **contração unilateral ou assimétrica** de um músculo longuíssimo determina **extensão** e **inclinação homolateral.**

O **músculo longuíssimo do tórax** participa dos músculos da nuca pelas suas inserções mais elevadas nos últimos processos transversos cervicais. Aliás, ele é um pouco confundido com a parte cervical do iliocostal do lombo **11'** que, se originando na margem superior das seis primeiras costelas, vem terminar juntamente com o músculo longuíssimo do pescoço nos tubérculos posteriores dos cinco últimos processos transversos cervicais. Suas ações são bastante semelhantes às do músculo longuíssimo do pescoço; além disso, o músculo iliocostal do lombo age como um *cabo de contenção* da coluna cervical inferior e como **elevador das seis primeiras costelas** (ver Capítulo 4).

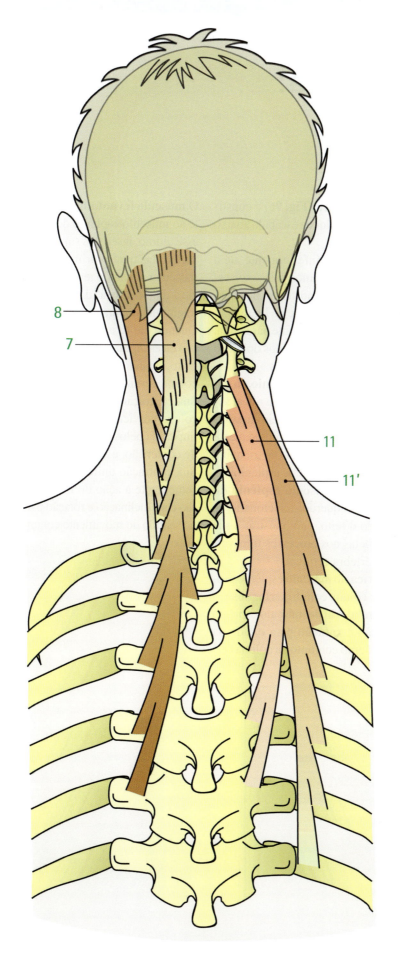

Fig. 95

Músculos da nuca: terceiro plano

O **terceiro plano dos músculos da nuca (Fig. 96)** é constituído pelos músculos esplênio e levantador da escápula abaixo do músculo trapézio.

O **músculo esplênio 9 e 10** se estende inferiormente até a região torácica. Ele se insere nos seis últimos processos espinhosos cervicais, no ligamento cervical posterior, nos quatro primeiros processos espinhosos torácicos e no ligamento interespinal. Suas fibras dirigem-se obliquamente para cima, lateral e anteriormente, enrolando-se nos músculos do plano profundo e terminando em **duas partes distintas**:

- uma **parte cefálica** formando o **músculo esplênio da cabeça 9**, que se insere na metade lateral da linha nucal superior occipital, abaixo do músculo esternocleidomastóideo, e no processo mastóide. Ele recobre incompletamente os dois músculos longuíssimos, que aparecem no triângulo formado pela margem medial dos músculos esplênios;
- uma **parte cervical** formando o **músculo esplênio do pescoço 10**, ilustrado no lado esquerdo, relacionado ao esplênio da cabeça, e do lado direito, para mostrar a sua torção, bem como suas lingüetas nos processos transverso do atlas, áxis e terceira vértebra cervical.

A **contração bilateral e simétrica** do músculo esplênio promove **extensão** da cabeça e da coluna com **hiperlordose**.

A **contração assimétrica ou unilateral** do músculo esplênio determina **extensão**, **inclinação** e **rotação** para o lado da contração, no sentido do movimento conjunto da coluna cervical inferior.

O **músculo levantador da escápula 12**, situado lateralmente ao músculo esplênio do pescoço, possui, juntamente com esse último, inserções superiores comuns nos processos transversos das quatro primeiras vértebras cervicais. Seu ventre muscular achatado tem a mesma orientação do esplênio, mas ele logo se afasta, dirigindo-se obliquamente para baixo e ligeiramente para o lado, indo se fixar na escápula.

Quando ele se apóia na coluna cervical, determina a elevação da escápula, origem do seu nome (ver Volume 1). Entretanto, quando a escápula está fixada, ele se torna motor da coluna cervical.

Sua contração bilateral e simétrica determina a extensão da coluna cervical com hiperlordose. Quando essa extensão é impedida pelos músculos antagonistas, ele se torna um cabo de contenção, estabilizando lateralmente a coluna cervical.

Sua contração unilateral ou assimétrica promove, de forma semelhante à ação do músculo esplênio do pescoço, extensão com inclinação e rotação para o lado da contração, ou seja, no sentido do movimento conjunto da coluna cervical inferior.

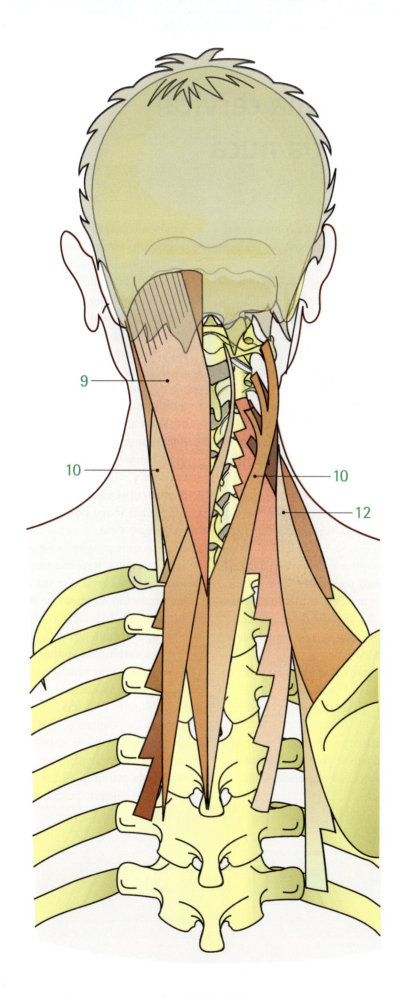

Fig. 96

Extensão da coluna cervical pelos músculos da nuca

Os músculos da nuca são todos **extensores da coluna cervical** e da cabeça, mas, dependendo da sua disposição, podem-se distinguir **três grupos**.

Um **primeiro grupo (Fig. 97)** compreende todos os músculos que se inserem na coluna cervical, no nível dos processos transversos, e se dirigem obliquamente para baixo e posteriormente na região dorsal. São:

- o músculo **esplênio do pescoço 1**;
- o músculo **longuíssimo do pescoço** e a **porção cervical do músculo iliocostal do lombo 2**;
- o músculo **levantador da escápula 3**.

Esses músculos são extensores da coluna e promovem hiperlordose. Sua contração unilateral promove também inclinação e rotação para o lado da contração; são os músculos motores do movimento conjunto da coluna cervical inferior.

Um **segundo grupo (Fig. 98)** reúne os músculos de orientação oblíqua inferior e anterior:

- os músculos **transverso-espinais 4**, próprios da coluna cervical inferior;
- os músculos que ligam o occipital à coluna cervical inferior. O músculo **semi-espinal da cabeça 6**, o músculo **longuíssimo da cabeça 7**, o músculo **esplênio da cabeça**, não ilustrado na figura, fazem parte desse grupo;
- finalmente, os músculos suboccipitais, não representados na figura (ver anteriormente).

Todos esses músculos são extensores da coluna cervical, promovendo **hiperlordose,** e também **extensores** da cabeça sobre a coluna cervical, por causa das suas inserções diretas no occipital.

Finalmente, existe um **terceiro grupo** de músculos atravessando a coluna cervical, à qual não se prendem. Eles alcançam diretamente o occipital e o processo mastóide no cíngulo dos membros superiores. São eles:

- o músculo **trapézio (8, Figura 79 e 9, Figura 93)**;
- o músculo **esternocleidomastóideo (Fig. 99)**, sistema diagonal que cruza a direção da coluna cervical e cuja contração bilateral e simétrica tem três conseqüências, que são **extensão** da cabeça sobre a coluna cervical **10**, **flexão** da coluna cervical sobre a coluna torácica **9** e **extensão** da coluna cervical sobre si própria com **hiperlordose 11**.

A estática da coluna cervical no plano sagital **(Fig. 100)** depende de um **equilíbrio dinâmico permanente** entre:

- a **ação extensora dos músculos da nuca**, músculos esplênio **S**, longuíssimo do pescoço, iliocostal do lombo, longuíssimo do tórax **Ld** e trapézio **T**. Esses músculos formam cordas parciais ou totais na concavidade da lordose cervical;
- os **músculos anteriores e ântero-laterais**;
- o músculo longo do pescoço **Lc**, flexor e retificador da lordose cervical;
- os músculos escalenos **Sc**, flexores da coluna cervical sobre a coluna torácica, mas com tendência a promover hiperlordose cervical se sua ação não é contrabalanceada pelo músculo longuíssimo do pescoço e pelos músculos supra e infra-hióideos (ver Fig. 78, anteriormente).

A contração simultânea de todos esses grupos musculares promove a **estabilização da coluna cervical** em uma posição mediana. Esses músculos se comportam, dessa forma, como *cabos de contenção* situados no plano sagital e nos planos oblíquos. Eles têm um papel essencial no **equilíbrio da cabeça** e na contenção de cargas na cabeça, que, em certas populações, é um meio habitual de transporte de cargas, deixando as mãos livres. Esse costume certamente provoca o reforço da estrutura da coluna cervical e da potência de todos os músculos do pescoço.

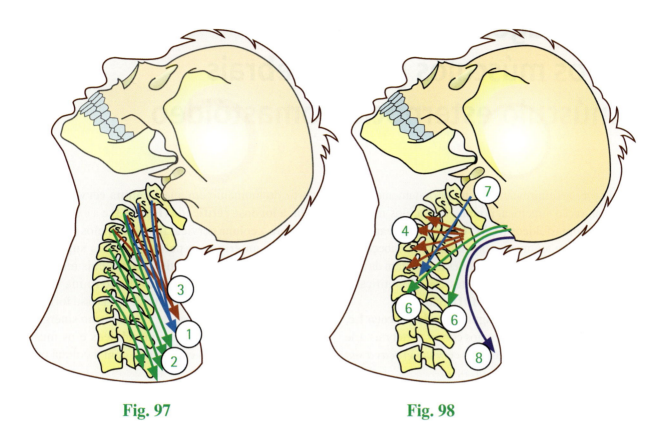

Fig. 97   Fig. 98

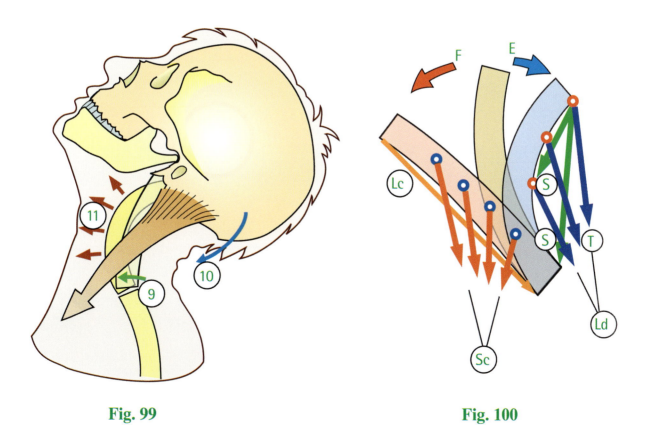

Fig. 99   Fig. 100

263

Ação antagônico-sinérgica entre os músculos pré-vertebrais e o músculo esternocleidomastóideo

A Figura 99 (ver anteriormente) ilustra perfeitamente o resultado da contração simétrica, porém isolada, dos músculos esternocleidomastóideos **SCM**: eles não são capazes, agindo isoladamente, de manter o equilíbrio da cabeça e a estática da coluna cervical. Para isso, eles necessitam da ajuda de músculos sinergistas-antagonistas que vão retificar a lordose cervical previamente **(Fig. 101)**. São eles:

- essencialmente o **músculo longuíssimo do pescoço Lc**, situado imediatamente anterior aos corpos vertebrais. Ele retifica o arco formado pela lordose cervical *graças a sua posição na convexidade desse arco*;
- os músculos flexores da cabeça sobre a coluna cervical **(Fig. 102)**, situados no andar suboccipital, os **músculos longuíssimo da cabeça, reto anterior da cabeça e reto lateral da cabeça**;
- e também os **músculos supra e infra-hióideos**, agindo a distância, com um braço de alavanca anterior à coluna cervical, desde que a mandíbula seja bloqueada de encontro às maxilas pela ação dos músculos da mastigação.

A partir do momento em que **a coluna cervical é estabilizada, a lordose retificada (Fig. 103)** e a extensão da cabeça sobre a coluna cervical impedida pelos músculos suboccipitais anteriores e pelos músculos supra e infra-hióideos, a **contração simultânea** dos dois músculos esternocleidomastóideos **(Fig. 104)** determina **flexão** da coluna cervical sobre a coluna torácica. Dessa forma, existem bem definidas relações de antagonismo sinérgico entre os músculos esternocleidomastóideos e os músculos pré-vertebrais situados em contato com a coluna ou mais distantes anteriormente.

Durante a utilização da cabeça como suporte para carga, todos esses músculos se contraem simultaneamente, em estado de equilíbrio dinâmico permanente, que transforma o conjunto cabeça e pescoço em um bloco rígido, porém flexível, no alto da coluna vertebral. É o triunfo da bipedalidade...!

Esse exercício é altamente recomendado às mulheres que desejam ter uma postura de rainha.

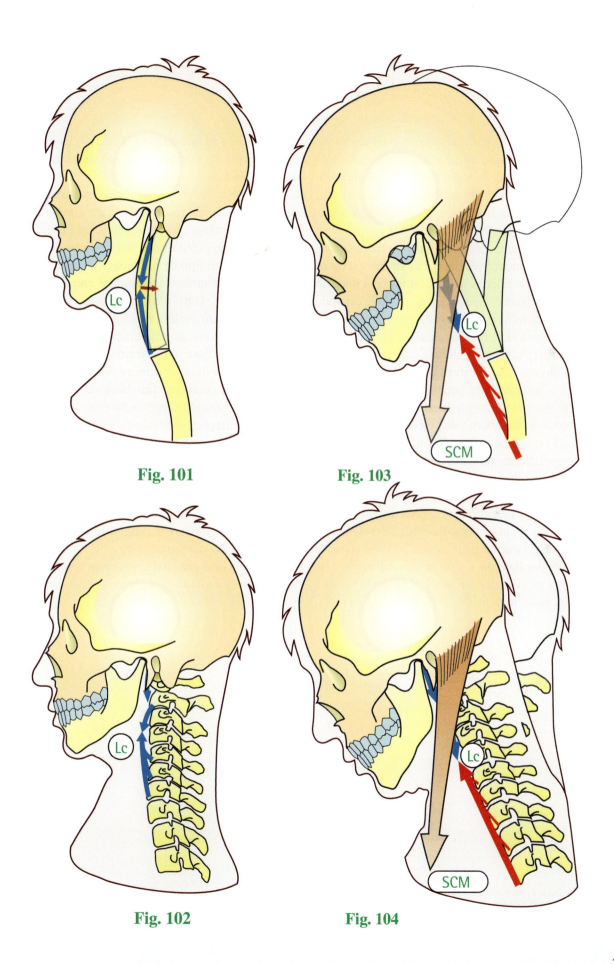

Fig. 101

Fig. 103

Fig. 102

Fig. 104

Amplitudes globais da coluna cervical

Como é possível medir, na prática, as amplitudes da coluna cervical? Para a flexão-extensão e a inclinação, uma medida precisa pode se apoiar nas radiografias com incidências de perfil e anteriores, porém, medir as rotações é bem mais difícil: é necessário recorrer às tomografias computadorizadas e à IRM (imagem por ressonância magnética).

Entretanto, é possível também utilizar reparos clínicos externos, para servirem como referências para a **flexão-extensão (Fig. 105)**: o plano de referência é o mastigatório que, em posição neutra, é horizontal. É possível representá-lo cerrando entre os dentes uma folha de papel-cartão, que representará esse plano. A extensão **E** será o ângulo aberto superiormente, formado entre o plano mastigatório e o horizontal. A flexão **F** será o ângulo aberto inferiormente entre o plano mastigatório e o horizontal. As amplitudes foram definidas anteriormente, mas são muito variáveis entre os indivíduos. A medida da **rotação da cabeça e do pescoço (Fig. 106)** pode ser efetuada com o indivíduo sentado em uma cadeira, imobilizando-se especificamente seu cíngulo superior. Consideramos, então, como referência, a linha do ombro, e a rotação é medida pelo ângulo **R** formado entre essa linha de referência e o plano frontal, passando pelas orelhas, ou pelo ângulo **R'** formado entre o plano mediano da cabeça e o plano mediano do corpo. Uma medida mais precisa pode ser efetuada no indivíduo em decúbito dorsal, sobre uma superfície dura e horizontal, por meio de um **goniômetro de fluido**[1] fixado à fronte em um plano transversal.

Para a medida da **inclinação I (Fig. 107)**, consideraremos o ângulo formado por duas linhas: a linha das clavículas e a linha dos olhos.

Uma medida mais precisa da flexão-extensão e da inclinação pode ser efetuada utilizando-se um **goniômetro de fluido** fixado ao crânio no plano sagital, para estudar a flexão-extensão, ou no plano frontal, para estudar a inclinação.

Existe um outro tipo de movimento, muito pouco executado em nosso meio, mas comum entre as **dançarinas balinesas (Fig. 108)**: o movimento de translação lateral da cabeça **T**, sem qualquer inclinação. Algumas mulheres podem tentar executar o movimento a título de talento pessoal. Atenção! Esse movimento só é considerado correto *se a linha dos olhos permanece paralela a si própria...* É necessário ter compreendido bem o que foi explicado no início deste capítulo sobre os movimentos compensatórios das articulações suboccipitais. O segredo consiste em efetuar contracontracompensações. Assim, partindo da posição unívoca da coluna cervical inferior de inclinação para a direita, rotação-extensão, é necessário efetuar, no complexo suboccipital, uma contra-rotação esquerda, flexão (leve) e, sobretudo, contra-inclinação para a esquerda, para reposicionar o meridiano do nariz à verticalidade. Está aberto o concurso...

N.A.: É bem fácil executar esse movimento, da balinesa, no modelo mecânico da coluna cervical a ser construído.

---

[1] O goniômetro de fluido é pouco utilizado em fisiologia articular, entretanto, ele indica o ângulo em relação à vertical, o que pode ser bastante útil. O goniômetro de fluido está presente no painel de bordo dos aviões (de turismo etc.): ele indica a inclinação lateral do avião.

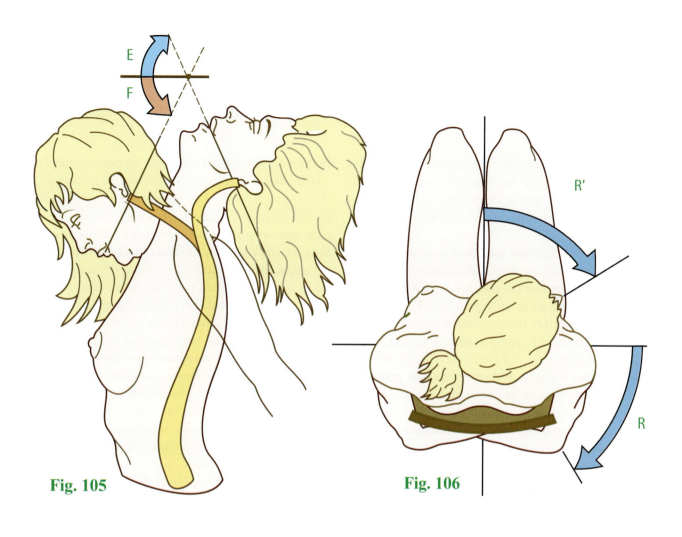

Fig. 105

Fig. 106

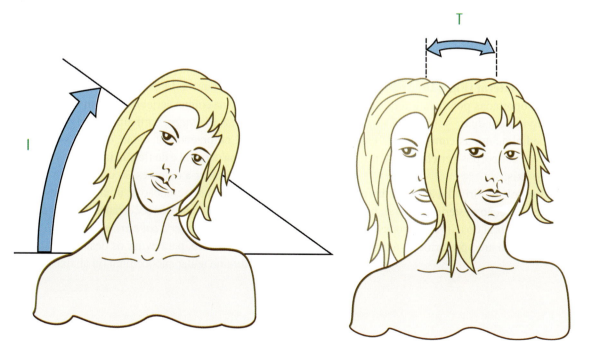

Fig. 107

Fig. 108

Relações entre o eixo nervoso e a coluna cervical

O sistema nervoso central está contido no interior da caixa craniana e do canal cervical. Na coluna cervical, o canal vertebral protege o bulbo, que sai do crânio pelo forame magno, e a medula espinal, que possui as raízes dos plexos cervical e braquial.

O bulbo e a medula cervical estabelecem, então, relações bastante estreitas com elementos bastante móveis da coluna cervical, sobretudo na altura da coluna suboccipital, em uma **zona de transição mecânica** muito particular (**Fig. 109, vista oblíqua anterior direita**). Efetivamente, desde sua saída pelo forame magno, o bulbo **S**, prolongado pela medula espinal **M**, situa-se um pouco posteriormente, entre os dois côndilos occipitais **C**. Eles formam, nesse nível, os **dois pontos de apoio do crânio** sobre a coluna cervical. Entretanto, o atlas e o áxis, entre os côndilos occipitais e a terceira vértebra cervical, vão repartir em três colunas o peso da cabeça, primeiramente suportado pelas duas colunas dos côndilos **C e C'**. Essas três colunas, que prosseguem por toda a coluna vertebral, são:
- a **coluna principal** dos corpos vertebrais **1**, situada anteriormente à medula espinal;
- as **duas colunas laterais** dos processos articulares **2 e 3**, situadas dos dois lados da medula espinal.

A divisão das linhas de força se efetua no áxis, que representa, dessa forma, um verdadeiro **divisor de tensões** entre o crânio e o atlas, por um lado, e o resto da coluna cervical, por outro. Em uma **vista lateral** (**Fig. 110**) é possível constatar que as pressões suportadas por cada um dos côndilos occipitais **C** vão se dividir em duas:
- para a frente e medialmente, as **compressões estáticas** principais se dirigem aos corpos vertebrais **CV** por intermédio do corpo do áxis;
- as **compressões dinâmicas**, dirigidas à coluna dos processos articulares **A**, em direção posterior e lateral, por intermédio do pedículo vertebral do áxis e do processo articular inferior, situado sob o arco posterior do áxis.

Essa região suboccipital representa, ao mesmo tempo, o **pivô**, *o ponto mais móvel* da coluna cervical e o local *mais solicitado mecanicamente*. Isso evidencia a importância dos elementos de união ligamentar e dos fatores ósseos da estabilidade, entre os quais o mais importante é o **dente do áxis**. Uma fratura da base do dente do áxis torna completamente instável a ligação entre o atlas e o áxis que, dessa forma, pode se deslocar posteriormente, ou, muito mais grave, *anteriormente*, causando uma verdadeira luxação anterior do atlas sobre o áxis, com compressão do bulbo e morte imediata.

Outro elemento muito importante na estabilidade do atlas sobre o áxis é o **ligamento transverso do atlas**, cuja ruptura permite a luxação anterior do atlas sobre o áxis, sem deslocamento do dente do áxis, comprimindo e lesando gravemente o bulbo (ver Figs. 84, 85 e 86, anteriormente). Nesse caso, também é inevitável a morte súbita. Entretanto, as rupturas do ligamento transverso do atlas são mais raras do que as fraturas do dente do áxis.

No andar cervical inferior, o ponto mais solicitado se situa entre C5 e C6. É neste nível que se observa mais freqüentemente luxação anterior de C5 e C6, com **choque entre os processos articulares** inferiores de C5 e os superiores de C6 (**Fig. 111**). Nessa posição, a medula se encontra comprimida entre o arco vertebral de C5 e o ângulo póstero-superior do corpo de C6. De acordo com o nível, a compressão medular provoca paraplegia ou tetraplegia que pode ser rapidamente fatal.

Não é preciso dizer que todas essas lesões, que criam uma grande instabilidade na coluna vertebral, podem ser *agravadas por manipulações desajeitadas*, particularmente no *transporte de acidentados*. Compreende-se, então, que todo movimento de flexão da coluna cervical e de flexão da cabeça sobre a coluna cervical pode agravar a compressão do bulbo ou da medula. Sendo assim, durante a remoção de uma vítima de acidente de trânsito, por exemplo, um dos socorristas deve ter como única e primordial função *manter a cabeça no eixo da coluna* e portá-la em *ligeira extensão*, para evitar os deslocamentos de uma eventual fratura no andar suboccipital ou abaixo dele.

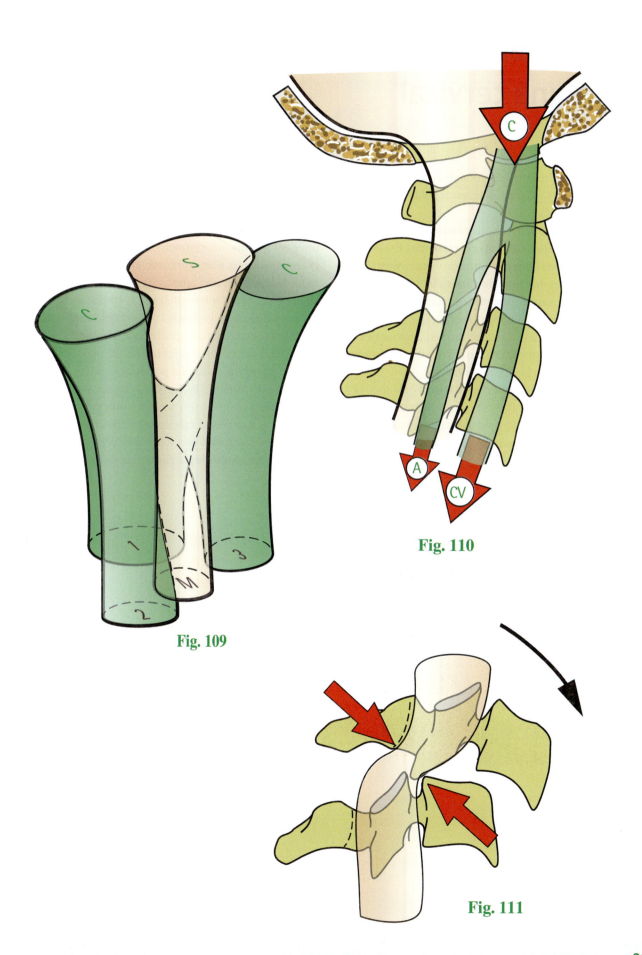

Fig. 109

Fig. 110

Fig. 111

Relações entre os nervos espinais e a coluna cervical

Após estudarmos as relações da coluna cervical com o bulbo e a medula espinal, vamos nos interessar pelas suas relações com as raízes nervosas.

A cada nível da coluna cervical, as **raízes dos nervos cervicais** passam pelos **forames intervertebrais**. Essas raízes podem ter importância em determinados **processos patológicos (Fig. 112)**: as **hérnias de disco** são raras na coluna cervical, pois suas saídas póstero-laterais **(seta 1)** são dificultadas pela presença do unco do corpo, de tal forma que, quando existem, são mais comumente medianas **(seta 2)**, ao contrário da coluna lombar. Nesse caso, elas causam mais freqüentemente **compressões medulares**.

Não podemos esquecer da **artéria vertebral** passando pelos processos transversos, através dos forames transversários.

Entretanto, o processo de compressão mais comum na coluna cervical é causado pela **artrose** das articulações uncovertebrais **(seta 3)**.

Uma **vista lateral da coluna cervical (Fig. 113)** mostra as relações estreitas entre as raízes cervicais saindo pelos forames intervertebrais e as **articulações dos processos articulares (zigapofisárias)** posteriormente, com as **articulações uncovertebrais** anteriormente **(parte superior da figura)**. Quando se inicia a artrose cervical, **(parte inferior da figura)**, observam-se não apenas os bicos osteofíticos na parte anterior das faces intervertebrais **1**, como também, sobretudo nas incidências oblíquas, vegetações osteofíticas partindo das articulações uncovertebrais **2**, formando saliências no espaço do forame intervertebral. Da mesma forma, os osteófitos se projetam da região posterior, a partir da articulação dos processos articulares **3**, e, desse modo, a raiz cervical pode ser comprimida entre os osteófitos anteriores originados na articulação uncovertebral e os osteófitos posteriores originados na articulação dos processos articulares. Assim podemos explicar a **sintomatologia radicular das artroses cervicais**.

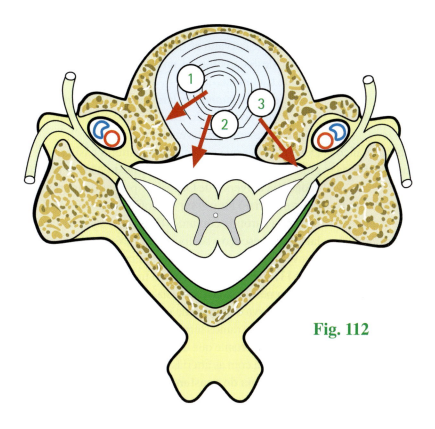

Fig. 112

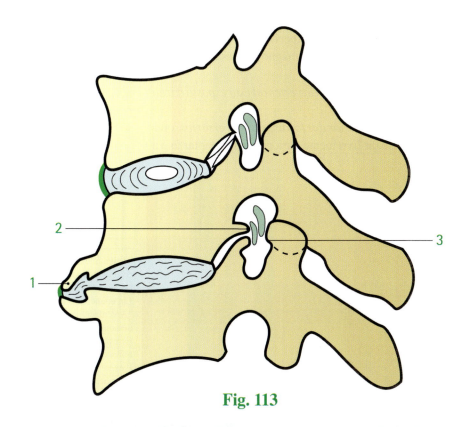

Fig. 113

Artéria vertebral e vasos do pescoço

Tendo em vista as suas relações com a coluna cervical, nos parece importante precisar *as relações estreitas da artéria vertebral com a coluna*, e, em geral, suas relações com os vasos do pescoço, que *irrigam o encéfalo* e a face.

Os **vasos da cabeça e do pescoço** têm origem **(Fig. 114, vista lateral)** no arco da aorta:
- do **lado direito**, diretamente pelo tronco braquiocefálico **1**, que se divide em artérias subclávia direita **2** e carótida comum direita **3**;
- do **lado esquerdo**, separadamente, pela artéria carótida comum esquerda, seguida da artéria subclávia esquerda.

É da artéria subclávia que se destaca a artéria vertebral **4'**, que se orienta, na fossa supraclavicular, em direção ao forame transversário da sexta vértebra cervical. Ela percorre, em seguida, em sentido superior **4**, o canal formado pela **sucessão de forames dos processos transversos cervicais**, até o atlas **(Fig. 115, vista oblíqua posterior direita)**. Chegando **no nível do atlas (Fig. 116)**, abaixo de seu processo transverso, ela muda completamente de direção e descreve um arco, que contorna por trás a massa lateral do atlas, onde forma um sulco profundo. Ela penetra no canal vertebral, em contato com a face lateral do tronco encefálico, inclusive o bulbo, e, dirigindo-se superior, anterior e medialmente, une-se com a sua simétrica e forma a **artéria basilar**, vaso importante que, passando pela superfície anterior do tronco encefálico, penetra pelo forame magno na fossa posterior do crânio.

Ao longo desse trajeto, a *artéria vertebral está exposta a traumatismos*:
- inicialmente *no interior dos forames transversários*, onde ela deve deslizar livremente para poder se adaptar às variações de curvatura e de direção da coluna cervical. Qualquer deslocamento de uma vértebra em relação à outra pode traumatizá-la;
- em seguida, *quando se une com sua homóloga*, ela passa próximo ao dente do áxis, do qual está separada apenas pelo ligamento transverso do atlas.

Deve-se notar que a formação da artéria basilar, que em seguida se divide em duas, é uma ilustração do princípio da economia universal de Ockham,[2] pois as duas artérias vertebrais poderiam atravessar separadamente o forame magno. A artéria carótida comum **3 (Fig. 114)** sobe na face ânterolateral do pescoço e se divide em carótida externa **9** que, por sua vez, se divide em artérias temporal superficial **10** e maxilar **11**, ambas duas artérias da face. A carótida interna **7** vai penetrar pela base do crânio na cavidade craniana, descrevendo uma curva denominada **sifão carótico 10**, antes de se dividir nos seus ramos terminais irrigando o encéfalo.

O ponto importante que deve ser retido é que a artéria basilar se comunica com as artérias carótidas internas por intermédio de um **sistema de anastomoses**, o círculo arterial do cérebro (de Willis). Dessa forma, as artérias vertebrais asseguram não apenas **o aporte arterial da fossa posterior** do crânio, irrigando o cerebelo e o tronco encefálico, como também participam da **vascularização do prosencéfalo**, assegurando seu suprimento em caso de insuficiência do aporte carótico.

Uma vez esclarecida a função essencial das artérias vertebrais, compreende-se a importância dos seus cuidados em todas as ações sobre a coluna cervical. Já foram vistas *lesões da artéria vertebral durante manipulações um pouco mais vigorosas da coluna cervical...*

---

[2]Guillaume d'Ockham: monge franciscano, teólogo escolástico, filósofo e lógico inglês denominado "o doutor invencível". Nascido em Ockham, Surrey, em torno de 1290, excomungado em 1330 e morto de peste em Munique em 1349. Ele enunciou o princípio da parcimônia, ou *princípio da economia universal:* "A verdade de uma teoria deve se basear no mínimo de pressupostos, razões e demonstrações."
Esse princípio é conhecido também pela expressão "le rasoir d'Ockham", que elimina todos os pressupostos inúteis das demonstrações em uma construção lógica.
É exatamente nessa linha que se situa o pensamento de Copérnico que, achando a explicação do movimento retrógrado dos planetas pelo sistema de Ptolomeu muito complicada, resolveu o problema com o sistema heliocêntrico. Ele foi, como Einstein, sensível à beleza da demonstração...

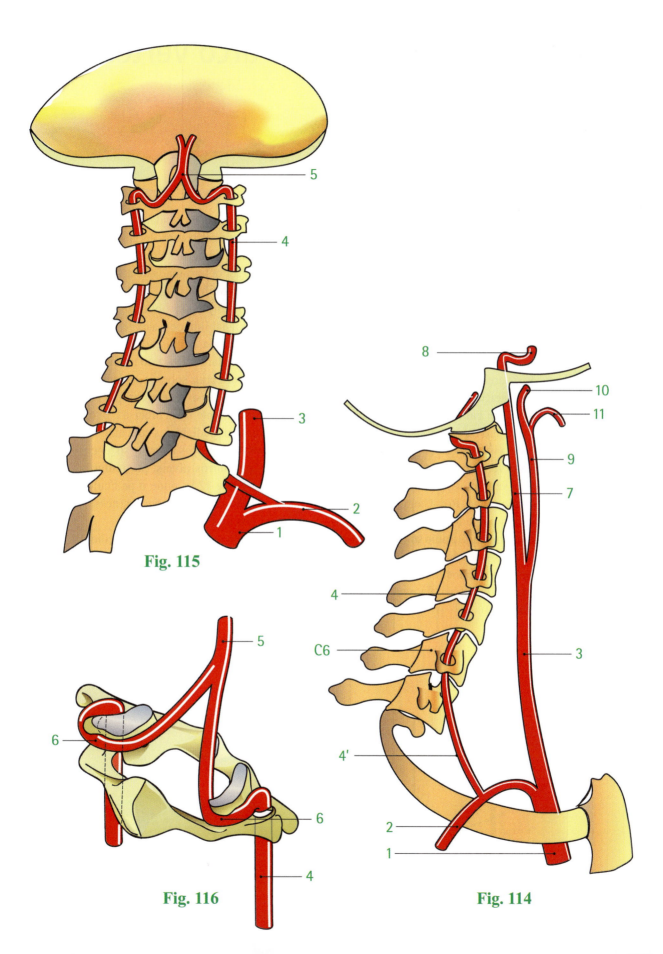

Fig. 115

Fig. 116

Fig. 114

Importância do pedículo do arco vertebral: sua função na fisiologia e na patologia da coluna

Em todos os níveis da coluna, o **pedículo do arco vertebral** possui uma função essencial, assegurando a **solidariedade entre a coluna dos corpos vertebrais**, que suporta as compressões estáticas, e o **arco vertebral**, que tem um papel dinâmico, pois é sede das inserções musculares, e também um papel na proteção do eixo nervoso.

O pedículo do arco vertebral é uma **estrutura tubular**, constituída de uma cortical sólida envolvendo uma cavidade medular cheia de osso esponjoso. Esse cilindro é relativamente curto e sua orientação é variável, dependendo do nível da coluna, embora apresente características constantes.

Ele é perfeitamente visível em **radiografias com incidência oblíqua (Fig. 117)**: é o olho do cachorrinho **(cruz)**. Um exame atento permite a sua visualização em **todos os níveis da coluna (Fig. 118)**: cada vértebra "possui dois olhos" e é necessário saber "olhar as vértebras nos olhos", daí a idéia extremamente engenhosa que teve Roy-Camille (1970) de inserir um parafuso no eixo do pedículo, para fixar o arco vertebral ao corpo ou para formar um **apoio sólido** sobre uma ou mais vértebras **(Fig. 119)**. Antes da intervenção, pode-se visualizar pelas radiografias, uma eventual divergência pedicular e inserir o parafuso cirúrgico, na maioria das vezes, no **plano sagital (Fig. 120)**.

Essa técnica não é recomendada aos iniciantes em cirurgia da coluna: é necessário considerar reparos precisos para escolher o ponto de entrada. Em seguida, a direção no plano vertical deve ser determinada de acordo com o nível da coluna. **No nível lombar (Fig. 121),** a orientação é horizontal e às vezes ligeiramente oblíqua medialmente **(Fig. 122)**. Até agora era a habilidade e a experiência do cirurgião que garantiam uma boa condução, pois é necessário ter em mente a proximidade da raiz do nervo espinal saindo pelos forames intervertebrais sobre- e subjacentes **(Fig. 122)**. Atualmente, graças à **assistência computadorizada**, a visualização é nitidamente mais precisa e permite inserir os parafusos cirúrgicos pediculares com mais segurança. Pode ser que seja possível, graças a essa assistência computadorizada, inserir em outros níveis, particularmente no cervical **(Figs. 123, 124 e 125)**, onde o pedículo é mais fino e as orientações são diferentes, porém, nesse momento isso só é possível nos níveis C2 e C7.

A introdução do parafuso cirúrgico pedicular representa um **progresso muito importante na cirurgia da coluna**, para fixar fraturas, colocar placas para fixar uma ou mais vértebras por qualquer razão que seja. Essa **idéia inovadora** decorre de um **conhecimento perfeito da anatomia**.

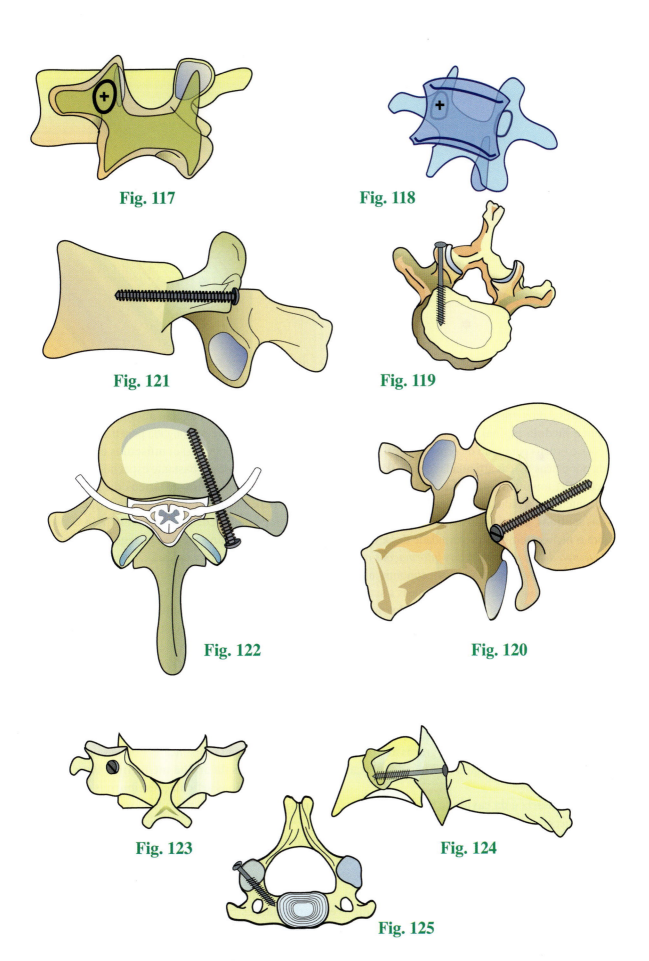

Fig. 117

Fig. 118

Fig. 121

Fig. 119

Fig. 122

Fig. 120

Fig. 123

Fig. 124

Fig. 125

Capítulo 6

A CABEÇA

A cabeça coroa a **coluna vertebral** e contém o bem mais precioso de nossa personalidade, o encéfalo, **nosso computador central**, protegido em uma caixa óssea sólida, a **caixa craniana**. Ela está diretamente conectada à coluna vertebral, que contém a **medula espinal**, conjunto de transmissão de informações e ordens para todo o corpo. Essa caixa ovalada é formada por placas ósseas articuladas entre si por meio de **suturas completamente desprovidas de mobilidade**.

A cabeça contém, integrados no **maciço facial**, os principais **órgãos dos sentidos**, para a visão e a audição, que nos informam sobre o meio externo. A proximidade desses sensores *encurta o tempo de transferência das informações ao encéfalo*; é uma ilustração do princípio da economia universal evidenciado por Guillaume d'Ockham. Graças a sua mobilidade, a **coluna cervical** permite a **orientação dos orgãos dos sentidos**, aumentando sua eficácia.

A cabeça contém **duas portas de entrada**, para os alimentos e para o ar:

- a **boca** é muito a propósito situada *abaixo do nariz*, que dessa forma pode controlar o **odor dos alimentos** antes da sua ingestão. Além disso, um segundo controle, efetuado pela **gustação**, precisa a *natureza química* do alimento, podendo, intuitivamente ou graças à experiência adquirida pela espécie, refutar a ingestão de substâncias nocivas ou tóxicas;
- as **funções do nariz e da cavidade nasal** são *controlar, filtrar e aquecer o ar* inspirado. A via aérea *cruza a via digestiva* na faringe próximo à laringe. Esta última, por meio de um mecanismo extremamente preciso, age como uma **válvula de proteção**, impedindo a entrada de elementos sólidos ou líquidos nas vias aéreas.

A **laringe**, cuja fisiologia discutimos anteriormente (ver p. 182), tem um papel essencial na espécie humana, modulando os sons, que serão articulados pela boca e pela língua, resultando na **fonação**. Assim, o homem dispõe de um sistema de comunicação sonoro, a **linguagem**, que lhe permite beneficiar seus semelhantes com informações e sentimentos. Essa transmissão oral é prolongada pela transmissão *escrita*.

A cabeça também possui **músculos e articulações**, porém um tipo de músculo bastante especial... Esses músculos denominados **músculos cutâneos da face**, bem estudados por Duchenne de Boulogne, não movimentam nenhum elemento esquelético. Responsáveis pela expressão facial, eles são o instrumento de um **segundo sistema de comunicação** quase *internacional*, complementando a linguagem oral. Os músculos cutâneos, que são **orbiculares**, controlam os orifícios da face: o músculo *orbicular da boca* fecha a boca, o músculo *orbicular do olho* fecha o olho. Por outro lado, existe apenas um músculo *dilatador do nariz* (parte alar do músculo nasal).

Quanto ao meato acústico externo, ele permanece aberto, recebendo ajuda da parte externa da orelha externa para recolher os sons, apesar da perda da capacidade de orientação dessa última, ao contrário, bem visível em outros animais. Existem ainda *ossos cuja função é transmitir vibrações* entre a membrana timpânica e a orelha interna, a **cadeia dos três ossículos da orelha média** (não abordados aqui).

Além disso, **duas articulações sinoviais**, as articulações **temporomandibulares**, permitem os movimentos da mandíbula, indispensáveis à alimentação e à fonação. Observemos, finalmente, a presença de *duas articulações sem osso*: as **articulações dos bulbos dos olhos em suas órbitas**, condicionando a orientação do olhar.

Nas próximas páginas (ver p. 294), nos interessaremos pelas articulações temporomandibulares e pela mobilidade dos bulbos dos olhos (ver p. 306)...

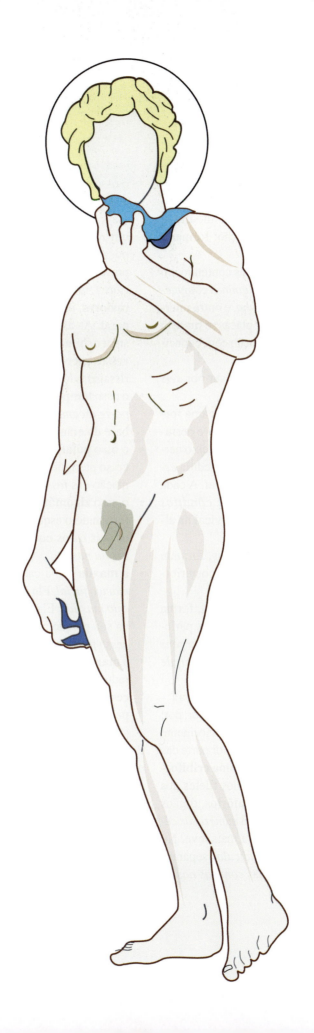

Crânio

O esqueleto do crânio (Fig. 1) é formado por *vinte e dois ossos planos*, derivados dos centros de ossificação dos doze primeiros metâmeros embrionários, mais intensamente modificados em virtude da especificidade da sua função: formar a caixa craniana e o maciço facial.

A **caixa craniana** é formada por placas ósseas contendo um *tecido esponjoso* central recoberto por *duas lâminas compactas* bastante sólidas, uma externa, *epicraniana,* e outra interna, *intracraniana*. Na base do crânio, essas placas se fundem com porções mais maciças, formando a ligação com o maciço facial e com a coluna cervical.

A **caixa craniana**, de formato *oval*, é composta por *seis placas*:

- o osso **occipital 1**, posterior, com sua larga escama formando o occipício, contínua com a parte basilar e perfurada pelo largo *forame magno*, através do qual o eixo nervoso, nesse ponto representado pelo *bulbo* e medula *espinal*, sai do crânio para ocupar o canal vertebral. A cada lado do forame magno situam-se os *dois côndilos occipitais*, que se articulam com a coluna cervical na altura do atlas;
- os ossos **parietais 2**, placas pares e simétricas, formam a parte súpero-lateral do crânio, articulados posteriormente com o osso occipital;
- o osso **frontal 3**, larga *escama* ímpar e mediana, forma a fronte e se articula posteriormente com os dois parietais. Anteriormente o osso frontal apresenta as *margens supra-orbitais*, prolongadas posteriormente pela *parede superior da órbita*.

Esses quatro ossos formam a *abóbada craniana* (calvária).

A **base do crânio** é constituída, de anterior para posterior, por:

- osso **etmóide 4**, ímpar e mediano, situado posteriormente à parte central do osso frontal, formando a maior parte das *fossas nasais*. Superiormente apresenta a **lâmina cribriforme**, cujos forames permitem a passagem dos filetes dos nervos olfatórios para os dois **bulbos olfatórios**, órgãos da olfação. O corpo do osso etmóide possui *numerosas células*, cavidades que tornam sua estrutura mais leve. No plano sagital possui uma *lâmina perpendicular* separando as *duas fossas nasais*, ocupadas pelas *conchas nasais superiores e médias*;

- o osso **esfenóide 5**, ímpar e mediano, fazendo, com o seu corpo, a ligação entre os ossos etmóide e occipital. É o osso mais complexo da base do crânio: pode-se compará-lo a um *avião bimotor*, cuja fuselagem é representada pelo corpo. A parte superior do corpo, o *assento do piloto,*[1] é representada pela **sela turca**. As **duas asas menores**, superiores, articulam-se com o osso frontal. As **duas asas maiores**, inferiores, constituem o assoalho da fossa temporal. As asas superior e inferior são separadas pela **fissura orbital superior** situada no fundo da órbita. Os **processos pterigóides** formam, a cada lado, os trens de aterrissagem do bimotor;
- o osso **temporal 6**, par, completando a cada lado com sua *parte escamosa* a caixa craniana e com a *parte petrosa* a base do crânio;
- o osso **palatino 7**, par, articulado a cada lado com o processo pterigóide do osso esfenóide. Eles completam a formação das *fossas nasais* e do *palato*;
- o osso **zigomático 8**, completando a órbita a cada lado e formando o esqueleto da região *infra-orbital*;
- os dois **ossos nasais 9**, que formam simetricamente uma *aresta nasal*;
- a **maxila 10**, a cada lado, forma quase a totalidade do *maciço facial*. Ela é praticamente oca, pois é ocupada pelo *seio maxilar*. Ela forma o *assoalho da órbita*, e apresenta na sua porção inferior o **arco alveolar** superior e o *processo palatino*, que forma quase todo o palato;
- a **mandíbula 11**, osso ímpar e mediano, em forma de ferradura, com *dois ramos ascendentes* comportando os **processos condilares**, superfícies móveis da articulação **temporomandibular**. Ela possui um **arco alveolar inferior**, que se encaixa no superior.

Para completar, é preciso ainda citar pequenos ossos como o osso **vômer**, o osso **lacrimal** e a **concha nasal inferior**, que não participam da estrutura e não são demonstrados na figura. A descrição detalhada desses ossos, assim como suas relações anatômicas, podem ser encontradas nos livros de anatomia descritiva.

---

[1] O piloto representa a glândula hipófise, a glândula mestra do sistema endócrino.

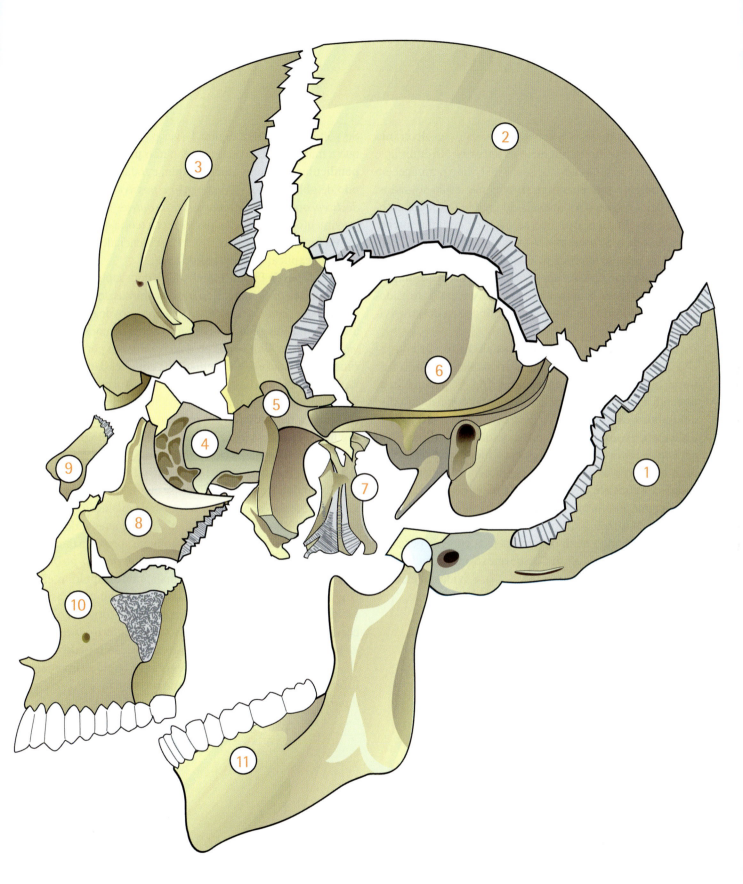

Fig. 1

Desenho inspirado em Andràs Szunyoghi

Suturas do crânio

Excetuando as maxilas e a mandíbula, os ossos do crânio são articulados entre si por meio de **suturas**. No embrião e mesmo no recém-nascido, os ossos do crânio permanecem **relativamente móveis entre si**, pois não estão soldados, como demonstra a permanência do grande fontículo anterior ou bregmático, que não se ossifica completamente antes de oito a dezoito meses. A mobilidade dos ossos do crânio no bebê se justifica pelo *aumento rápido do volume do encéfalo*, que persiste após o nascimento. Em seguida, o crescimento ósseo acompanha aquele do encéfalo até a adolescência, período em que o crânio atinge seu desenvolvimento definitivo.

As **suturas ósseas**, que articulam as placas ósseas entre si **(Fig. 2)**, possuem um *desenho extremamente sinuoso*, de forma que, quando estão **encaixadas (Fig. 3)**, qualquer movimento no **plano da placa** é impedido. A comparação com um **quebra-cabeça (Fig. 4)** mostra muito bem a solidariedade entre as suas peças **(Fig. 5)**, desde que elas permaneçam *no mesmo plano*, ou seja, sobre a mesa. Esse raciocínio foi o que levou os anatomistas clássicos a considerar essas suturas **totalmente desprovidas de movimentos**.

Esse dogma atualmente é contestado por alguns especialistas que tentam explicar patologia associada a movimentos nas suturas. Refletindo bem, os movimentos entre as peças do quebra-cabeça são possíveis, desde que sejam efetuados *fora do plano* **(Fig. 6)**. Em um corte **(Fig. 7)**, é evidente: é possível haver um deslizamento perpendicular.

Se voltarmos agora à Figura 1 (ver p. 279), constataremos que a maior parte dessas suturas é **não propriamente perpendicular ao plano, mas oblíqua**, e todas no mesmo sentido de obliqüidade...! *Nesse caso é possível que as placas deslizem obliquamente umas sobre as outras* **(Fig. 8)**, em um movimento de subadução que lembra a teoria dos movimentos **tectônicos das placas (Fig. 9)**, evidenciados por Wegener para explicar os tremores de terra...

A observação da Figura 1 também permite supor que graças à obliqüidade das suturas, as partes escamosas dos ossos temporais poderiam *deslizar lateralmente,* provocando algum afastamento entre elas. É necessário ainda demonstrar esses *movimentos tectônicos das escamas cranianas* por um experimento que consiste em efetuar uma compressão progressiva fronto-occipital (sem chegar a uma forma de tortura inquisitorial, evidentemente!) associada à realização de cortes tomográficos frontais em repouso e sob compressão. Em seguida será necessário explicar qual fisiopatologia poderá advir como conseqüência...

Um argumento de simples lógica fala a favor da existência de micromovimentos nas suturas: se eles não ocorressem, *as suturas teriam desaparecido* no curso da evolução.

O crânio dos hominídeos, particularmente aquele dos macacos superiores e, sobretudo, do homem, apresenta uma característica decorrente de *sua passagem para a postura bípede (vertical)*. Em outros animais, por exemplo, o **cão** **(Fig. 10**, a caixa craniana traçada na cor azul e o maciço facial em vermelho), a postura quadrúpede torna a coluna cervical quase horizontal, posicionando ínfero-*posteriormente* o forame magno. Entretanto, a posição **bípede (Fig. 11)** determinou, no curso da evolução, uma **migração ínfero-anterior do forame magno** no homem, *em direção à parte inferior da caixa craniana*.

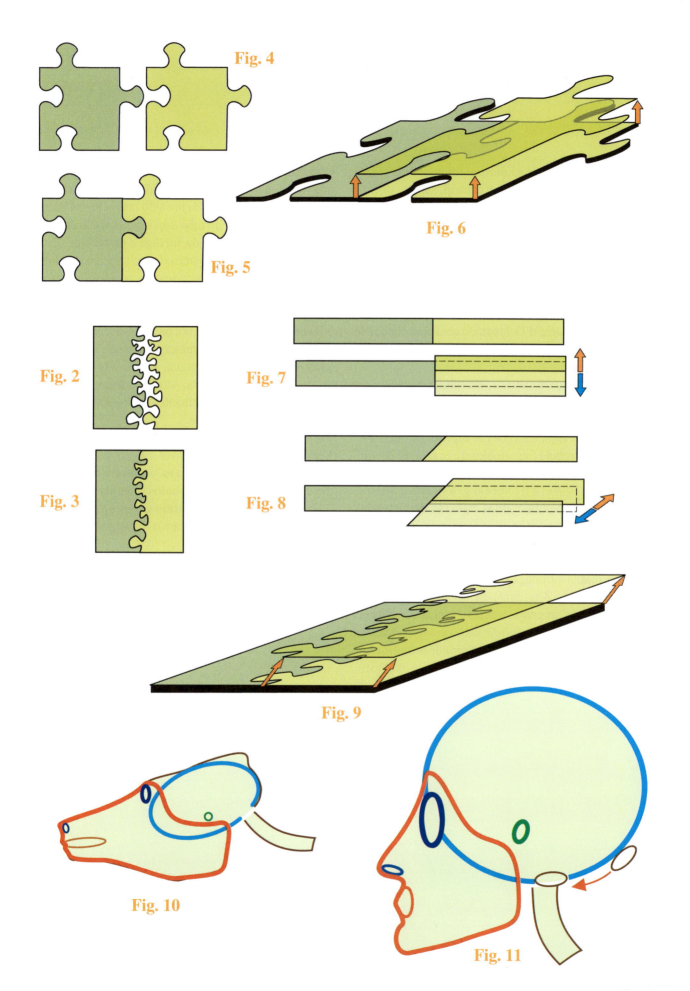

Fig. 4
Fig. 5
Fig. 6
Fig. 2
Fig. 3
Fig. 7
Fig. 8
Fig. 9
Fig. 10
Fig. 11

Crânio e maciço facial

A estrutura do crânio reúne no mesmo conjunto **(Figs. 12 e 13) o encéfalo, nosso computador central**, suporte de nossa personalidade e de nossa singularidade, contido na **caixa craniana (contorno azul)** e o **maciço facial (contorno vermelho)**, que contém os principais **órgãos dos sentidos** para a visão, a audição, a gustação e a olfação, que nos informam sobre o meio externo. A proximidade desses receptores do encéfalo, que vai interpretar as informações, *encurta o tempo de transmissão*; é uma ilustração do princípio da economia universal (Guillaume d'Ockham), o qual enuncia que se deve atingir a máxima eficácia utilizando o menor número possível de estruturas.

A mobilidade da cabeça, fornecida pela **coluna cervical**, permite a **orientação dos orgãos dos sentidos**, aumentando sua eficiência. Com o mesmo resultado ele se beneficia de sua **situação elevada**, conseqüente à posição **bípede**. No interior da caixa craniana, **o cerebelo** é um elemento essencial na coordenação e no ajuste das ordens emitidas pelo telencéfalo. O telencéfalo *emite as ordens* e o cerebelo *as torna executáveis*.

A cabeça comporta também **duas "portas de entrada" (Fig. 14)**: a boca para os alimentos e o nariz para o ar.

A boca está, muito a propósito, situada **abaixo do nariz**, que, assim, pode efetuar um *primeiro controle* pelo **odor dos alimentos** antes da sua introdução. Um *segundo controle* é feito pela **gustação**, que, determinando sua natureza química, pode, intuitivamente ou graças à experiência adquirida pela espécie, refutar a ingestão de substâncias danosas ou tóxicas. Graças à **mastigação** decorrente da **atividade mandibular**, a boca também é um **liquidificador** que fragmenta os alimentos e os mistura à saliva para torná-los mais assimiláveis.

A função do nariz é *controlar, filtrar e aquecer o ar* inspirado: sua função de filtração é indispensável. Em razão da disposição das entradas, da *posição anterior dos pulmões* e da *posição posterior do tubo digestivo*, **a via aérea cruza a via digestória na altura da faringe e da laringe**. Esta última, por meio dos mecanismos de fechamento da **glote** e da **epiglote**, extremamente precisos, faz o papel de uma **válvula de proteção**, impedindo a entrada de qualquer sólido ou líquido nas vias aéreas. A **laringe**, cuja fisiologia comentamos anteriormente, possui um papel essencial na **fonação** da espécie humana, pela modulação dos sons, em seguida articulados pela boca e pela língua. Assim, o homem dispõe de um sistema de comunicação sonoro, a **linguagem**, que permite transmitir a seus semelhantes informações, ordens, suas experiências e sentimentos.

Dessa forma, a cabeça representa um notável e maravilhoso exemplo de integração funcional. Ela possui ainda **articulações**, as **temporomandibulares**, e também **músculos** de um tipo bem particular... Os músculos da **expressão facial**, que são o instrumento de um **segundo sistema de comunicação**, quase internacional, completam a linguagem oral.

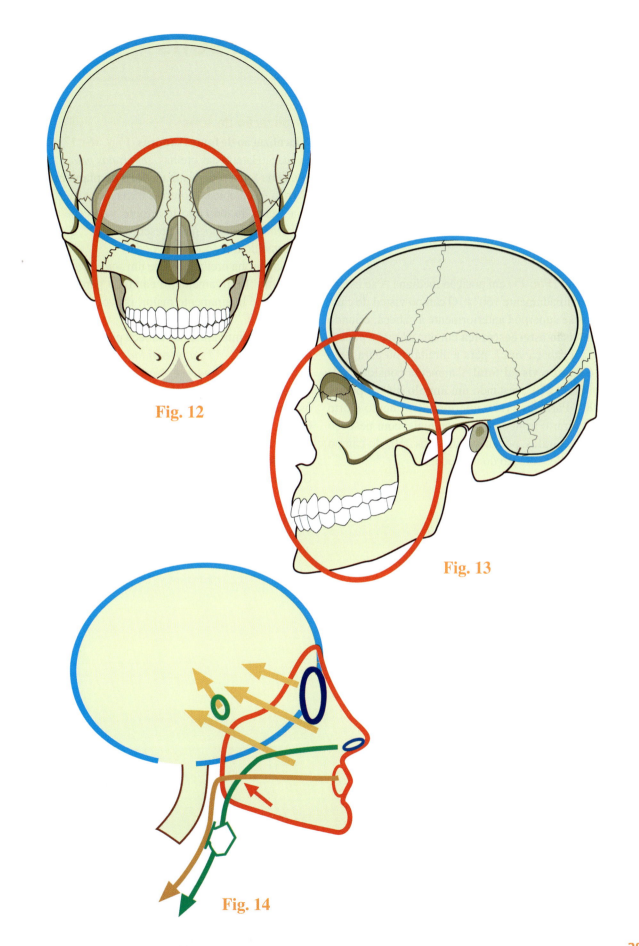

Fig. 12

Fig. 13

Fig. 14

Campo visual e localização de sons

A cabeça está situada no topo da coluna cervical, o que lhe permite uma **rotação próxima de 180°**. Isso é uma grande vantagem para a eficácia da visão e da audição. Essa rotação permite orientar a cabeça, ou seja, os órgãos dos sentidos, na direção da fonte do estímulo, *sem a necessidade de mobilizar o corpo*, o que não acontece nos animais sem pescoço, como os peixes.

Campo visual

O **campo visual** **(Fig. 15)** em posição mediana **A** se estende sobre aproximadamente 160° **a**. O campo visual de cada um dos olhos se superpõe anteriormente à cabeça, criando um **setor de visão estereoscópica** em que as mãos podem trabalhar. Se a cabeça vira **L** para a direita **d** ou para a esquerda **g**, o **campo visual total** **T** aumenta consideravelmente, atingindo **270°**, restando um **ângulo morto posterior** **P** de 90°. Para observar o interior desse ângulo morto é necessário girar o tronco. Alguns animais, com pescoço longo, como as girafas, podem observar os 360° do campo visual pela simples rotação do pescoço...

Localização de sons

A **localização de fontes sonoras** **(Figs. 16 e 17)** ocorre graças a situação lateral das orelhas, *separadas pelo volume do crânio*. Uma fonte sonora situada **fora do plano mediano** **(Fig. 16)** não é percebida da mesma forma pelas duas orelhas:
- a orelha do lado oposto à fonte **S** percebe um *som levemente diminuído,* pela presença da face, que constitui um obstáculo a ser contornado;
- essa mesma orelha percebe um *som defasado* em relação à outra. Efetivamente, o caminho percorrido pela onda sonora é ligeiramente maior, provocando uma *diferença de fase* **d**.

Virando instintivamente a cabeça para o lado onde o som é mais forte **(Fig. 17)**, *a intensidade da recepção se iguala e a defasagem desaparece*. Nesse momento, a fonte sonora **S** está situada exatamente no plano mediano da cabeça, e os olhos podem precisar a distância da fonte por **telemetria** (ver p. 310), desde que ela seja identificável.

O interessante nesse processo de localização de sons é que **ele funciona tão bem atrás da cabeça quanto na frente**... Grande vantagem para se localizar uma ameaça surpresa...!

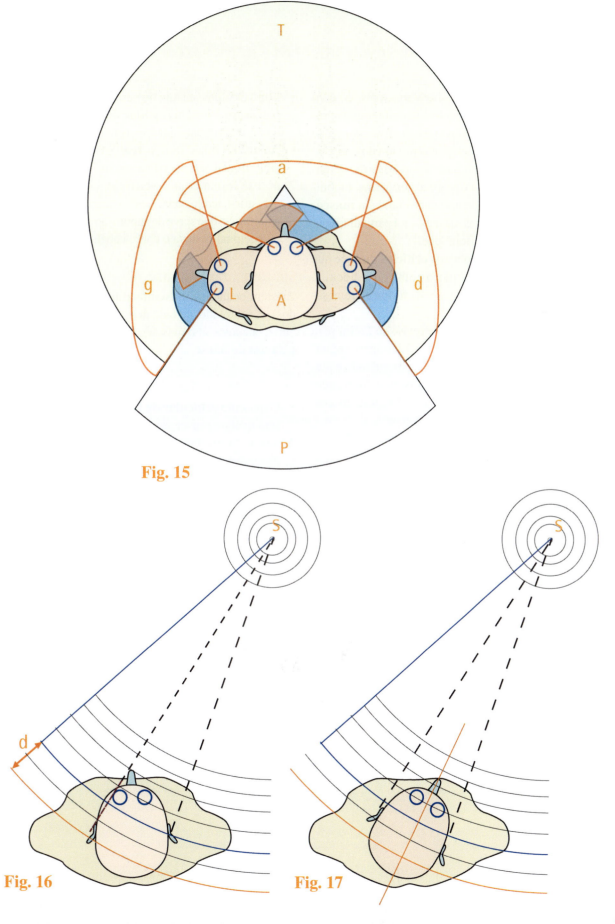

Fig. 15

Fig. 16

Fig. 17

Músculos da face

Os músculos da face são bastante singulares, pois, ao contrário dos outros músculos do aparelho locomotor que aproximam os ossos entre si, *eles não movimentam nenhum osso* e se inserem nos ossos do crânio apenas por um dos seus lados, e *alguns não possuem qualquer inserção óssea*. Efetivamente, eles se inserem na face profunda da derme, mobilizando a pele, sendo por isso denominados também **músculos cuticulares**. A função desses músculos foi particularmente estudada por Duchenne de Boulogne.

Sua **principal função** é **controlar os orifícios da face** que podem abrir ou fechar, sobretudo os olhos e a boca, e, acessoriamente, as narinas, não agindo de forma alguma sobre os meatos acústicos externos.

Sua **segunda função** é **modificar a expressão facial** para exteriorizar e **exprimir os sentimentos**. Eles agem segundo uma **linguagem universal**, compreendida em todo o planeta, que reforça a linguagem das palavras. Essa linguagem facial é quase sempre acompanhada pela **linguagem gestual**, expressa pelas mãos, também universal.

Esses músculos podem ser bem descritos *em torno dos orifícios que controlam* os olhos, as narinas e a boca **(Figs. 18 e 19)**.

Em torno dos olhos

- Músculo **orbicular do olho**, com suas *partes orbital* **2** e *palpebral* **3**. A contração deste *músculo esfincteriano* (em forma de anel) fecha as pálpebras. A oclusão dos olhos é, portanto, um **fenômeno ativo**: mesmo durante o sono, o orbicular dos olhos mantém um tônus suficiente para conservar os olhos fechados. Esse tônus desaparece com a morte: fecham-se os olhos dos mortos. No cotidiano, o fechamento rápido, automático e inconsciente das pálpebras, o **piscar de olhos**, é muito importante para manter a **umidificação do bulbo do olho** com as lágrimas.
- A abertura dos olhos também é um fenômeno ativo, pela contração do **músculo levantador da pálpebra superior**, localizado no interior da órbita (ver Fig. 52, p. 307).

- Entre os olhos, na raiz do nariz, situam-se dois músculos, o **prócero 4** e o **corrugador do supercílio 5**, que permitem o franzimento e a aproximação dos supercílios.
- Acima dos supercílios, o **ventre frontal 1** do músculo occipitofrontal permite puxar o couro cabeludo *anteriormente*. Ele forma com o **ventre occipital 1'** um músculo digástrico, tendo como tendão intermediário a *aponeurose epicrânica*, que serve de suporte ao couro cabeludo. O ventre occipital desloca o couro cabeludo *posteriormente*.

Em torno das narinas

Existem pequenos **músculos dilatadores** (não demonstrados), e, sobretudo, ao lado do músculo **nasal 6**, que franze o nariz, encontra-se o músculo **levantador do lábio superior e da asa do nariz 7**.

Em torno da boca

- O músculo **orbicular da boca 12** é também um esfíncter, sem qualquer inserção óssea. Ele fecha a cavidade oral.

Todos os outros músculos abrem a boca:
- alguns elevando o lábio superior, como o músculo **levantador do ângulo da boca 8**: sua contração descobre o canino;
- outros puxando o lábio superior lateral e superiormente, como os músculos **zigomáticos menor 9** e **maior 10**;
- ou ainda puxando a rima da boca lateralmente, como o músculo **bucinador 17** e o músculo **risório 13**, que se insere na fáscia do **músculo masseter 11**, o qual, como o músculo **temporal 18**, é um músculo mastigador. O bucinador e o risório esticam os lábios, permitindo sua *vibração* no bocal de um trompete, que em latim denominava-se *buccin*, originando por derivação o nome **bucinador**;
- abaixando o ângulo da boca, como o músculo **abaixador do ângulo da boca 14**, que é o músculo do desprezo;
- abaixando o lábio inferior, como o músculo **abaixador do lábio inferior 15**, participante do beijo;
- quanto ao pequeno **músculo mentual 16**, ele franze a pele do mento, primeiro sinal de tristeza antes do choro...

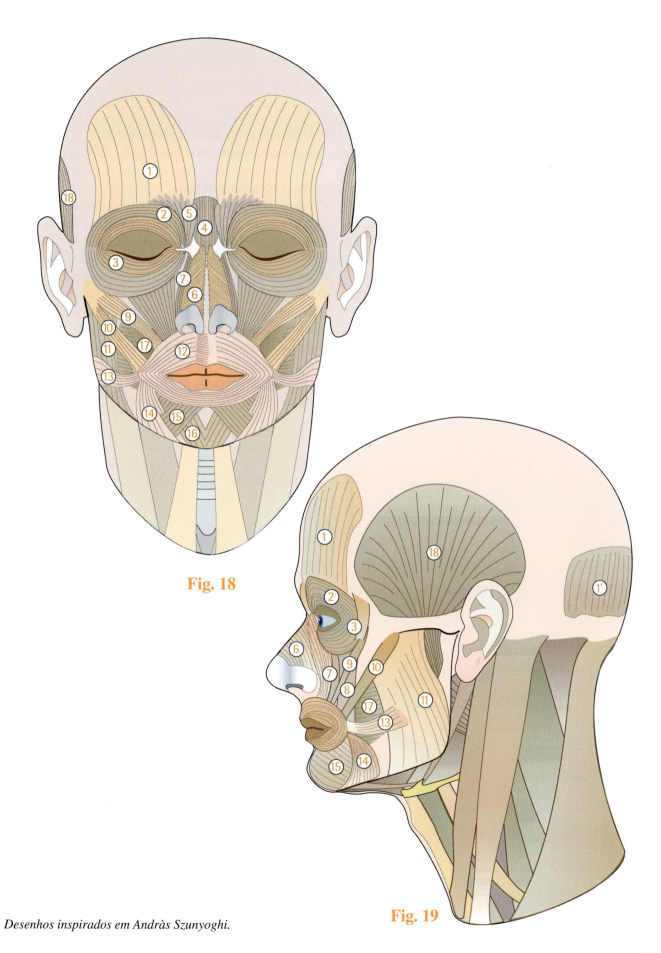

Fig. 18

Fig. 19

Desenhos inspirados em Andràs Szunyoghi.

Movimentos dos lábios

Os movimentos dos lábios são fundamentais para todos os gestos da **alimentação**: abrir a boca, pegar um alimento com os lábios e em seguida fechar a boca durante a mastigação. Quando vamos beber algo, os lábios avançam em direção ao copo. É um gesto que os outros animais, exceto o macaco, não são capazes de executar; é a razão de os mamíferos superiores beberem com a língua, lambendo. A boca tem uma importante função na **expressão facial**: o riso, o sorriso, o desprezo, a raiva, o desgosto, a dúvida, a recusa. Todos esses sentimentos, além de outros, são expressos primeiramente pela forma da boca.

A boca também intervém nas relações afetivas, como no **beijo** ou durante o **canto**.

Arredondando-se, a boca pode emitir sons, como um **assobio**. A impossibilidade de assobiar é um **sinal de paralisia facial**.

Esses movimentos dependem de músculos:
- o músculo **zigomático maior** (Fig. 20) puxa superior e lateralmente o ângulo da boca, realizando assim um **sorriso com a boca fechada**;
- o músculo **bucinador** (Fig. 21), mais profundo, e o músculo **risório**, mais superficial, puxam fortemente o ângulo da boca em direção lateral, o que, *esticando os lábios*, permite sua *vibração* durante o assopro: é assim que **se toca uma tuba**, um trompete, uma corneta ou um trombone.

O **sorriso** (Fig. 22) é o resultado da semi-abertura da boca, cujos ângulos são puxados superior e lateralmente pelos músculos **zigomáticos maior e menor** e músculo **risório**, enquanto o lábio inferior é abaixado pelos músculos **abaixador do lábio inferior** e **mentual**.

Finalmente, a contração do músculo **abaixador do ângulo da boca** (Fig. 23) exprime **desprezo**.

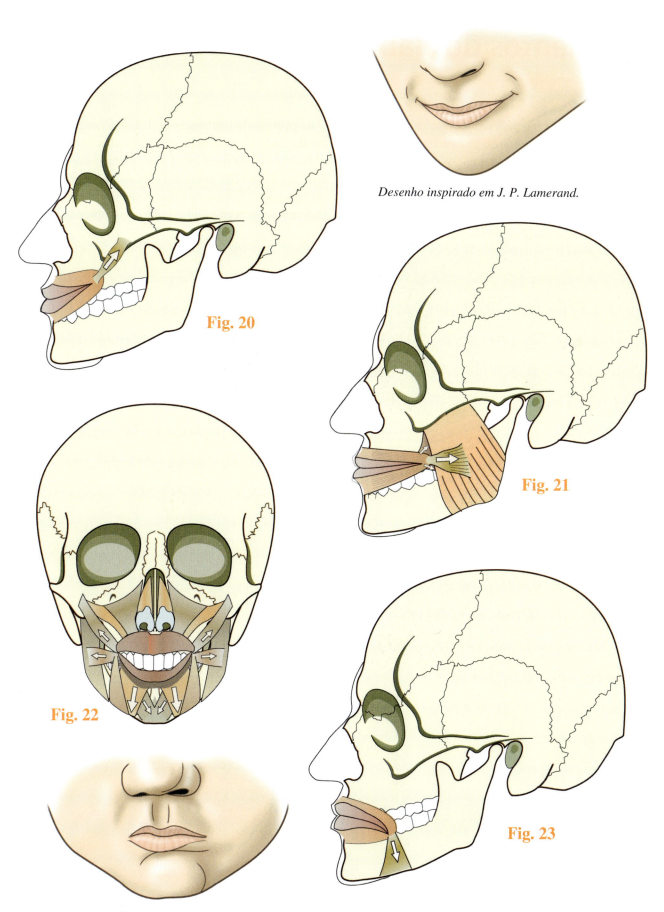

Desenho inspirado em J. P. Lamerand.

Fig. 20

Fig. 21

Fig. 22

Fig. 23

Desenho inspirado em J. P. Lamerand.

Movimentos dos lábios (continuação)

A boca entreaberta, como para um **sorriso (Fig. 24)**, pode pronunciar a vogal **A** abrindo-se amplamente e a vogal **I**, permanecendo apenas aberta. Pronunciando "X" quando se é fotografado, a boca apresenta uma postura de sorriso...

Por outro lado, a contração mais marcante do músculo **orbicular da boca (Fig. 25)** arredonda e fecha a boca para permitir a pronúncia do **Ô** ou do **U**...

É na posição de pronúncia do **U** que a boca está mais fechada, mais arredondada, e os músculos que normalmente fazem sua abertura estão mais distendidos.

Na **Fig. 25**, o olho esquerdo está fechado pela contração do músculo orbicular do olho, podendo-se imaginar que o indivíduo esteja piscando o olho e assobiando...

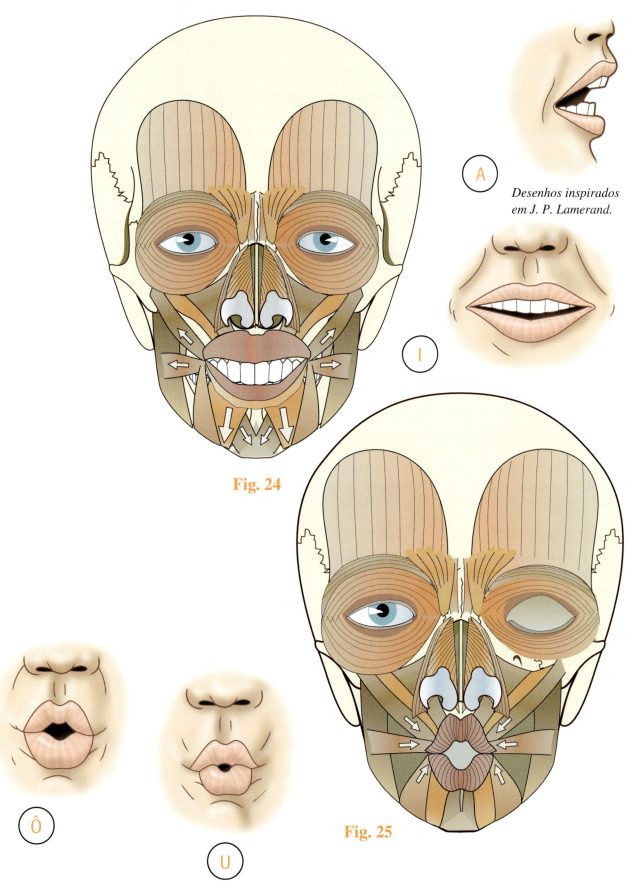

Fig. 24

Fig. 25

Desenhos inspirados em J. P. Lamerand.

Desenhos inspirados em J. P. Lamerand.

291

Expressões faciais

Eis algumas expressões escolhidas entre as mais comuns, que permitirão testar os conhecimentos adquiridos. Para cada uma, podemos tentar descrever os diferentes movimentos (resposta fornecida para cada expressão).

- **Desgosto** (Fig. 26)

[Em torno da boca: abaixamento dos ângulos da boca pelos músculos abaixadores dos ângulos da boca. Franzimento do mento pelo músculo mentual.
Em torno dos olhos: fechamento parcial pelo músculo orbicular do olho.
Franzimento dos supercílios pelo músculo corrugador do supercílio.]

- **Choro** (Fig. 27)

[Em torno da boca: abaixamento dos ângulos da boca pelos músculos abaixadores dos ângulos da boca.
Ligeira contração do músculo orbicular da boca.
Franzimento do mento pelo músculo mentual, embora de intensidade menor que no desgosto.
Em torno dos olhos: não há contração do músculo orbicular do olho.
Franzimento dos supercílios pelo músculo corrugador do supercílio.]

- **Fadiga** (Fig. 28)

[Em torno da boca: abaixamento dos ângulos da boca pelos músculos abaixadores dos ângulos da boca. Franzimento do mento pelo músculo mentual, embora de intensidade menor que no desgosto.
Relaxamento do músculo orbicular da boca.
Em torno dos olhos: não há contração do músculo orbicular do olho, mas há contração do ventre frontal do músculo occipitofrontal, repuxando os supercílios.]

- **Riso** (Fig. 29)

[Em torno da boca: ângulos elevados pelos músculos zigomáticos e risório. Lábio inferior esticado pelos músculos abaixadores do lábio inferior. Relaxamento do músculo orbicular da boca.
Em torno dos olhos: contração da parte orbital do músculo orbicular do olho.
Elevação da asa do nariz pelo músculo levantador do lábio superior e da asa do nariz.]

- **Cólera** (Fig. 30)

Em torno da boca: estiramento dos lábios pelos músculos elevador do ângulo da boca superiormente e abaixador do ângulo da boca inferiormente.
No nariz: contração dos músculos nasais, prócero e corrugador do supercílio.
Elevação das narinas pelos músculos levantadores do lábio superior e da asa do nariz.
Em torno dos olhos: contração da parte orbital do músculo orbicular do olho, elevação da pálpebra pelo músculo levantador da pálpebra superior.
Elevação dos supercílios pelo ventre frontal do músculo occipitofrontal.]

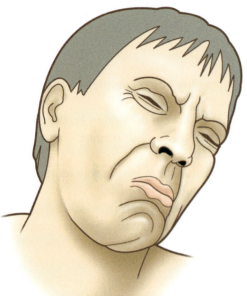

Fig. 26

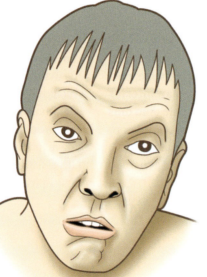

Fig. 27

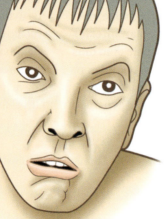

Fig. 28

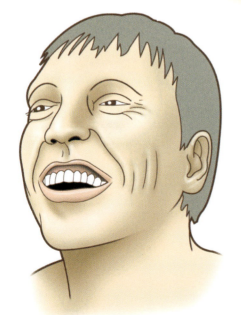

Fig. 29

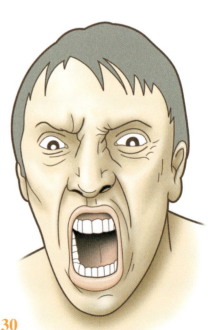

Fig. 30

Desenhos inspirados em J. P. Lamerand.

Articulações temporomandibulares

As articulações temporomandibulares são pouco lembradas, apesar de terem uma **importância vital**, pois, *sem elas, não podemos nos alimentar*. Elas permitem os movimentos da mandíbula: a mandíbula articula-se com a base do crânio **(Fig. 31)** por meio de **duas articulações** do tipo condilar **(seta marrom)**, situadas exatamente anterior e inferiormente aos meatos acústicos externos **A**.

Essas articulações são **ligadas mecanicamente**, não podendo funcionar isoladamente. Elas são responsáveis pela **função mastigatória**.

A **mandíbula**, cujo corpo **1** tem uma forma recurvada, lembrando uma *ferradura*, achatada transversalmente, possui, em sua margem superior **2**, o **arco alveolar inferior 3**. Posteriormente ela se prolonga superiormente com **dois ramos 4**, que terminam em uma **cabeça 5**, precedida por um *estrangulamento*, o **colo 6**. Anteriormente à cabeça, o ramo termina em um **processo coronóide 7**, achatado transversalmente.

Os movimentos da mandíbula são **complexos**. Eles estão esquematizados aqui por seis setas:
- o mais simples é o movimento **no sentido vertical**, com:
- um movimento de **abertura O**, que permite a introdução de alimentos entre as arcadas dentais;
- um movimento de **fechamento F**, que permite *recolher* os alimentos e, sobretudo, *mastigá-los*;
- um movimento de **lateralidade L**, para os dois lados, que permite o deslizamento entre os molares superiores e inferiores, como uma moenda, para *partir e misturar os alimentos*;
- um **movimento longitudinal**, no sentido ântero-posterior, de **avanço A** e de **recuo R**, que pode associar-se aos movimentos de lateralidade, para realizar melhor o **movimento de moagem** circular entre os molares.

Nenhum desses movimentos possui eixos fixos; os movimentos da mandíbula, aliás, são exemplos de movimentos em torno de **eixos instantâneos e evolutivos**, como é comum em biomecânica.

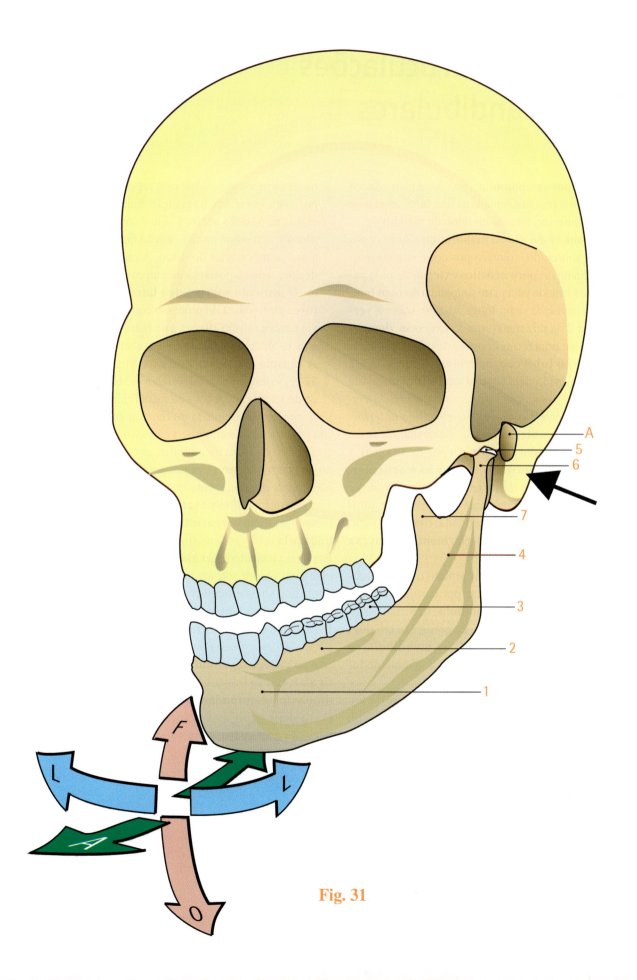

Fig. 31

Anatomia das articulações temporomandibulares

A **articulação temporomandibular (Fig. 32)** é formada por duas superfícies: uma superior, situada na face inferior da base do crânio, e uma inferior, situada no ramo da mandíbula.

- A **superfície superior** é a **fossa mandibular**, côncava nos dois sentidos, sobretudo no ântero-posterior, situada inferiormente, adiante do **poro acústico externo A**, cuja parede inferior é formada pela parte timpânica do **osso temporal 1**. Essa cavidade se prolonga adiante, sobre a **vertente anterior 2** da raiz transversa do **processo zigomático 3**, que possui uma forma convexa de trás para a frente, constituindo o **tubérculo articular**. O fundo dessa cavidade é percorrido pela **fissura petrotimpânica (de Glaser) 4**, que faz a *junção entre a parte timpânica do temporal posteriormente e o processo zigomático anteriormente*. A **vertente anterior**, pré-glasseriana, da fossa mandibular **2**, é **articular e recoberta por cartilagem**; a **vertente posterior**, retroglasseriana, **não é articular**. Entretanto, *a cartilagem da vertente pré-glasseriana se prolonga na superfície do tubérculo articular, que* **também é articular**. Essa superfície articular é então, no sentido longitudinal, **côncava posteriormente e convexa anteriormente**.
- A **superfície inferior** possui um formato oval, estendido transversalmente, e é recoberta por cartilagem, sendo denominada **cabeça da mandíbula**, suportada pelo colo **C**. A cabeça da mandíbula é demonstrada em duas posições: fechada **F**, onde ocupa a **fossa mandibular**, e aberta **O**, onde ela se opõe à porção mais saliente do tubérculo articular.
- Um **disco articular** se *interpõe entre as duas superfícies*. É uma *estrutura fibrocartilaginosa*, **bicôncava**, maleável, *móvel em relação às duas superfícies articulares*, que segue os movimentos do tubérculo articular, deslizando na fossa mandibular. Ele está representado aqui em duas posições, **em cinza**, na posição fechada **5,** e **em amarelo-claro**, na posição aberta **6**. Ele é contido por um **freio do disco 7**, estendido entre a porção timpânica do temporal e a margem posterior do disco. A tensão **8** dessa estrutura desloca o disco posteriormente, em posição de fechamento. O **músculo pterigóideo lateral 9**, que se insere na fóvea pterigóidea do processo condilar da mandíbula, envia uma expansão **10** para a margem anterior do disco, que o puxa anteriormente durante a abertura.
- A **cápsula articular**, anteriormente, está presa ao disco **11** e, posteriormente **12**, estende-se entre a parte timpânica do temporal e o colo da mandíbula.

Uma *concepção simplista* do funcionamento dessa articulação poderia levar a crer que a cabeça da mandíbula convexa gira dentro da fossa mandibular, em torno de um eixo situado no centro de curvatura dessa fossa... A realidade é *completamente diferente*: durante a **abertura da boca (Fig. 33)**, a cabeça da mandíbula **avança sobre a porção posterior** do tubérculo articular, **sem ultrapassá-lo**: é o que está demonstrado pela **seta preta** na figura.

Em uma vista lateral do **movimento de abertura (Fig. 34)**, esse eixo **O**, por sua vez, evolutivo, está situado em algum ponto abaixo da articulação, na altura da **língula da mandíbula**, visível na face medial do ramo da mandíbula.

Essa fisiologia bem particular explica as *dificuldades de redução de uma luxação temporomandibular*, pois, nesse caso, **a cabeça da mandíbula ultrapassa o tubérculo articular**. Ela só irá para trás **se a parte posterior da mandíbula for acentuadamente deprimida** pela pressão para baixo, feita pelos dois polegares introduzidos na boca do paciente e apoiados sobre os molares inferiores mais posteriores **(seta azul)**.

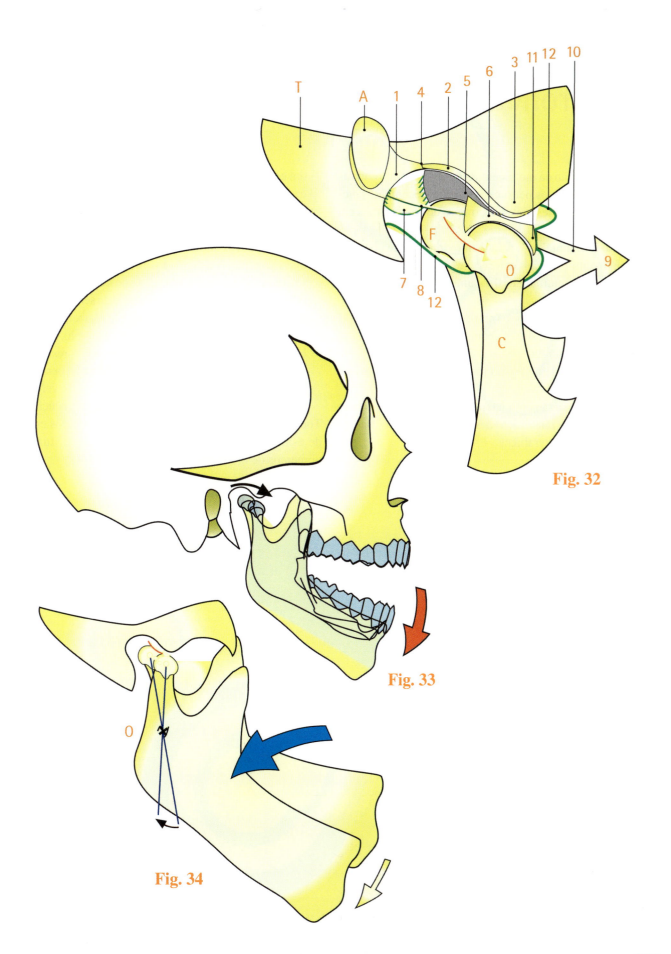

Fig. 32

Fig. 33

Fig. 34

Movimentos das articulações temporomandibulares

Em uma articulação de movimentos tão complexos, os eixos só podem ser definidos pela análise dos deslocamentos elementares. Podemos descrever cinco tipos de movimentos em torno de diferentes eixos (Fig. 35):

- um eixo horizontal xx', para os movimentos de abertura e fechamento (Fig. 36) entre xx' e yy', onde não apenas a cabeça da mandíbula desliza anteriormente, mas todo o osso;
- um plano de deslizamento (mas nós vimos que, na realidade, esse eixo está situado bem mais baixo, na altura da língula da mandíbula, sendo, além disso, evolutivo), para os movimentos de protrusão (avanço) e retrusão (recuo) da mandíbula (Fig. 37);
- um eixo de deslizamento lateral ao longo do eixo, onde, também, toda a mandíbula desliza lateralmente. São os movimentos de lateralidade (Fig. 38);
- um eixo pivotante vertical v centralizado em uma ou outra articulação, para as rotações (Fig. 39). Uma das cabeças da mandíbula permanece fixa na fossa mandibular e serve de pivô, enquanto a outra desliza anteriormente sobre a vertente anterior da fossa;
- um eixo oblíquo u centrado em uma ou outra articulação, para a associação de movimentos de lateralidade e abertura (Fig. 40). É o movimento mais difícil de ser executado, pois associa um movimento pivotante a uma abertura. Um movimento de abertura exagerado, por exemplo, durante um bocejo, pode levar as duas cabeças mandibulares a ultrapassarem os tubérculos articulares. As cabeças permanecem bloqueadas e a luxação é permanente e irredutível passivamente, necessitando uma manobra ativa de redução.

Todos esses movimentos podem estar associados em ações de esmagamento tangencial que permitem a trituração de alimentos de consistência mais sólida.

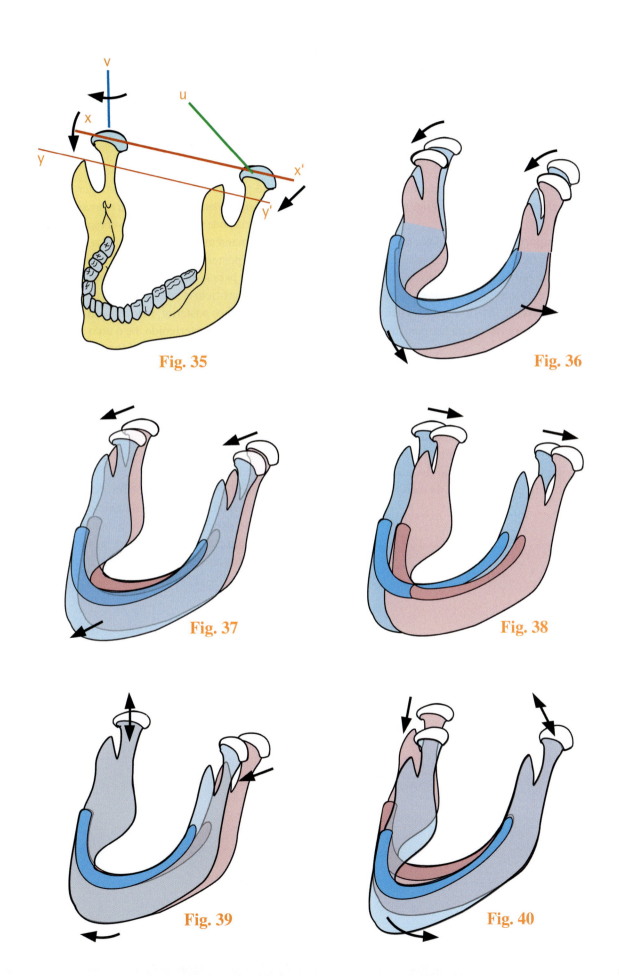

Fig. 35

Fig. 36

Fig. 37

Fig. 38

Fig. 39

Fig. 40

Músculos responsáveis pela elevação da mandíbula

Os músculos responsáveis pela elevação da mandíbula são **três**, dos quais dois são visíveis em uma **vista lateral do crânio (Fig. 41)**:
- o **músculo temporal 1**, alargado, possante e plano, inserido em leque na face temporal, ultrapassa o arco zigomático, cruzando-o por baixo, dirigindo-se, através de um tendão, ao processo coronóide, onde se insere;
- o **músculo masseter 2**, inserido na face lateral do ângulo da mandíbula e superiormente na margem inferior do arco zigomático;
- o **músculo pterigóideo medial 3**, que se insere na *face medial* do ângulo da mandíbula, dirigindo-se obliquamente, superior, medial e anteriormente, para terminar na concavidade do **processo pterigóide 5**. Ele se situa atrás da margem posterior da mandíbula. Esse terceiro músculo só é visível após a ressecção da metade oposta da mandíbula. Nessa **vista lateral do crânio (Fig. 42)**, então, *é mostrada a face interna* da mandíbula direita.

Como se pode constatar nessas duas figuras, esses três músculos *puxam fortemente o ângulo da mandíbula superiormente*. Sua potência pode ser deduzida observando-se alguns acrobatas que se mantêm suspensos pela força de suas mandíbulas. Uma vista posterior da mandíbula **(Fig. 43)**, ligeiramente assimétrica para a direita, mostra esses três músculos. Por meio desse artifício de demonstração, observa-se a mandíbula por sua face posterior, mantendo, do restante do crânio, apenas o processo pterigóide 5 e o arco zigomático 6:
- o músculo **temporal 1** inserido no processo coronóide e subindo para a face temporal do osso temporal;
- o músculo **masseter 2**, lateralmente, preso no arco zigomático **6**;
- o músculo **pterigóideo medial 3**, medialmente, formando uma rede (de dormir) muscular, elevando o ângulo da mandíbula, inserindo-se superiormente no processo pterigóide **5**.

Nessa figura, distingue-se também o **músculo pterigóideo lateral 4**, estendido transversalmente entre a lâmina lateral do **processo pterigóide 5** e o colo da mandíbula. Esse músculo não é um elevador da mandíbula, ao contrário, ele contribui para sua abertura (ver p. 302).

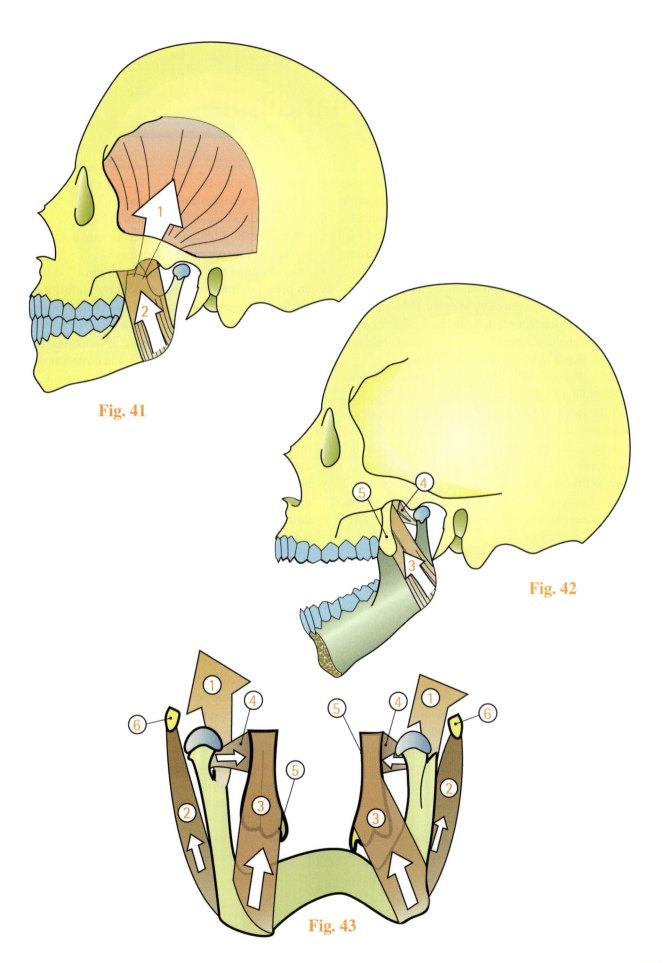

Fig. 41

Fig. 42

Fig. 43

Músculos responsáveis pelo abaixamento da mandíbula

Os músculos responsáveis pelo abaixamento da mandíbula, *ou seja, pela abertura da boca*, são mais numerosos e *menos possantes* que os responsáveis pelo fechamento da mandíbula. Deve-se considerar antes de tudo que a *gravidade* age favorecendo a abertura: é o que acontece automaticamente durante o sono ou em caso de perda da consciência.

Os músculos responsáveis pelo abaixamento estão todos situados *abaixo da mandíbula, com exceção de um*. O osso **hióde** e a **cartilagem tireóidea** têm a função de *intermediários* entre a mandíbula e a abertura superior do tórax, formada pela *primeira costela*, a cada lado, e o *manúbrio*, ao centro.

Os músculos estão então divididos em **dois grupos**: os músculos supra-hióideos e os músculos infra-hióideos **(Fig. 44)**. Os músculos **infra-hióideos** prendem o conjunto **tireo-hióideo** ao *cíngulo dos membros superiores e ao esterno*. Observam-se, na margem inferior do osso hióide **h**, de medial para lateral:

- o músculo **tireo-hióideo 1**, que desce verticalmente para se fixar na vertente superior da linha oblíqua da cartilagem tireóidea **t**. Três outros músculos se prolongam inferiormente;
- o músculo **esternotireóideo 2**, partindo da vertente inferior da linha oblíqua em direção ao manúbrio, onde está fixado;
- o músculo **esterno-hióideo 3**, que se estende do esterno ao osso hióide e se fixa ao manúbrio, lateralmente ao esternotireóideo, estendendo-se até a extremidade esternal da clavícula. Ele está fixado ao osso hióide lateralmente ao músculo tireo-hióideo;
- o músculo **omo-hióideo**, músculo estreitado e *digástrico*, que parte da margem superior da escápula. Seu ventre inferior **4** segue uma direção superior, medial e ligeiramente anterior, até a fossa supraclavicular, onde apresenta seu **tendão intermediário**. A partir desse ponto seu ventre superior **5** muda de direção, sobe quase verticalmente e se insere na margem inferior do osso hióide, lateralmente aos outros músculos.

Todos esses músculos **abaixam o osso hióide e a cartilagem tireóidea**, resistindo aos músculos supra-hióideos.

Os músculos **supra-hióideos** formam o andar superior dos músculos que abaixam a mandíbula.

O osso hióide é *preso posteriormente à base do crânio* por:
- músculo **estilo-hióideo 6**, estendido entre o *processo estilóide* **s** e o osso hióide;
- músculo **digástrico**, cujo ventre posterior **7** está fixado ao processo mastóide **m**. Ele se dirige inferior e anteriormente e seu tendão intermediário passa por uma **alça fibrosa 8**, presa ao corno menor do osso hióide. Seu **ventre anterior 9** muda de direção, dirigindo-se superior e anteriormente para se fixar na face posterior do mento. Na figura também é mostrado o ventre anterior do digástrico esquerdo **9'**.

O osso hióide está preso à mandíbula por dois outros músculos:
- músculo **genio-hióideo 10**, estendido entre o osso hióide e a face posterior do mento;
- músculo **milo-hióideo 11**, vasto aventral muscular estendido em meia-concha entre o osso hióide e a face interna da mandíbula (são os músculos milo-hióideos que formam o **assoalho da boca**).

Todos esses músculos **abaixam a mandíbula, apoiando-se no osso hióide**, por sua vez, *fixado pelos músculos infra-hióideos*. Nós vimos anteriormente que esses músculos são **flexores a distância da coluna cervical**, agindo de forma sinérgica aos *músculos mastigadores*.

O último músculo que intervém na abertura da boca é o músculo **pterigóideo lateral**, visível em uma **vista medial da mandíbula, abaixo da base do crânio (Fig. 45)**. Seu ventre muscular **12** estende-se entre a lâmina lateral do processo pterigóide **a** e a face anterior do colo da mandíbula **c**. *Ele puxa o colo anteriormente*, promovendo a *báscula da mandíbula* em torno de seu centro de rotação **O**, e conseqüentemente a *abertura da boca*. Sem a sua ação, *a cabeça da mandíbula permaneceria bloqueada na fossa mandibular*. É esse músculo também que **puxa o disco articular anteriormente** (ver Fig. 32, p. 297).

O músculo pterigóideo lateral é, portanto, muito importante para a abertura da boca.

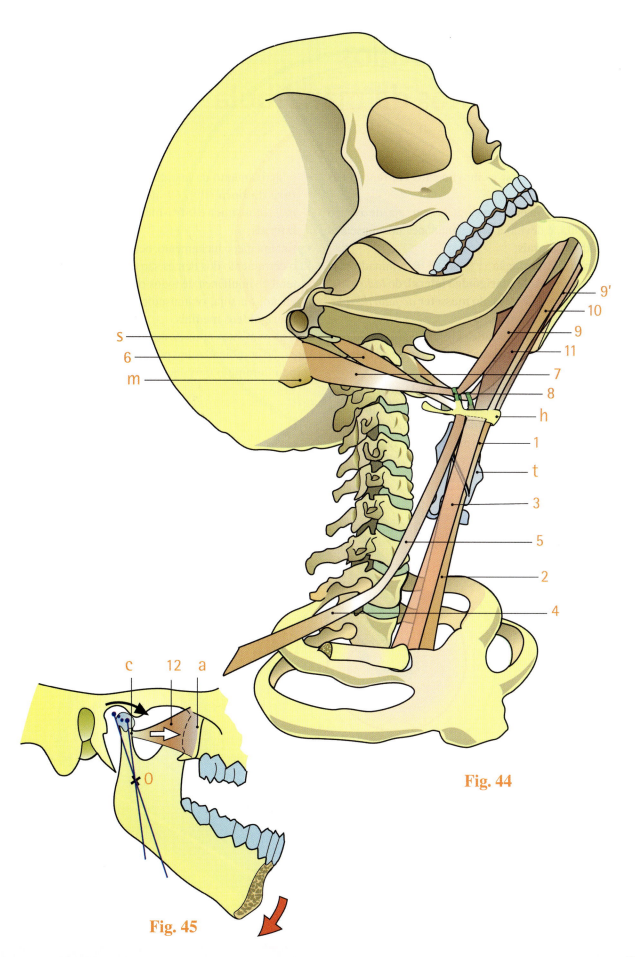

Fig. 44

Fig. 45

Funções dos músculos nos movimentos da mandíbula

Agora podemos interpretar os movimentos em função das ações musculares:
- o **movimento de protrusão (Fig. 46)**, ou seja, de avanço da mandíbula, é devido à ação simultânea dos músculos **pterigóideos laterais**;
- o **movimento de rotação (Fig. 47)** é determinado pela contração do músculo **pterigóideo lateral**, do *lado oposto* ao da rotação, e do músculo **masseter** *do lado da rotação* (não visível na figura);
- o **movimento de lateralidade (Fig. 48)** é produzido pela contração do músculo **masseter** *homolateral* e do músculo **pterigóideo medial** contralateral;
- o movimento de **lateralidade em torno de um eixo oblíquo** sobre uma das articulações temporomandibulares **(Fig. 49)** ocorre graças à contração simultânea do músculo **masseter homolateral** e do músculo **pterigóideo lateral** *oposto*;
- o abaixamento da mandíbula com a conseqüente **abertura da boca (Fig. 50)** deve-se à ação simultânea dos músculos **supra** e **infra-hióideos**, além dos **pterigóideos laterais**;
- finalmente, o fechamento, oclusão mandibular **(Fig. 51)** e o cerramento dos dentes são obtidos pela contração bilateral e simultânea de todos os outros músculos da mastigação, ou seja, os músculos **temporais, masseteres e pterigóideos mediais**.

Nos movimentos reais de mastigação, essas ações elementares são combinadas em proporções e graus diversos, evoluindo durante o movimento.

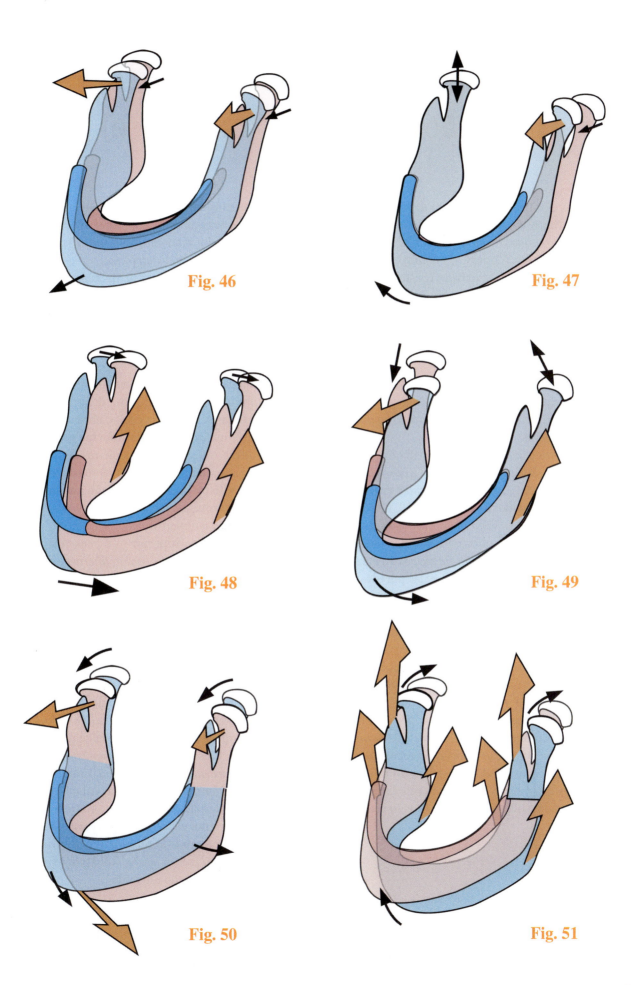

Fig. 46

Fig. 47

Fig. 48

Fig. 49

Fig. 50

Fig. 51

Bulbo do olho:
uma articulação esferóidea (enartrose) perfeita

Os ortopedistas e os fisioterapeutas não se dão conta de que **o bulbo do olho é uma enartrose**, uma *articulação esferóidea, como o quadril e o ombro*. Chega a ser uma **enartrose perfeita (Fig. 52, corte da órbita)**, um globo esférico formado pela *esclera* 1 flexível e resistente, contida na *bainha do bulbo do olho* 2 (cápsula de Tenon) e formando uma superfície de deslizamento esférica e flexível, ou seja, permanentemente adaptável, separada do bulbo pelo *espaço de Tenon* 3, com um envolvimento articular que ultrapassa os 50% habituais.

A bainha do bulbo do olho, *espessa na altura do equador do bulbo* 2, torna-se progressivamente mais *fina e flexível* 4 em direção aos pólos, particularmente em direção ao pólo **posterior** 5, onde penetra o nervo óptico 6.

Esse sistema esférico, envolvido por uma *atmosfera gordurosa* 7 semilíquida, está *preso* às paredes da órbita por *tratos fibrosos* 8 oriundos das *fáscias dos músculos extrínsecos* 9 do bulbo do olho: **músculos reto superior** 10, **reto inferior** 11, **oblíquo inferior** 12 (visto em corte), **levantador da pálpebra superior** 13 (os outros músculos não são visíveis nesse corte). É a *melhor suspensão elástica* existente no corpo. Ela está *completamente protegida* pelas **paredes ósseas da órbita** 14 e anteriormente pelas **pálpebras** 15, sendo a continuidade do revestimento assumida pela conjuntiva, que se dobra em **fórnices conjuntivais** 16 sobre o bulbo do olho. Essa articulação esferóidea é tão perfeita que poderia ser *tomada como exemplo* para as outras articulações esferóideas. Efetivamente, ela possui **três pares de músculos**, *um para cada grau de liberdade*.

- Os dois pares de **músculos retos (Fig. 53)** controlam os **movimentos retangulares**, *horizontais e verticais*:
- mirada *superior*: contração do músculo **reto superior** ds;
- mirada *inferior*: contração do músculo **reto inferior** di;
- mirada *lateral*: contração do músculo **reto lateral** de, no lado da direção do olhar, e do músculo **reto medial** dm, no lado oposto.

Nos **movimentos retangulares**, a articulação esferóidea do bulbo do olho se comporta **como uma articulação universal:** *dois eixos* (um eixo vertical e outro horizontal), *dois graus de liberdade*. É tudo simples...

- As coisas se complicam com a **mirada oblíqua (Fig. 54)**, seja para cima ou para baixo. É aí que intervém o *terceiro par de músculos motores* do olho, os **rotadores** em torno do **eixo polar** p ortogonal aos dois eixos, vertical v e horizontal h, cujas ações são *simétricas e opostas*:
- o músculo **oblíquo inferior** oi é o mais simples. Ele se insere na parte lateral do bulbo do olho, *contornando-o na altura do equador por baixo*, dirige-se medialmente para se fixar na parede da órbita, no seu ângulo inferior medial. O músculo **oblíquo inferior esquerdo** roda o bulbo do olho no sentido dos ponteiros de um relógio, que denominamos **sentido horário**. O músculo **oblíquo inferior direito** provoca uma **rotação anti-horária**. Eles são, dessa forma, *perfeitamente antagonistas*, nunca se contraindo *ao mesmo tempo*;
- o músculo **oblíquo superior** os é mais complexo. É um *músculo digástrico*, cujo *tendão intermediário* se reflete em um *anel fibroso* (tróclea) preso ao ângulo superior medial da órbita. Seu primeiro ventre muscular tem um trajeto idêntico, porém em sentido oposto ao do músculo oblíquo inferior: inserido na parte lateral do bulbo do olho, ele *contorna o seu equador por cima*, dirigindo-se medialmente para passar em sua tróclea. Ele então *muda de direção*, vindo se inserir *no fundo da órbita*, com os músculos retos. O músculo **oblíquo superior esquerdo** roda o bulbo do olho em *sentido anti-horário*. O músculo **oblíquo superior direito** roda o bulbo do olho em *sentido horário*. Eles são, então, *antagonistas perfeitos* e jamais se *contraem ao mesmo tempo*. Entretanto, eles possuem uma **sinergia cruzada** com os músculos oblíquos inferiores: músculo oblíquo superior direito com músculo oblíquo inferior esquerdo e vice-versa. Da mesma forma eles são **antagonistas homolaterais**: músculo *oblíquo superior direito contra músculo oblíquo inferior direito*; igualmente para o lado esquerdo.

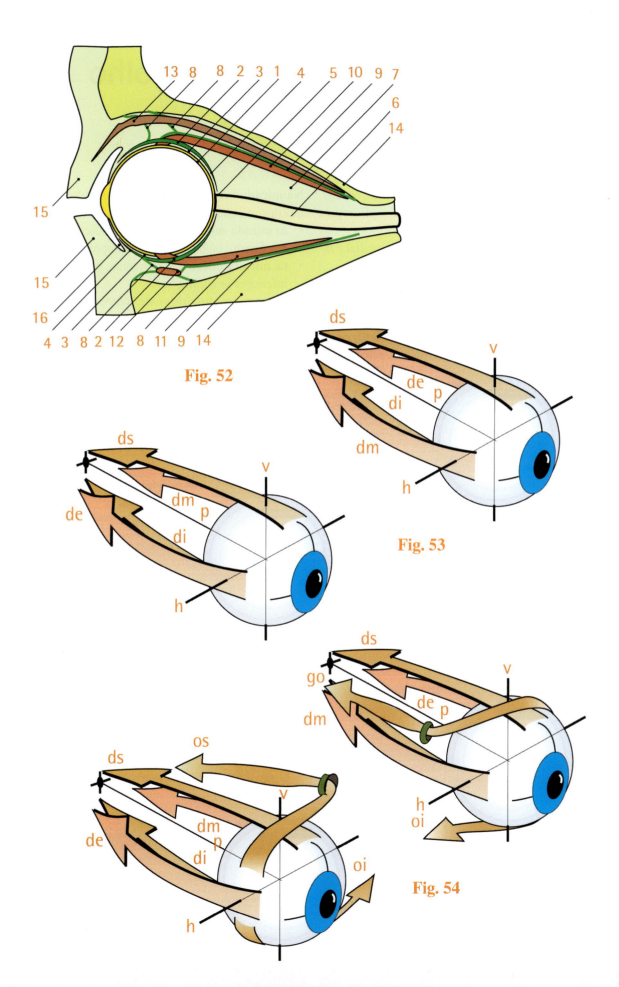

Fig. 52

Fig. 53

Fig. 54

Músculos extrínsecos do bulbo do olho nos movimentos retangulares

Os **movimentos retangulares** dos bulbos dos olhos, ou seja, as *miradas horizontais e verticais,* são fáceis de explicar pela *ação apenas dos músculos retos*.

Na mirada lateral (Fig. 55), os músculos retos medial e lateral se contraem:
- na **mirada para a direita**, é a ação simultânea dos músculos reto lateral direito e reto medial esquerdo que roda o bulbo do olho em seu eixo vertical **v**;
- na **mirada para a esquerda**, ou seja, o inverso, ocorre a contração do reto lateral esquerdo e do reto medial direito.

Na mirada vertical (Fig. 56), os músculos retos superior e inferior se contraem:
- na **mirada superior**, são os dois músculos retos superiores que fazem o bulbo do olho rodar sobre seu eixo horizontal **h**;
- na **mirada inferior**, é o inverso, os dois músculos retos inferiores se contraem.

Durante esses dois tipos de movimentos, a articulação esferóide do bulbo do olho **se comporta como um eixo cardan**, ou seja, uma articulação com *dois eixos e dois graus de liberdade*. O terceiro grau de liberdade, a rotação do bulbo do olho em torno de seu eixo polar, não é utilizado.

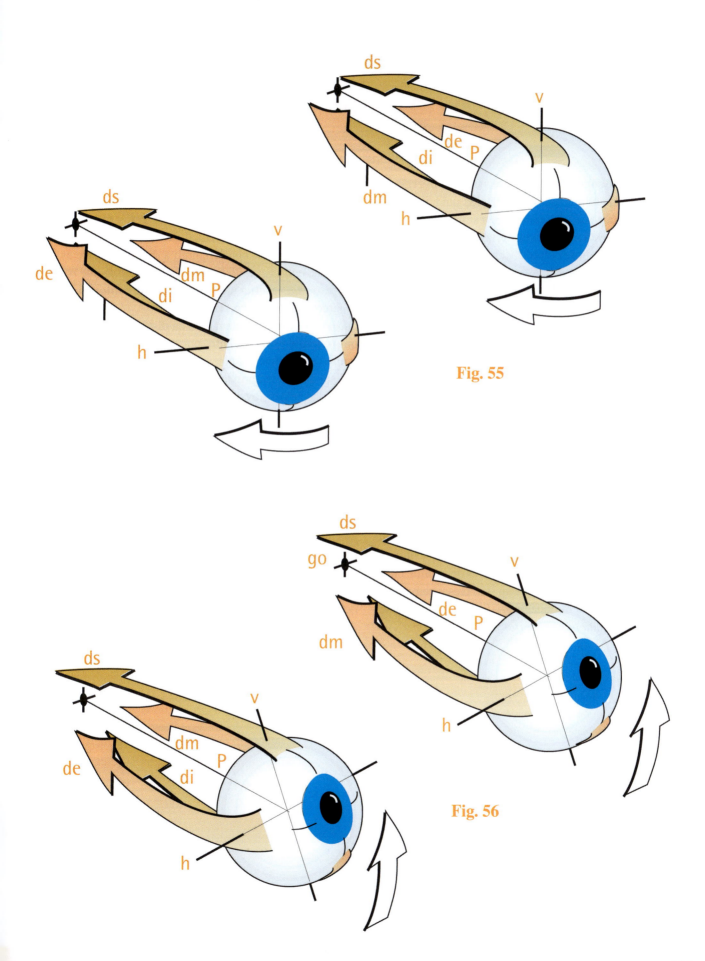

Fig. 55

Fig. 56

Músculos extrínsecos do bulbo do olho na convergência

A **visão estereoscópica (Fig. 57)** precisa da **convergência do olhar** de cada olho, para obter em cada um a imagem o mais semelhante possível àquela do seu simétrico.

Quando **o objeto está muito distante**, no horizonte ou no céu, ele está **além do ponto remoto PR**, ponto que representa o limite de convergência dos dois olhos. Nesse momento, a **paralaxe** desaparece, não havendo *qualquer diferença* entre as duas imagens: *a impressão de contorno desaparece e a distância não é mais avaliável* de forma precisa. A **telemetria**, medida intuitiva das distâncias, depende, então, do grau de convergência do raio principal dos dois olhos.

Para o ponto remoto, os raios são **praticamente paralelos**, o que define a *ausência de paralaxe*. Entretanto, se, por exemplo, a base **B** for dobrada, ou seja, o **afastamento interpupilar**, o ponto remoto vai recuar ao dobro da distância com a base normal. É o **princípio da telemetria** que era utilizado pelos *artilheiros*, particularmente *na marinha*, para avaliar a distância do alvo: a base telemétrica tinha a largura da torre de artilharia... Tudo isso se tornou obsoleto com a **utilização do radar**, mas o princípio permanece. Da mesma forma, a visão estereoscópica só é possível se **os dois olhos estiverem dispostos anteriormente**, o que não acontece na maioria das aves, salvo **as aves de rapina**, como a *águia*, que, por isso, podem localizar suas presas com grande precisão. Pode-se concluir que *os predadores têm obrigatoriamente os olhos na parte anterior da face*...!

O que acontece **fora do ponto remoto**? A distância, que decorre do ângulo de convergência **P**, é avaliada pela **tensão diferencial entre os dois músculos retos mediais**, até o **ponto máximo**, a partir do qual não mais se assegura a convergência. Fora do ponto remoto a diferença entre as duas imagens, *cada vez mais importante, à medida que o objeto se aproxima*, vai criar uma **impressão de contorno** do objeto, graças à análise cortical.

O cálculo extremamente rápido da **distância instantânea** de um **objeto em movimento**, portanto ameaçador, ocorre no **tronco encefálico**. Imaginemos essa operação cerebral em um **tenista** que vê se aproximar uma bola lançada a uma grande velocidade e deve avaliar sua velocidade e prever sua trajetória... **É o nosso maravilhoso computador**...! Mas isso também explica a rápida aposentadoria dos campeões desse esporte, pois é necessário não apenas avaliar a trajetória, como também, **conceber, em uma fração de segundo**, o gesto do braço que sustenta a raquete e a postura do corpo, para interceptar a bola e reenviá-la ao adversário... Mais uma vez, que maravilha! Na pessoa normal, a convergência dos eixos de cada olho é *perfeita e automaticamente regulada* pelo sistema nervoso e pela contração dos músculos, particularmente os músculos retos medial e lateral. O defeito de regulagem dessa convergência é denominado **estrabismo**; ele pode ser interno, quando os eixos convergem demais, ou externo, quando os eixos divergem. Esse problema pode ter origem neurológica ou muscular; nesse caso, um dos músculos retos pode ser muito curto ou muito longo. É a causa mais comum do *estrabismo congênito* que pode ser corrigido *cirurgicamente* pela intervenção em um dos músculos retos laterais.

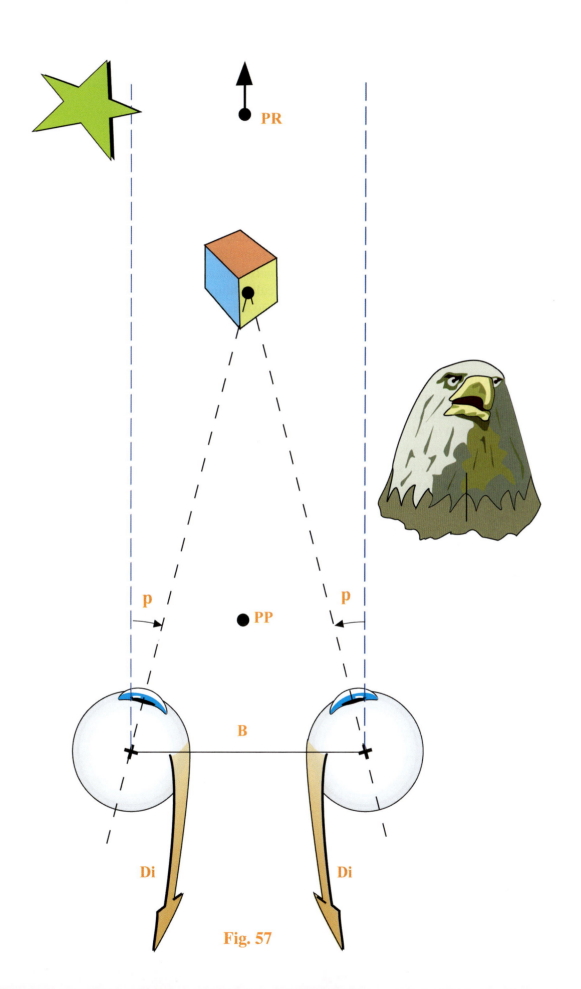

Fig. 57

O problema mecânico no olhar oblíquo

Após a simplicidade dos movimentos oculares na visão retangular, é necessário entender agora a questão dos movimentos oculares na **mirada oblíqua**. Para isso é necessário um retorno à noção do **eixo cardan (junta universal)** já discutida no Volume 1 (ver p. 18), a propósito da escápula (paradoxo de Codmann) e da articulação entre o trapézio e o metacarpo (rotação em pronação da coluna do polegar).

Na **posição de repouso (Fig. 58)**, olhar em direção ao horizonte, o meridiano horizontal **m** do bulbo do olho está *paralelo ao horizonte*. Ele está materializado à direita **(Fig. 59)**, no *modelo cardan*, pela linha **k**.

Quando **o olhar se desvia para baixo (Fig. 60)**, o meridiano **m** *permanece paralelo* à linha do horizonte **k** do modelo, que realiza o mesmo movimento **(Fig. 61)**.

Se, após desviar o olhar para baixo, nós o desviamos **para a direita (Fig. 62)**, o meridiano **m** perde sua horizontalidade e *se inclina inferiormente e para a esquerda*. Isso é perfeitamente demonstrado no modelo cardan **(Fig. 63)**, em que o segmento móvel, por causa da rotação sobre os dois eixos, sofre uma **rotação automática** sobre o seu eixo longitudinal, como é necessário à mecânica do cardan, e como é descrito por MacConnail sob o nome de **rotação conjunta**. Resultado: *O horizonte não está mais na horizontal*.

É nesse momento que intervém a correção **(Fig. 64)** possível em uma articulação com **três graus de liberdade**, uma articulação esferóidea (enartrose). Essa **rotação reflexa**, por assim dizer, é realizada, nesse caso, pela *contração do músculo que contorna o bulbo do olho por baixo*, o músculo **oblíquo inferior oi**, levando o meridiano **m** à posição horizontal: *na imagem fornecida por esse olho, o horizonte estará horizontal*. Uma terceira rotação nesse modelo **(Fig. 65)** promove essa correção passando a linha **k** para a posição **k'**, estabelecendo a horizontalidade. A correção da componente de rotação automática por ação dos músculos oblíquos superior **os** e inferior **oi** é *completamente reflexa de origem central*, graças a um mecanismo de extrema precisão. As ordens são transmitidas pelo nervo oculomotor (3.º par craniano) para o músculo oblíquo inferior **oi** e pelo nervo troclear (4.º par craniano) para o músculo oblíquo superior **os**.

É o *mesmo mecanismo* que, na **escápula**, corrige o **pseudoparadoxo de Codmann** (ver Volume 1, p. 19). Da mesma forma, é a **rotação conjunta** do cardan da articulação entre o trapézio e o metacarpo que **roda a coluna do polegar em pronação, durante a oposição** (ver Volume 1, p. 303).

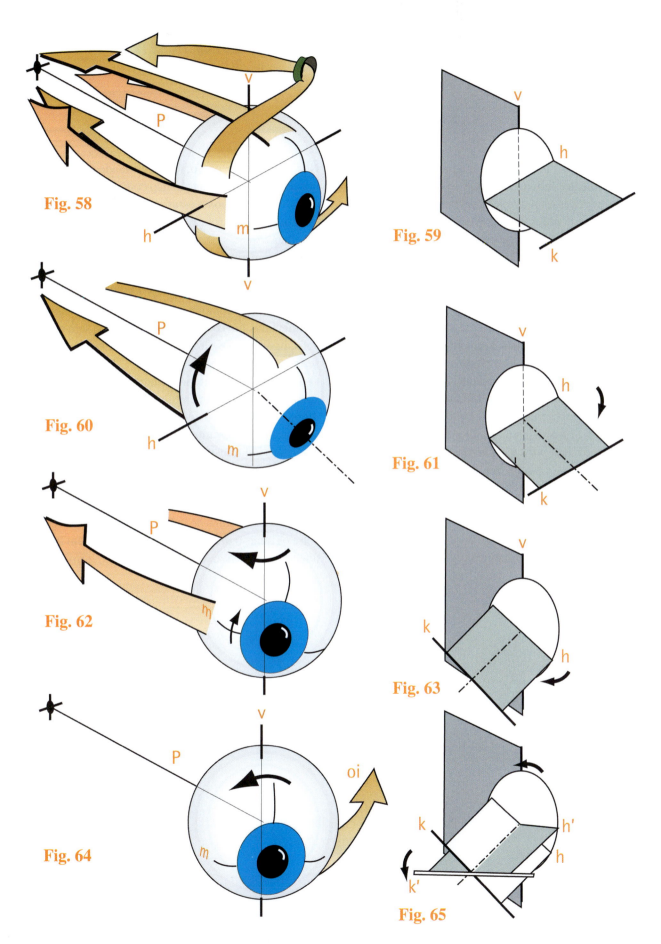

Fig. 58
Fig. 59
Fig. 60
Fig. 61
Fig. 62
Fig. 63
Fig. 64
Fig. 65

313

O olhar oblíquo: funções dos músculos oblíquos e do nervo troclear

Tendo assimilado a importância do terceiro grau de liberdade no controle dos movimentos do bulbo do olho, podemos agora descrever esses movimentos na mirada oblíqua.

Quando o olhar é **oblíquo para cima (Fig. 66)**, exprimindo **medo, consternação** ou **desespero**, como no exemplo de "la soeur éplorée" (*Le Fils prodigue*, quadro de J.-B. Greuze, Museu do Louvre) que olha *para cima e para a direita*, as horizontais fazem báscula para baixo e para a direita **(Fig. 67)**. Esse componente é corrigido pela ação do músculo **oblíquo superior OS à direita** e do músculo **oblíquo inferior OI à esquerda**. A ação coordenada e simultânea desses dois músculos retorna o meridiano **r** ao plano horizontal; na imagem fornecida pelos dois olhos, o horizonte coincide.

Quando o olhar é **oblíquo para baixo (Fig. 68)**, exprimindo desdém, ironia, como no exemplo de *La Bohémienne* (quadro de F. Hals, Museu do Louvre), com o *olhar no canto, para baixo e para a esquerda*, as horizontais fazem báscula para baixo e para a esquerda **(Fig. 69)**, e a contração do músculo oblíquo superior esquerdo **OS** e do músculo oblíquo inferior direito **OI** corrigem a imagem. A ação coordenada e simultânea desses dois músculos retorna o meridiano **r** ao plano horizontal; na imagem fornecida pelos dois olhos, o horizonte coincide.

Nós percebemos, então, toda a utilidade desses dois pequenos músculos, cuja função não compreendemos muito bem quando começamos a estudar anatomia: eles corrigem automaticamente a rotação conjunta criada pela obliqüidade do olhar.

O aspecto maravilhoso desse mecanismo é que *dois músculos diferentes, comandados por dois nervos diferentes, agem simultaneamente e em perfeita harmonia*, para compensar com exatidão o componente parasita e **restabelecer a coincidência das horizontais e das verticais**, sem o que as imagens, ligeiramente diferentes, da **visão estereoscópica**, não seriam interpretáveis.

O **nervo troclear**, anteriormente *bem denominado de nervo patético*, uma vez que é utilizado no olhar de mesmo nome, *quarto par* craniano, é unicamente motor: é o *nervo de um só músculo*, o músculo **oblíquo superior**. Quem já teve sua paralisia viral transitória sabe que se torna impossível coincidir os dois horizontes, o que é bastante incômodo quando se dirige um automóvel. O músculo **oblíquo inferior** é inervado pelo **oculomotor**, *terceiro par* craniano, que inerva todos os músculos do bulbo do olho, com exceção de dois, entre os quais o músculo **reto lateral**, também inervado por um nervo exclusivo, o nervo **abducente**, *sexto par* craniano.

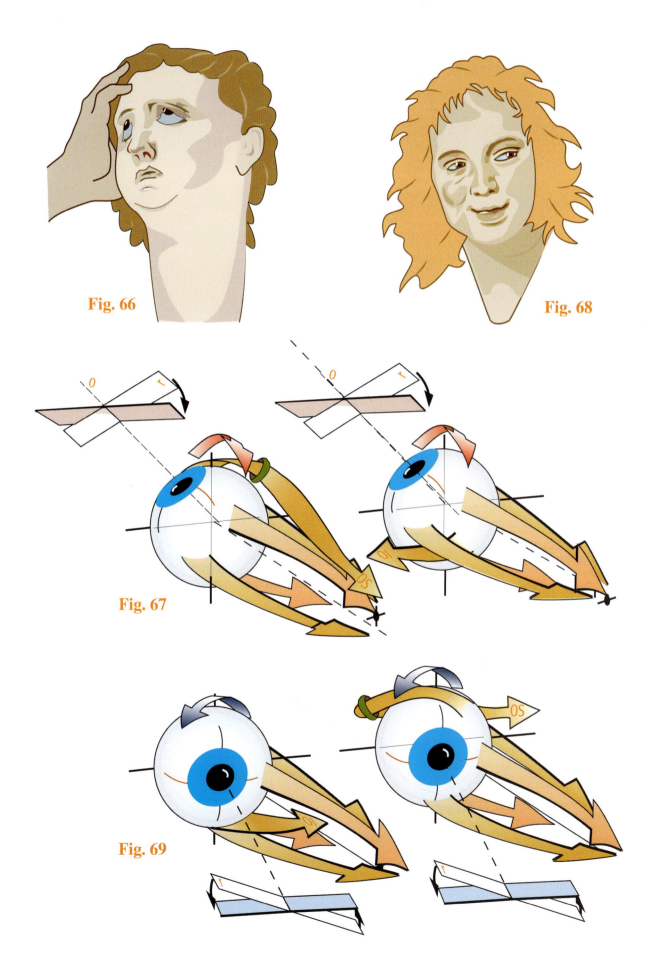

Fig. 66

Fig. 68

Fig. 67

Fig. 69

Índice alfabético

A

Acetábulo, 52
Acidentes automobilísticos, 214
Adenoma da próstata, 80
Águia, 310
Andar-pivô, 132
Anel
- fibroso, 22
- pélvico, 50
Anfiartrose, 22, 56, 64
Ângulo
- de inclinação da pelve, 86
- lombossacral, 86
- morto posterior, 284
- sacral, 86
Arco subpúbico, 64
Artéria
- basilar, 272
- vertebral, 190
Articulação lombossacral, 98
Artrose(s)
- cervicais, 270
- da coluna vertebral, 30
Assobio, 288
Atitude chamada "estenia", 118
Aves de rapina, 310
Avião bimotor, 278

B

Bainha do reto do abdome, 100
Base do sacro, 40
Beijo, 288
Buccin, 286
Bulbos olfatórios, 278

C

Cabeça fetal, 66
Cachorrinho, imagem de, 96
Caixa craniana, 278
Campo visual, 284
Canal do parto, 74
Canto, 288
Cauda eqüina, 138
Cavidade abdominal, 100
Choques entre processos articulares, 268
Choro, 292
Ciatalgias, 136
Cifose dorsal, 118
Cinta abdominal, 112, 164
Cintura, concavidade da, 112
Círculo de Willis, 272
Cisalhamento, tensão de, 148
Codmann, pseudoparadoxo de, 312
Colar radicular, 134
Coluna
- curvaturas da, 56
- vertebral, artrose da, 30
Computador central, 276
Concavidade da cintura, 112
Cone medular, 138
Contenção de carga na cabeça, 262
Continência urinária, 78
Contranutação, 60, 76
Corpo
- cavernoso, 80
- erétil, 80
- esponjoso, 80
Crossopterígeo, 2
Curos, 124
Curvaturas da coluna, 56

D

Dançarinas balinesas, 266
Defecação, 64
Delmas, índice de, 234
Desgosto, 292
Diagrama de Penning, 218
Diferença de fase, 284
Dimorfismo sexual, 48
Disco, 296
- intervertebral, 20
Distocias, 82
Dor ciática, 136
Duchenne de Boulogne, 276
Dura-máter, 134

E

Enartrose, 38
Envelhecimento, 28
Equilíbrio da cabeça, 262
Ereção, 78, 80
Escoliose, 36
Espaço retroperitoneal, 100
Espondilólise, 96
Espondilolistese, 96, 126
Estenia, 118
Estrabismo, 310
Evacuação, 78
Expressão facial, 276, 288
- modificar a, 286

F

Face
- auricular, 54, 56
- orifícios da, 286
Fadiga, 292
Fase, diferença de, 284
Fenda urogenital, 70
Fick e Weber, 228
Fisioterapeutas especializados, 124
Fonação, 276
Fontes, localização das, 284
Forame
- intervertebral, 134
- obturado, 50
- vertebral, 88
Fossa supraclavicular menor, de Sédilot, 236
Funções do nariz, 276

G

Gestação, 46, 48
Girafas, 284
Glaser, 296
Globo vesical, 80
Goniômetro de fluido, 266
Greuze, 314

H

Hals, 314
Hérnia
- de disco, 84
- intra-esponjosa, 136
Hiperbolóide de revolução, 112

I

Impressão de contorno, 310
Inclinação-rotação-extensão, movimentos mistos de, 220
Índice de Delmas, 234
Infiltração peridural baixa, 82
Insinuação, 76
Instabilidade atlantoaxial, 252
Inversão posterior, 86

L

Lâminas, 144
Levantamento de uma carga, 138
Ligamento
- amarelo, 20, 134
- cruciforme, 206
- sacroilíaco interósseo, 60
Linguagem
- facial, 286
- gestual, 286
Língula da mandíbula, 296
Linha
- alba, 100
- arqueada, 74
- bimastóidea, 40
- do ombro, 132
Lisfranc, tubérculo de, 242
Lombalgia, 84, 136
Lombociatalgia, 138

- paralisante, 138
Lordose
- cervical, 118, 234
- lombar, seta da, 86
Losango de Michaelis, 8, 82
Lumbago, 138

M

Mandíbula, língula da, 296
Manobra de Valsalva, 120
Medula, 134
Mergulhadores, 120
Metâmeros, 278
Micção, 78, 80
Michaelis, losango de, 8, 82
Modelo mecânico, 36, 224
Morte súbita, risco de, 214
Movimentos
- mistos de inclinação-rotação-extensão, 220
- tectônicos das placas, 280
Músculos cutâneos, 276
Músicos, 124

N

Nariz, funções do, 276
Nervo
- espinal, 134
- femoral, 138
- recorrente, 184
Notocorda, 22
Núcleo pulposo, 22
Nutação, 60, 76
- freios de, 66

O

Ockham, princípio da economia universal de, 272
Olhos, piscar de, 286
Órgãos dos sentidos, 276
Orifícios da face, 286

P

Paralaxe, 310
Paralisia facial, 288
Paraplegia, 214, 268
Parto, 46
- canal do, 74
- trabalho de, 64

Parturição, 76
Patético, nervo, 314
Pedículos, 88, 144
- do arco vertebral, 272
Peixes, 284
Pelve
- ângulo de inclinação da, 86
- menor, 74
Pênis, 80
Penning
- Brugger e, 228
- diagrama de, 218
Períneo, 46
- feminino, 78
- masculino, 80
Piscar de olhos, 286
Placas, movimentos tectônicos das, 280
Plano mastigatório, 38
Ponto
- máximo, 310
- remoto, 310
Posição
- dita
- - de relaxamento, 126
- - de repouso, 118
- praxiteliana, 124
Pré-tensão, estado de, 26
Priapismo, 80
Primatas, 56
Princípio da economia universal de Ockham, 272
Processo(s)
- articulares, choque entre, 268
- costiforme, 88
Prolapso, 76
Promontório, 66
- sacral, 74
Próstata, adenoma da, 80
Pseudoparadoxo de Codmann, 312

Q

Quadriplegia, 214
Quebra-cabeça, 280

R

Radar, 310
Radiculalgias, 136
Reação do solo R, 66
Retificação
- consciente da lordose lombar, 118

- da lordose lombar, 118
Reto do abdome, bainha do, 100
Reverência, 60
Risco de morte súbita, 214
Riso, 292
Rotação-torção, 148

S

Saco dural, 134
Sacro, base do, 40
Sela, 210
- turca, 234
Seta da lordose lombar, 86
Sifão carotídeo, 272
Sinal de Lasègue, 140
Síndrome dos trapézios, 126
Sínfise, 22
- púbica, 66, 74
Sistema de autobloqueio, 52
Sorriso, 288, 290
Suturas desprovidas de mobilidade, 276

T

Telemetria, 284
Tenista, 310
Tensão de cisalhamento, 148
Tetraplegia, 268
Torcicolo congênito, 236
Trabalho, 76
- de parto, 64
Traumatismo "em chicotada", 214
Trigonometria, 222
Trolard, 256
Trompete, 288
Tronco lombossacral, 138
Tubérculo de Lisfranc, 242

V

Valsalva, manobra de, 120
Violonistas, 124
Visão estereoscópica, setor de, 284
Vista fragmentada, 144
Vogal, 290

W

Wegener, 280
Willis, círculo de, 272
Winckler, 256

Bibliografia

Azerad J. *Physiologie de la manducation*. Masson, Paris, 1992.

Barnett C.H., Davies D.V., MacConaill M.A. *Synovial joints. Their structure and mechanics*. C.C. Thomas, Springfield, 1961.

Barnier L. *L'analyse des mouvements*. PUF, Paris, 1950.

Basmajian J.V. *Muscles alive. Their function revealed by electromyography*. Williams-Wilkins, Baltimore, 1962.

Bouisset S. *Biomécanique et physiologie du mouvement*. Masson, Paris, 2002.

Bridgeman G.B. *The human machine. The anatomical structure and mechanism of the human body*, Vol. 1. Dover Publications Inc., New York, 1939

Brinckmann P., Frobin W., Leivseth G. *Mucoloskeletal biomechanics*. Thieme, New York, 2002.

Bunnnell S. *Surgery of the hand*. Lippincott, Philadelphie, 1944 (1re éd.), 1970 (5e éd. révisée par Boyes.

Calais-Germain B. *Anatomie du mouvement*, Tome 1. Désiris Revel, 1984.

Calais-Germain B. *Anatomie du mouvement. Bases d'exercices*. Désiris Revel, 2005.

Cardano Gerolamo : mathématicien italien (1501-1576). À propos du cardan : voir sur Internet.

Duchenne (de Boulogne) G.B.A. *Physiologie des mouvements 1*. J-B. Ballière et Fils, Paris, 1867 (épuisé). Fac simile hors commerce édité par les Annales de Médecine Physique, 1967.

Duchenne (de Boulogne) G.B.A *Physiology of motion*. Trad. de E.B. Kaplan. W.B. Saunders Co, Philadelphie et Londres, 1949.

Esnault M. *Rachis et stretching*. Masson, Paris, 2005.

Feher G, Szunyoghy A. Grand cours d'anatomie artistique. Könemann.

Fick R. *Handbuchder Anatomie und Mechanik der Gelenke*. Iena Gustav Fischer, 1911.

Fischer O. *Kinematik orhanischer Gelenke*. F. Vierweg und Sohn, Braunschweig, 1907.

Gasquet (de) B. *Bien-être et maternité*. Implexe éditions, Paris, 1997.

Gauss Karl Friedrich : mathématicien allemand (1777-1855). La géométrie non euclidienne (à propos du paradoxe de Codmann) : voir sur Internet.

Ghyka Matila C. *Le Nombre d'or*. Gallimard, Paris, 1978.

Goudot R., Hérisson C. *Pathologie de l'articulation temporo-mandibulaire*. Masson, Paris, 2003.

Heimlich. La manœuvre d'Heimlich : tous les détails sur www.heimlicinstitute.org/howtodo.html.

Henke J. *Die Bewegungen der Hanwurzel. Zeitschrift für rationelle Medizine*. Zürich, 1859.

Henke W. Handbuch der Anatomie und Mechanik der Gelenke. C.F. Wintersche Verlashandlung, Heidelberg, 1863.

Kapandji A.I. « La Biomécanique patate ». *Ann. Chir. Main* 1987; 5 : 260-3.

Kapandji A.I. « Vous avez dit Biomécanique ? La Mécanique "floue" ou "patate" ». *Maîtrise orthopédique* 1997 ; 64 : 1-11.

Lievre J.A, Bloch-Michel H, Attali P. « Trans-sacral injection : clinical and radiological study ». *Bull. Mem. Soc. Med. Hop. Paris* 1957 ; 73 (33-34) : 1110-8.

MacConaill M.A., Barnett C.H., Davies D.V. *Synovial joints*. Longhans Ed., Londres, 1962.

MacConaill M.A. « Movements of bone and joints. Significance of shape ». *J. Bone and Joint Surg.* 1953 ; 35.B : 290.

MacConaill M.A. « Studies in the mechanics of the synovial joints : displacement on articular surfaces and significance of saddle joints ». *Irish J. M. Sc.* 1946 : 223-35.

MacConaill M.A. *Studies on the anatomy and function of bone ans joints*. F. Gaynor Evans Ed., New York, 1966.

MacConaill M.A. « Studies in mechanics of synovial joints ; hinge joints and nature of intra-articular displacements ». *Irish J. M. Sc.* 1946, Sept : 620.

MacConaill M.A. « The geometry and algebra of articular kinematics ». *Bio. Med. Eng.* 1966 ; 1 : 205-12.

MacConaill M.A., Basmajian J.V. *Muscle and movements : a basis for human kinesiology*. Williams-Wilkins, Baltimore, 1969.

Marey J. *La Machine animale*. Alcan, Paris, 1891.

Moreaux A. *Anatomie artistique de l'homme*. Maloine, Paris, 1959.

Netter F.H. *Atlas d'anatomie humaine*. Masson, Paris, 2004.

Okham (d') Guillaume : moine franciscain anglais, philosophe scolastique(1280-1349). Le Principe d'Économie Universelle : voir sur Internet.

Özkaya N., Nordin M. *Fundamentals of biomechanics*, 2e éd. Springer, 1999.

Poirier P., Charpy A. *Traité d'anatomie humaine*. Masson, Paris, 1926.

Poitout D.G. *Biomechanics and biometerials in orthopedics*. Springer, Londres, 2004.

Rasch P.J., Burke R.K. *Kinesiology and applied anatomy. The science of human movement*. Lea & Febiger, Philadelphie, 1971.

Riemann Georg Friedrich Bernhard : mathématicien allemand (1826-1866). La géométrie non euclidienne (à propos du paradoxe de Codmann) : voir sur Internet.

Roy-Camille R., Roy-Camille M., Demeulenaere C. « Ostéosynthèse du rachis dorsal, lombaire et lombo-sacré par plaques métalliques vissées dans les pédicules vertébraux et les apophyses articulaires ». *Presse Méd.* 1970 ; 78 : 1447.

Roy-Camille R., Saillant G., Mazel Ch. « Internal fixation of the lumbar spine with pedicle screw plating ». *Clin. Orthop.* 1986 ; 203 : 7-17.

Roud A. *Mécanique des articulations et des muscles de l'homme*. F. Rouge et Cie, Librairie de l'Université, Lausanne, 1913.

Rouvière H. *Anatomie humaine descriptive et topographique*. Masson, Paris, 2003.

Saillant G. « Étude anatomique des pédicules vertébraux. Applications chirurgicales ». *Rev. Chir. Orthop.* 1979 ; 62, 2 : 151.

Sobotta J. *Atlas d'anatomie humaine : nomenclature anatomique internationale*. Maloine, Paris, 1977.

Steindler A. *Kinesiology of the human body*. C.C. Thomas, Springfield, 1964.

Strasser H. *Lehrbuch der Muskel und Gelenkemechanik*. Springer, Berlin, 1917.

Testut L. *Traité d'anatomie humaine*. Doin, Paris, 1893.

Thill E., Thomas R. *L'Éducateur sportif*. Vigot, Paris, 2000.

Von Recklinghausen H. *Gliedermechanik und Lähmungsprostesen*. Springer, Berlin, 1920.

Modelo mecânico da coluna cervical

Este modelo é o **equivalente funcional exato do modelo mecânico** descrito nas páginas 224 a 231 deste mesmo volume. Ele pode ser construído com um pouco de método e paciência a partir dos elementos ilustrados na Prancha I. Com esse objetivo, é necessário providenciar uma cópia desses desenhos (página inteira), para não danificar o livro. Se for possível, faça uma fotocópia com aumento de 50% para facilitar a tarefa. Em seguida, utilizando um papel-carbono, raro depois do abandono das máquinas de datilografia, deve-se copiar cuidadosamente os desenhos em um papel-cartão de 30 ou 50/100 mm de espessura (podemos obtê-los em envelopes usados para guardar papel fotográfico para impressoras coloridas). Esse papel deve ser suficientemente rígido para suportar a montagem e a utilização do modelo. Na ausência de papel-carbono, pode-se chegar ao mesmo resultado colorindo a face posterior da fotocópia com um lápis preto 3B, em correspondência com os traçados da face anterior. Assim, obtém-se um papel-carbono, pois, aplicando pressão no traçado da face anterior, ele é copiado no papel-cartão subjacente.

O modelo constitui-se de **seis peças** que são inicialmente recortadas:
- **a cabeça A**, com as duas dobradiças y e z. Atenção, a direção da dobradura é inversa... (ver adiante);
- **a peça intermediária B**, unindo a cabeça à coluna vertebral. Ela possui uma superfície de colagem acinzentada na face posterior e na face anterior, em posição simétrica, a mesma zona de colagem;
- **a coluna cervical C**, propriamente dita, que também possui uma zona de colagem com a peça intermediária;
- **a base de apoio do modelo D**, com três zonas de colagem;
- **a presilha E**, com duas zonas de colagem na face posterior e duas dobraduras inversas;
- **a presilha-suporte F**, com uma zona de colagem de um lado e uma lingüeta do outro.

Recorte

Com as peças recortadas é necessário **preparar as dobraduras**, que estão marcadas por linhas tracejadas, **seguindo um código que deve ser respeitado**. Para preparar a dobradura é necessário **cortar parcialmente o papel-cartão**, em torno de um terço de sua espessura, com uma tesoura, uma lâmina de bisturi ou uma lâmina de estilete. O corte deve ser feito na **face anterior para as linhas tracejadas e na face posterior para as linhas pontilhadas-tracejadas**, permitindo dobrar a primeira incisão para adiante e a segunda para trás. Para marcar as linhas de incisão da face posterior, pode-se perfurar suas extremidades com a **ponta seca de um compasso**. Na peça **C** que representa a coluna vertebral, as incisões oblíquas devem ser feitas **nos dois lados**, para que o papel-cartão possa dobrar igualmente para os dois lados. Para que o papel-cartão não fique frágil, o corte na face posterior deve ser feito **ligeiramente (1 mm) acima daquele da face anterior**.

Antes da montagem deve-se **obrigatoriamente fazer as perfurações**, pois fazê-las depois poderá fragilizar a montagem. Se não se dispõe de um furador tipo saca-bocado, deve-se tentar pelo menos perfurar **orifícios com bordas lisas**, facilitando a passagem dos fios elásticos no final. Os orifícios das duas peças devem **coincidir exatamente**.

Montagem

Começar pela montagem da base de apoio

- A primeira peça a ser preparada é a **presilha E**.

Na Prancha II, vê-se que, após serem feitas as incisões na face anterior e na face posterior, ela pode ser dobrada em forma de U invertido.

- Para manter as colagens presas enquanto secam, pode-se utilizar clipes ou pregadores.
- As duas presilhas devem ser coladas pelas **superfícies acinzentadas**, de modo a formar uma pequena fenda achatada para a lingüeta da peça **F** (Fig. 1).

- Com o auxílio de uma lâmina, deve-se **recortar uma fenda** no eixo da peça **F**.
- A incisão da dobradura central é feita na face anterior e as duas laterais na face posterior, permitindo dobrar a peça em sanfona (Fig. 2).
- **Uma das lingüetas** da peça **F** é colada na base de apoio em sua grande superfície cinzenta, do mesmo lado que a peça precedente (Fig. 3).
- Após a secagem das colagens, introduzimos **a segunda lingüeta da peça F na presilha**: a base está pronta (Fig. 4). Esse sistema permite *apoiar a base sobre um plano horizontal*.

Montagem da coluna cervical

- Fazer as duas dobraduras invertidas em **ângulo reto**, na peça **A**.
- Colar a lingüeta situada abaixo do eixo **y** na face superior da peça **B**.
- **Atenção**: cuidado com a direção correta da dobra, como é indicado no **esquema IV**, para os orifícios coincidirem.
- Quando a primeira colagem estiver seca, colar a face inferior da peça **B** na lingüeta da peça **C** dobrada na direção correta. Aí também os orifícios devem coincidir.

Montagem do modelo

- Verificar o entalhe na base da peça **C**: é ele que vai fixar a peça na base de apoio, após sua introdução na fenda da peça **F**.
- Para assegurar uma montagem mais sólida, pode-se deslizar um palito de fósforo ou de dente no orifício **k**, que passará sob a peça **F** da base de sustentação.
- Nesse estágio, o modelo deverá permanecer sozinho em posição ereta. Porém, no momento em que as dobras oblíquas da peça **C** forem afrouxadas, ele tenderá a se inclinar lateralmente. Essa instabilidade do modelo demonstra bem a **instabilidade natural da coluna cervical**, que é controlada pelos **cabos musculares de sustentação**.

Equilíbrio do modelo

Para que o modelo fique em posição ereta, **ele deve ser equilibrado com elásticos**. Isso é feito com elásticos usados em roupas que podem ser adquiridos em pequenos carretéis nas lojas.

A operação de equilíbrio com elásticos necessita de minúcia e paciência. Um elástico pode ser fixado com um nó em um dos lados nos orifícios pré-perfurados, e no outro lado pode ser preso em **uma fenda feita com um corte de tesoura** na borda do papel-cartão. Dessa forma é possível **regular a tensão bloqueando o elástico**. Esses tensores elásticos pertencem a **duas categorias**:

- Aqueles que controlam a *parte superior* da coluna suboccipital, que possui **três eixos**, materializados por **três dobradiças**: **vertical** para a rotação da cabeça; **transversal** para a flexão e extensão; **sagital** para a inclinação.
  – O elástico **1** é amarrado no orifício **a**, passa pelo orifício **a'** e é bloqueado após regulagem na fenda **f4**. Ele permite regular a **flexão/extensão** da cabeça.
  – O elástico **2** passa pelo orifício **b'**, onde é fixado por um nó, após regulagem nos orifícios **c'** e **b**. Ele controla a **rotação** da cabeça.
  – O elástico **3** é fixado por um nó nos orifícios **c** e **c'**, após ter passado pela fenda **f5**. Graças ao bloqueio nessa fenda é possível regular a **inclinação da cabeça**.
  – O elástico **4** é montado como o elástico **3**, mas ele é um pouco mais longo, pois passa pela fenda **f6**. Ele controla, ao mesmo tempo, a inclinação da cabeça e a **estabilidade da parte superior da coluna**.
- Aqueles que controlam a *coluna cervical inferior* e representam, no caso dos dois primeiros, os **músculos escalenos**.
  – O elástico **5** é fixado por um nó no orifício **e** e bloqueado após regulagem em dois lados, na base de apoio, nas fendas **f1**.
  – O elástico **6** é fixado por um nó no orifício **d** e bloqueado após regulagem em dois lados, na base de apoio, nas fendas **f2**.

Esses dois elásticos mantêm a coluna cervical no eixo.

  – Finalmente, o elástico **7** é fixado por nós a cada lado nos orifícios **c** e **c'** e bloqueado, na base de apoio, na altura da fenda **f3**. Ele controla o equilíbrio lateral do conjunto.

Regulando esses diferentes elásticos, compreende-se o quanto a coluna cervical é uma **construção instável**, cujo equilíbrio depende dos cabos de sustentação musculares. Compreende-se também que a alteração de um desses cabos modifica o equilíbrio do conjunto, o que significa que a coluna cervical forma um **conjunto funcional: qualquer perturbação de um elemento anatômico repercute sobre o conjunto**.

Após os elásticos terem sido regulados, podemos realizar a **experimentação** dos diferentes movimentos da coluna cervical.

Inicialmente, mobilizando **unicamente a coluna cervical inferior** nas dobradiças oblíquas, demonstramos claramente o **movimento unívoco de inclinação/rotação**.

A partir dessa posição, pode-se imprimir à cabeça, graças ao sistema suboccipital equivalente a uma articulação esferóidea, de três graus de liberdade, os **componentes de correção**:

- uma **rotação na direção do movimento**, completando a inclinação da cabeça;
- uma inclinação para o lado oposto ao do movimento, associada à rotação do lado do movimento, realizando a rotação pura da cabeça;
- também é possível, segurando firmemente a base de sustentação e a peça **A**, realizar o **movimento da dançarina balinesa**, por translação de um lado a outro do plano mediano. Esse movimento, completamente **antinatural**, necessita de contracompensações, conforme o leitor pode analisar por si mesmo.

Os esforços para construir este modelo serão compensados pela descoberta manual de todos os tipos de movimentos e das compensações possíveis na coluna cervical...

Boa sorte...!

Prancha I

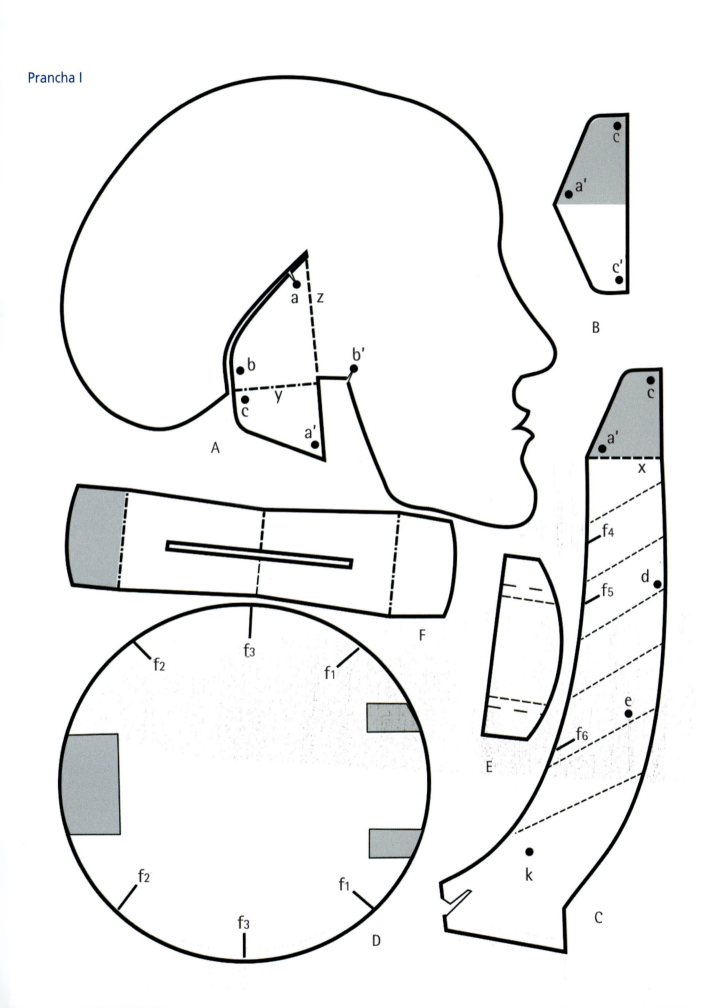

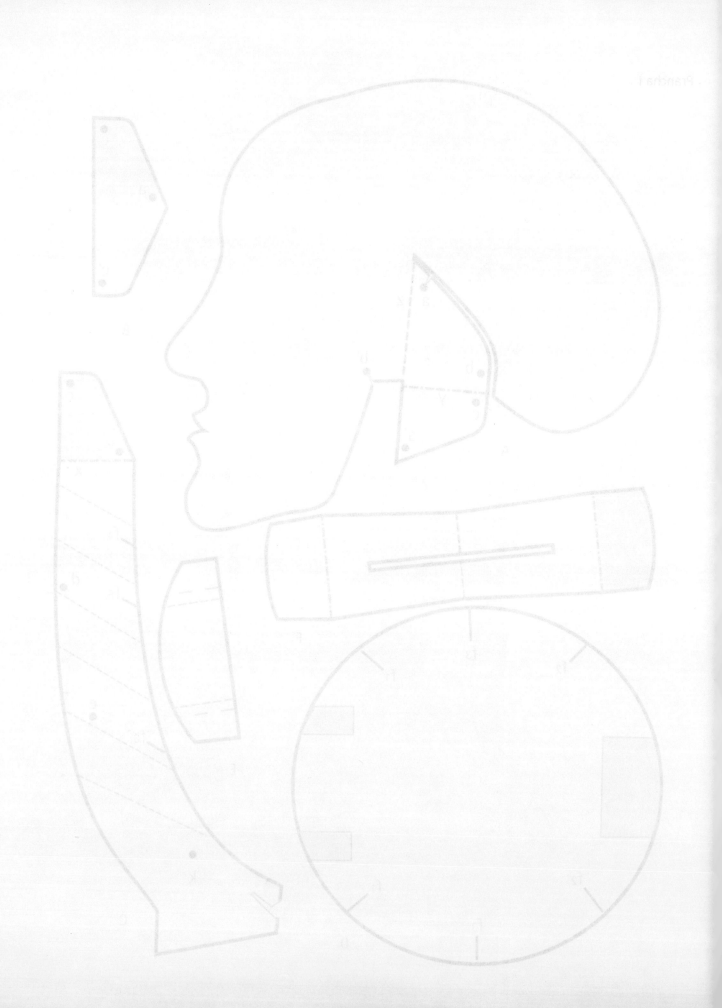

Prancha II

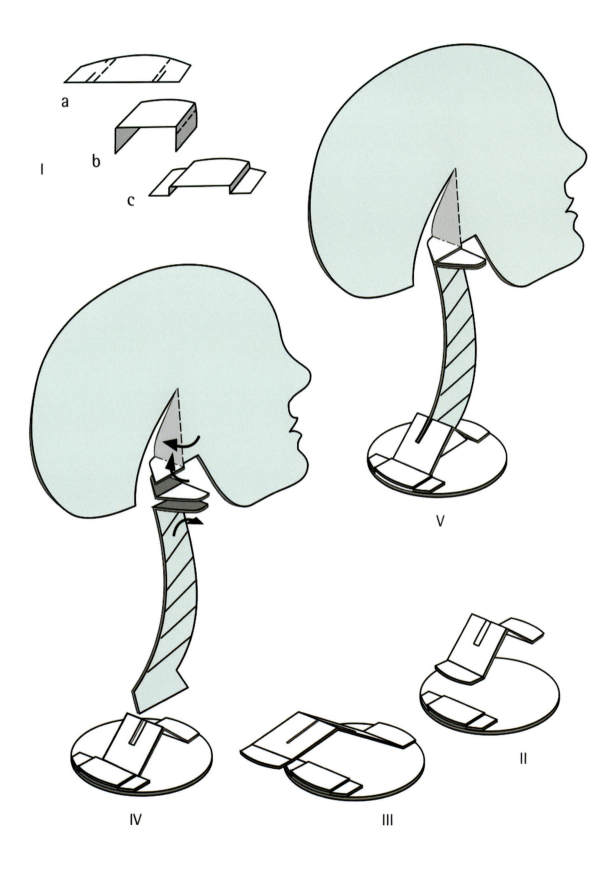

Prancha III

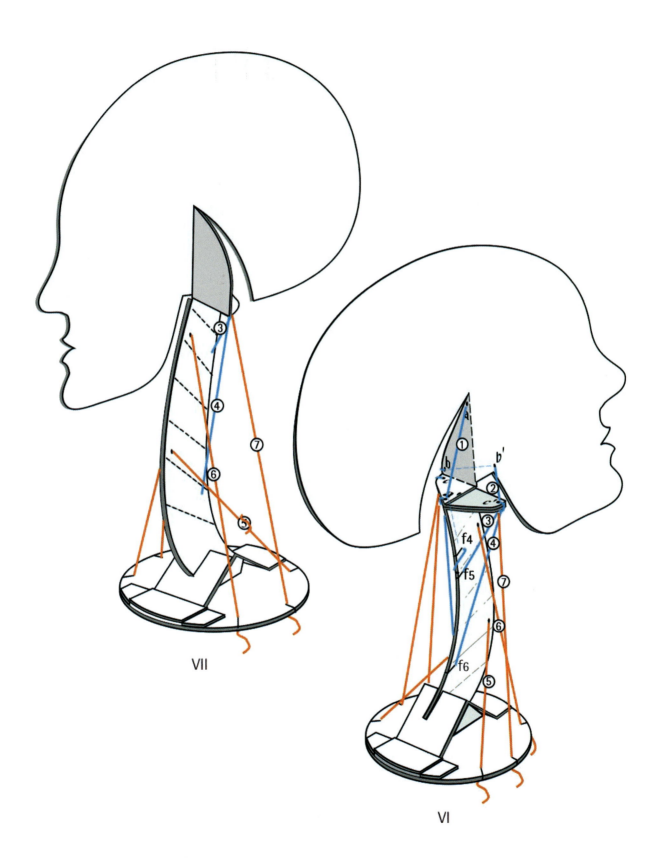

VII

VI

Pré-impressão, impressão e acabamento

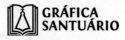

grafica@editorasantuario.com.br
www.graficasantuario.com.br
Aparecida-SP